国家科学技术学术著作出版基金资助出版

遗传性肾癌
——基础与临床

Hereditary Renal Carcinoma
– in Basic and Clinical Practice

主　审　郭应禄
主　编　龚　侃
副主编　张　宁　徐万海

人民卫生出版社
·北京·

版权所有，侵权必究！

图书在版编目（CIP）数据

遗传性肾癌：基础与临床 / 龚侃主编. — 北京：
人民卫生出版社，2021.6
ISBN 978-7-117-31098-7

Ⅰ.①遗… Ⅱ.①龚… Ⅲ.①遗传性－肾癌－诊疗
Ⅳ.①R737.11

中国版本图书馆 CIP 数据核字（2021）第 005650 号

人卫智网　www.ipmph.com	医学教育、学术、考试、健康，购书智慧智能综合服务平台	
人卫官网　www.pmph.com	人卫官方资讯发布平台	

遗传性肾癌——基础与临床
Yichuanxing Shen'ai——Jichu yu Linchuang

主　　编：龚　侃
出版发行：人民卫生出版社（中继线 010-59780011）
地　　址：北京市朝阳区潘家园南里 19 号
邮　　编：100021
E - mail：pmph @ pmph.com
购书热线：010-59787592　010-59787584　010-65264830
印　　刷：北京盛通印刷股份有限公司
经　　销：新华书店
开　　本：787×1092　1/16　印张：24
字　　数：479 千字
版　　次：2021 年 6 月第 1 版
印　　次：2021 年 7 月第 1 次印刷
标准书号：ISBN 978-7-117-31098-7
定　　价：149.00 元

打击盗版举报电话：010-59787491　E-mail：WQ @ pmph.com
质量问题联系电话：010-59787234　E-mail：zhiliang @ pmph.com

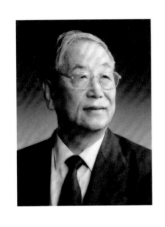

郭应禄

中国工程院院士，我国泌尿外科和男科学学科带头人。曾任北京大学第一医院副院长、北京大学泌尿外科研究所所长、中华医学会泌尿外科学分会主任委员、中华医学会男科学分会主任委员、中国医师协会泌尿外科医师分会会长。现任北京大学第一医院名誉院长、北京大学泌尿外科医师培训学院院长、北京大学男科病防治中心主任、北京大学泌尿外科研究所名誉所长、中国医师协会常务理事、中国医学基金会副主席、中国医师协会泌尿外科医师分会终身名誉会长、北京郭应禄泌尿外科发展基金会名誉理事长、中央保健委第一届专家顾问组成员。

主编著作 32 部，论文 500 余篇，成果 20 余项。主持研制成功中国第一台体外冲击波碎石（ESWL）样机并用于临床治疗肾结石；首创俯卧位行 ESWL 治疗输尿管结石，是中国 ESWL 领域的开拓者。率先开展经尿道、输尿管镜、经皮肾镜和腹腔镜的微创手术。主编了第一部《腔内泌尿外科学》，为我国该领域的奠基人。主编了国内第一部肾移植专著《肾移植》，完成了首例同卵双生者之间的肾移植。提出了腔内热疗 3 个温度段的概念及其临床应用标准。组建了国内第一个泌尿外科研究所，创建了腔内泌尿外科和体外冲击波碎石学组，创建了中华医学会男科学分会。郭应禄院士不断开拓和创新，为我国泌尿外科事业的快速发展作出了卓越的贡献。

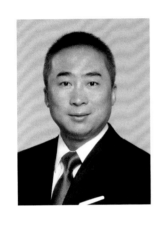

龚侃

北京大学第一医院泌尿外科教授、主任医师、博士生导师。遗传性肾癌研究中心负责人，兼任中国医促会泌尿健康促进分会副主任委员，中华医学会泌尿外科分会肿瘤专业委员会委员，中国医师协会泌尿外科医师分会肿瘤专业委员会委员，中国抗癌协会家族遗传性肿瘤专业委员会常务委员，北京医学会肿瘤委员会常务委员，北京医学会罕见病分会泌尿外科学组组长，国际遗传性肾癌 VHL 联盟中国区咨询委员，《中国泌尿外科疾病诊断治疗指南》编委。2009 年受"国家留学基金委与北京大学青年骨干教师联合培养计划"委派赴美国 Rochester 和 UCLA 等医学中心做访问学者。

长期致力于泌尿系肿瘤的诊疗和研究，在相关领域填补国内多项空白。迄今主持国家重点研发计划项目课题 1 项，国家自然科学基金 7 项，北京市自然科学基金和首都医学发展科研基金各 1 项及北京大学医学部 - 密歇根大学医学院转化医学与临床研究联合基金 1 项。在 *Cancer Discovery*、*Cancer Research*、*Genetics in Medicine* 等国际著名肿瘤学和遗传学杂志发表 SCI 论文 40 余篇；作为第一完成人获批国家发明专利 1 项；获得 2015 年中华医学科技奖三等奖、2012 年教育部科技进步奖二等奖、2011 年华夏科技进步奖二等奖等奖项；入选 2010 年教育部"新世纪优秀人才"、2016 年科技部"中青年科技创新领军人才"和 2017 年第三批"国家高层次人才特殊支持计划（中组部万人计划）"。

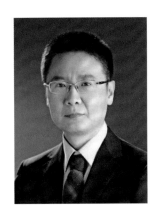

张宁

北京大学肿瘤医院泌尿外科主任医师，教授，博士生导师。中国医师协会泌尿外科医师分会肿瘤专业委员会委员，中国医师协会泌尿外科医师分会青年委员，北京肿瘤学会泌尿专业委员会常委，北京医学会肿瘤分会泌尿外科学组委员，北京医学会罕见病学会泌尿外科专业组委员。曾任首都医科大学附属北京朝阳医院泌尿外科副主任。2009 年于德国慕尼黑大学医院学习；2014 年参加"将才工程"，于美国得克萨斯大学 MD Anderson 癌症中心参观学习。

　　长期致力于泌尿生殖系统肿瘤微创治疗和全程规范化治疗管理。先后主持国家级和省部级科研课题 4 项、局级课题 2 项，参与国家和省部级科研课题 15 项。目前在泌尿系统肿瘤、排尿功能障碍、肿瘤微创治疗等领域发表中英文论著 60 余篇，其中英文论著 35 篇；担任"十二五"国家规划教材全国高等学校器官 - 系统整合教材《泌尿系统》的副主编；主编《肾癌的微侵袭治疗》；主译《癌症早期诊断与治疗——前列腺癌》；参译泌尿外科专著 5 部；参编研究生教材 3 部，参编泌尿外科专著 2 部。荣获教育部科技进步二等奖 1 项，中华医学科技奖三等奖 1 项，华夏医学进步奖二等奖 1 项；入选北京市"215"高层次卫生技术人才泌尿外科骨干人才。

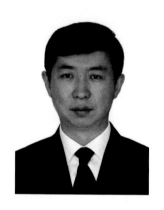

徐万海

    哈尔滨医科大学附属第四医院院长、"龙江学者"特聘教授、主任医师、博士生导师。美国哈佛大学医学院访问学者，国家卫生健康委员会分子探针与靶向诊疗重点实验室主任，黑龙江省泌尿外科基础医学重点实验室主任，中华医学会泌尿外科学分会常务委员，中华医学会泌尿外科学分会泌尿男科工程学组副组长。

    长期致力于泌尿生殖系统疾病的微创治疗，累计发表学术论文 120 余篇，作为通讯作者在 *Advanced Materials*、*European Urology*、*Nature Communications* 等国际著名杂志发表 SCI 论文 40 余篇，并为 *European Urology*、*Theranostics*、*International Journal of Oncology* 等 SCI 杂志的特邀评审专家，被聘请为《中华泌尿外科杂志》等核心期刊的编辑委员。主持 863 项目子课题 1 项、国家自然科学基金 3 项、教育部课题 1 项以及黑龙江省杰出青年基金等省部级科研项目多项，同时担任国家自然科学基金等项目的评审专家。参与编写"十二五"国家规划教材《泌尿外科学》、"十三五"国家规划教材《泌尿系统与疾病》（第 2 版）、《吴阶平泌尿外科学》等多部人民卫生出版社出版的教材以及《经尿道前列腺增生激光手术中国专家共识》。获国家科学技术进步奖二等奖 1 项、黑龙江省政府科学技术进步奖一等奖 1 项、黑龙江省医疗卫生新技术应用一等奖 1 项以及黑龙江省高校科学技术一等奖 1 项。

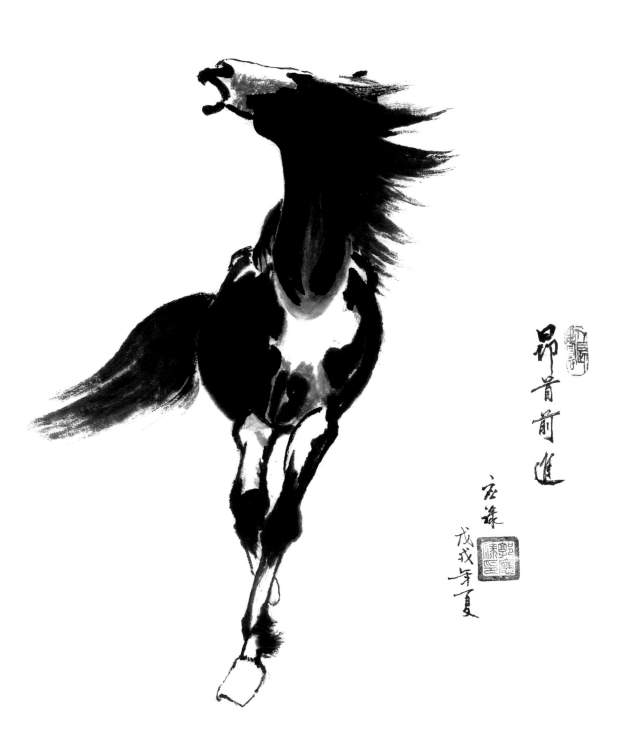

《昂首前进》——郭应禄院士题图

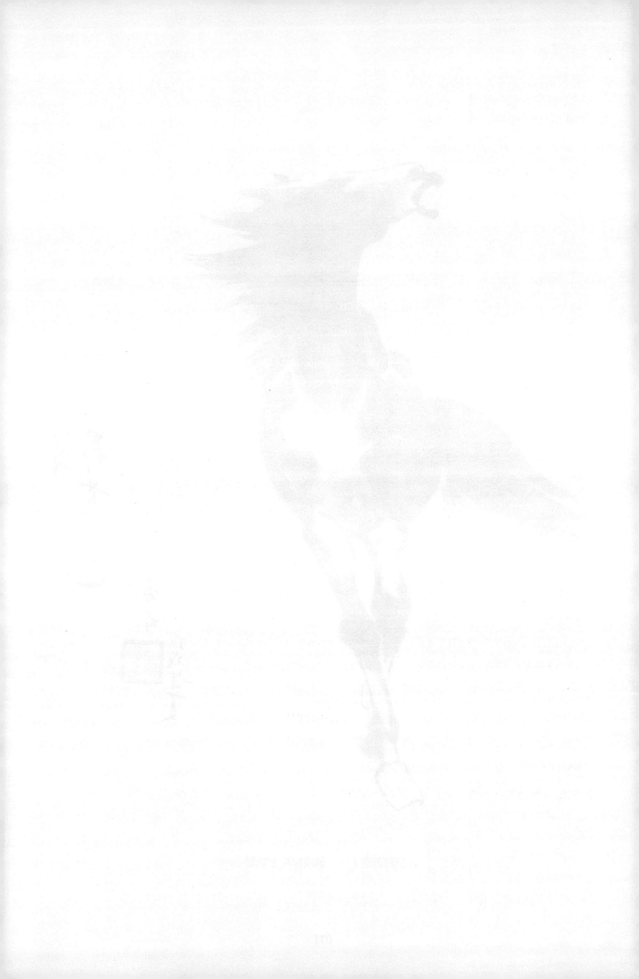

肾癌是泌尿系统常见的恶性肿瘤，在所有肾癌患者中，有 2%～4% 的患者患病与家族遗传性有关，因此这种肾癌又称为遗传性肾癌或家族性肾癌。遗传性肾癌多伴随全身其他组织器官的病变，患者的父辈或者兄弟姐妹中也出现相似症状，表现为家族聚集现象，这给一个家庭乃至社会带来了沉重的精神压力和经济负担。

目前，国内外关于遗传性肾癌领域规范化、系统性的专著尚处于空白。欣闻北京大学第一医院泌尿外科龚侃教授主编《遗传性肾癌——基础与临床》一书，特作此序以表支持和鼓励。该专著将遗传性肾癌的基础研究与临床实践相结合。首先，基于基因学改变，精准地对遗传性肾癌进行分类。然后，针对遗传性肾癌的基因学特点、编码的蛋白功能及其与肾细胞癌的相关性、临床表现、诊断、治疗和预后随访等一系列重要问题进行了系统而全面的解读。此书的出版不仅可以提升北大医学在遗传性肾癌领域的影响力，同时还将促进我国相关多学科领域对这类复杂罕见疾病的诊疗和研究水平。该书将为广大临床医师及科研工作者在临床实践及科研工作中提供有力的参考和指导，并提高对遗传性肾癌及其相关综合征的全面认识。

2014 年，习近平总书记在调研医疗卫生事业发展时指出："没有全民健康，就没有全面小康"。为了达到"全民健康"的中国梦，近年来在党中央、国务院《"健康中国 2030"规划纲要》的指引下，早诊早治、精准医疗的必要性日益凸显。什么是精准医学？精准医学是应用现代分子影像技术、遗传诊断技术，并结合可能与患者疾病有关的日常生活数据和临床数据，实现精准的疾病分类及诊断，制定具有个性化的疾病预防和治疗方案。精准医学的一大应用场景是我国的罕见病诊疗。这是因为罕见病大多具有特定的遗传学背景和临床特征，精准医学可在其诊疗过程中实现个性化诊疗方案的制定。2017 年，国务院办公厅发文支持罕见病治疗药品医疗器械研发，将罕见病的精准诊疗提升到新高度。作为罕见病的重要组成部分，遗传性肾癌的临床诊疗可结合精准的基因诊断技术明确患者的突变类型，根据不同的突变类型制定个体化的治疗方案，具有极为重要的现实意义。

精准医学作为医疗模式的革新，对提高国民健康水平有重要意义。精准医学的实施，将可提高疾病诊治水平，惠及民生与国民健康。在科研创新层面，将推动医学科技前沿发展，增强国际竞争力。从产业和制度发展角度，精准医学可通过发展医药生物技术，促进医疗体制改革。此外，精准医学的实施可形成经济新增长点，带动大健康产业发展。

　　《遗传性肾癌——基础与临床》一书，充分地将遗传性肾癌的基础和临床研究相结合，有力地推动了精准诊断和精准治疗这一新理念的进一步传播。在本书即将付梓之际，我谨对各位编者的辛勤付出表示感谢，期待通过大家的不懈努力将本专著打造成精品，奉献给广大读者，造福于全人类！

中国工程院院士，北京大学常务副校长，北京大学医学部主任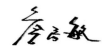
二〇二〇年十二月于北京

泌尿外科经过上百年的发展，由传统的开放手术到微创的腹腔镜手术，再到现在的机器人手术，治疗手段越来越精细。而泌尿系肿瘤的研究也经历了经验医学 - 循证医学 - 精准医学的演变。肾癌作为泌尿系统最常见的恶性肿瘤之一，其诊断和治疗手段在上述演变过程中取得了较大的发展。然而，遗传性肾癌因其罕见性和复杂性，在国内时常被误诊误治，是我国泌尿外科发展道路上的一大挑战，中华医学会泌尿外科学分会一直致力于提升我国泌尿外科系统罕见复杂疑难病的诊疗水平。欣闻北京大学第一医院龚侃教授主编的《遗传性肾癌——基础与临床》一书出版，特作此序。

龚侃教授厚德尚道，锐意创新，是我国中青年泌尿外科同道中的佼佼者。他本人也是科技部中青年科技创新领军人才以及第三批国家高层次人才特殊支持计划（中组部万人计划）的入选者。龚侃教授致力于泌尿系肿瘤研究20余年，在肾癌的基础研究与临床应用上取得了丰硕的成果，更是国内系统性开展遗传性肾癌研究的第一人。其在遗传性和散发性肾癌领域的研究获得中华医学科技奖三等奖、教育部科技进步奖二等奖、华夏科技进步奖二等奖等奖项。

《遗传性肾癌——基础与临床》是龚侃教授对其团队以及国内外相关领域最新研究成果的总结。作为国际上第一本遗传性肾癌专著，其在全面、准确、新颖等各方面均精益求精。全文内容不仅涵盖了目前已知的全部遗传性肾癌的疾病特点与诊治策略，同时还深入阐述了每种疾病的分子机制以及基础研究对临床实践的提示意义。因此，本书不仅是泌尿外科临床医师拓宽视野的佳作，也是肿瘤基础与转化研究人员的重要参考。该书图文并茂，具有很强的实用性与启发性。在此，我向广大的泌尿外科同行以及肿瘤研究学者推荐此书，相信所有读者都能从本书中获得裨益。

最后，祝愿龚侃教授在未来取得更多突破，也祝愿我国泌尿外科事业发展越来越好。

中华医学会泌尿外科学分会主任委员
二〇二〇年十二月于广州

序（三）

遗传性肾癌被称为肾癌研究"活化石"，肾癌诊疗领域很多里程碑式的突破最初都源于对此类肿瘤的认识，肾癌的精准医学探索也多是从这里出发的。对于遗传性肾癌来说，无论从事研究还是编写专著，都需要作者具备横跨肿瘤学、遗传学、分子病理学、泌尿外科学等多学科的"通识"能力和深刻理解，更需要理论和实践兼备。因此，遗传性肾癌的专门研究者在全世界屈指可数，而该领域的专著迄今仍是学界空白。龚侃教授主编的《遗传性肾癌——基础与临床》一书恰恰填补了这一空白。此书内容全面、逻辑缜密、深入浅出、点面结合、谋篇精彩、论述精辟，既有基础理论，又有实践指导，照顾到各层次读者的需求，对遗传性肾癌这一类疾病做了深度系统的权威解析，也从科研转化纵深角度给人很大启发。因而，此书既可作为专病诊疗的临床指导，又可成为转化医学领域的教材范本。读罢此书，欣然作序，既对作者的学识和勇气深表钦佩，又为北京大学泌尿外科研究所和中国泌尿外科界又一力作由衷自豪。

翻开《遗传性肾癌——基础与临床》一书，我不但看到龚侃教授团队及各位国内外知名专家的严谨和诚意，更读出中国科学家对医学研究的执着和奉献。这不禁让我想到本届中国医师协会泌尿外科医师分会所倡导的"八字"口号所蕴含的意义：一"新"一"益"，"专"注极致。这八个字概括了医生、科学家都不可缺少的那种心无旁骛、追求极致的精神，是本届泌尿外科医师分会的关键职责和核心理念。这其中"新"和"专"尤为重要，"新"指医学发展的核心是锐意创新，"专"则是指医师的专科培训，实际是强调医疗必须专业化、规范化，这两点是医学发展的基本保障，也正是书中贯穿始终、滋润读者的立意所在。医学科研的规范化、专业化，不仅指技术、流程的培训，更包涵科研思维和科学精神的养成，这些是一切医学科研创新的基石，相信读者在这些方面能获得深刻的感悟和启发。

感谢龚侃教授和所有编者为此书付出的心血，也预祝龚侃教授在泌尿系肿瘤领域取得更大的成功，在国际上发出我们中国泌尿外科医师的最强音。

北京大学泌尿外科研究所所长
中国医师协会泌尿外科医师分会会长
二〇二〇年十二月于北京

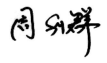

遗传性肾癌是一类包括了多种不同遗传性综合征，同时合并肾细胞癌的遗传性疾病。每种遗传性肾癌均具有不同的基因学、组织学和临床特点。遗传性肾癌的发病机制和临床表现不同于散发性肾癌，治疗原则更是不同，一直是临床工作中的难点，临床中容易发生误诊、误治，从而给个人、家庭和社会带来很大的困扰。虽然遗传性肾癌的总体发病率不高，但是相应领域的研究非常重要。以它作为"活化石"，深入系统研究遗传性肾癌的发病机制、基因型 - 表型的关系，进而探索新靶点，可为散发性肾癌的精准诊疗带来新的希望。

目前在所有肾癌相关的书籍中，都或多或少有专门描述遗传性肾癌的章节。一次偶然的机会，我需要寻找关于遗传性肾癌的专业书籍，但是在 Wiley、China-America Academic Library（CADAL）、EBSCO、Karger 和 Springer 等数据库都没有发现以"遗传性肾癌"（Hereditary，Renal，Kidney）命名的专著，使我们了解到目前遗传性肾癌这方面的工作尚存空白。为此我们萌生了总结该类疾病、编写相关专著、使致力于遗传性肾癌的专家有可供参考的专业书籍的想法。

我们团队致力于肾癌研究 24 年，尤其在遗传性肾癌的基础与临床的诊、防、治等方面做了一些工作：组建了中国第一个遗传性肾癌研究诊疗中心，建成了国内乃至亚洲最大的遗传性肾癌样本库，搭建了全国遗传性肾癌诊疗协作平台，成立了全国 VHL 综合征患者病友会，并以各种形式进行了科普宣传工作。我们还牵头撰写了《中国 von Hippel-Lindau 病诊治专家共识》和罕见病 VHL 综合征诊疗路径，并已在全国推广，对全国遗传性肾癌的诊、防、治工作起到了一定的推动作用。

相比世界发达国家，我们对罕见病的认识一直是薄弱的。但在 14 亿人口基数下，罕见病"并不罕见"。近几年，我国对罕见病的重视程度不断提高。在国家《"健康中国 2030"规划纲要》的指引下，2017 年，中共中央办公厅和国务院联合发文将罕见病的诊、防、治提升到一个历史新高度。2018 年，国家卫生健康委员会、科技部等五部委联合发布《第一批罕见病名录》。2019 年，国家卫生健康委员会组织开展罕见病病例诊疗信息登记工作，这一系列政策的落地，充分体现了国家对罕见病的高度重视。同样，过去我国的医学教育主要聚焦于常见病、多发病，而对于罕见病的医学教育一直是我们的短板，从而使医生在后来的临床工作中对于罕见病的认知不足，容易造成误诊误治，给个人、家庭、社会和国家带来不必要的痛苦和负担。因此，加强罕见病的医学教育迫在眉睫。

在国内外多位专家学者和人民卫生出版社的共同努力和帮助下，我们编写了《遗传性肾癌——基础与临床》一书。我们尽可能保留了每位作者的独特风格体例，不强求统一，就是为了让大家展示自己的独立思考和探索，百花齐放，百家争鸣。本书从遗传病到遗传性肾癌，从遗传性肾癌的基因、组织病理到精准治疗，从流行病学到多学科诊治以及目前发现的各种遗传性肾癌综合征，都进行了尽可能详细的介绍，填补了相关领域的空白。此外，为了使读者（尤其是基层医院同道们）对遗传性肾癌的理解更为深入、形象，我们还精心准备了包括遗传性肾癌典型病例和手术视频等数字资源，通过人民卫生出版社"图书增值"服务共享给大家。希望本书能够成为医学生和致力于肾癌研究及其精准治疗等方面的专家学者的参考书。

鉴于目前的认知所限，本书必然存在一些不足之处，也希望得到各位专家的批评和指正。希望随着我们研究的深入和认识的提高，早日以遗传性肾癌为突破口，对肾癌的诊疗发挥更大作用，为推动我国罕见病和泌尿系肿瘤事业的发展贡献自己的一份力量。

二〇二〇年十二月于北京

扫码获取手术视频
等专享增值服务

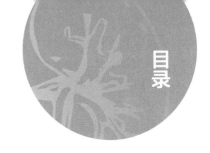

目录

第一章

绪论

肿瘤是机体内在因素与外界环境相互作用下，细胞中基因发生改变并积累而逐渐形成的，是一个多基因参与、多步骤发展的复杂过程。遗传性肿瘤是遗传致病基因明确或有明确遗传规律的一类肿瘤。

19 世纪末，美国病理学家 Warthin 等发现其家中裁缝的多个家庭女性成员死于生殖系统或肠道的肿瘤，后来将该家系称为"肿瘤易感家族"。1967 年，Henry Lynch 等相继报道了 8 个类似的遗传性肿瘤家系，称之为"肿瘤家族综合征"，随后将这个疾病命名为遗传性非息肉病性结直肠癌（hereditary nonpolyposis colorectal cancer，HNPCC），又名"Lynch 综合征"。Lynch 综合征的致病基因直到 1993 年才被鉴定出来。Peltomaki 等发现该综合征是由胚系错配修复（mismatch repair，MMR）基因突变所致，以常染色体显性遗传，主要特征为多发的恶性肿瘤，其中以结肠癌和子宫内膜癌最为常见。20 世纪 80 年代肿瘤遗传学相关研究飞速进展，使得遗传性肿瘤的诊断、分类及预后等研究工作取得了显著的成绩。

进入 20 世纪以来，随着肿瘤分子生物学、细胞遗传学和基因测序技术的迅猛发展，肿瘤的遗传特点及相应的发病机制方面的研究不断增多。大部分高风险具有遗传性的家族性肿瘤综合征的致病基因相继确定，其主要由一些肿瘤相关基因的胚系突变所引起，这些基因大多已经被鉴定和定位，并建立了成熟的检测体系。这就为有肿瘤家族史的家庭成员早期评估其相应的患癌风险提供了可靠的方法。目前，已有 3 000 余个肿瘤遗传易感基因被发现，涉及多个系统的肿瘤，包括遗传性乳腺癌、遗传性平滑肌瘤、神经纤维瘤、视网膜母细胞瘤以及肾癌等。

遗传易感基因被揭示的同时，我们也逐渐认识到，肿瘤具有遗传倾向性。例如，某些有遗传缺陷或疾病的个体，会表现出易患某些肿瘤的倾向。个体在外界不良环境刺激等致癌因素中，所携带的遗传变异对这些因素的敏感程度，称之为肿瘤的遗传易感性（hereditary susceptibility）。

在肾癌中，遗传易感性是一个既有趣而又复杂的话题。随着我们对肾癌相关的遗传性综合征类型的认识不断增加，目前已知至少有 10 余种遗传肿瘤综合征与肾癌发生风险的增加密切相关（表 1-1）。例如肾透明细胞癌不仅与希佩尔 - 林道综合征（von Hippel-Lindau syndrome，VHL syndrome）相关，而且与 3 号染色体易位、PTEN 综合征、*BAP1*基因突变以及编码琥珀酸脱氢酶的基因突变也关系密切。Ⅰ型乳头状肾癌的发生与 *MET*基因胚系突变相关，而Ⅱ型乳头状肾癌与遗传性平滑肌瘤病（*FH* 基因突变）相关。肾嫌色细胞癌和嗜酸细胞性肾癌主要与 Birt-Hogg-Dubé（BHD）综合征相关。血管平滑肌脂肪瘤是一种常见的疾病，其中恶性上皮血管平滑肌脂肪瘤比较少见，而结节性硬化综合征患者中的内脏血管平滑肌脂肪瘤病则是其特点之一。这些遗传性综合征肾癌患者的特点是在较早的年龄即可出现肾癌，病灶常为双侧多发性和不均一性。

表 1-1　肾癌相关的遗传性肿瘤易感性综合征

综合征名称	基因	主要肾癌类型	其他肿瘤	非肿瘤性表现
VHL 综合征	VHL	透明细胞癌、乳头状透明细胞癌	中枢神经系统血管母细胞瘤（脑、脊髓、视网膜）、肾上腺嗜铬细胞瘤、内淋巴囊肿瘤、胰腺神经内分泌瘤	胰腺囊肿、肾囊肿
结节性硬化综合征	TSC1 TSC2	血管平滑肌脂肪瘤、上皮样血管平滑肌脂肪瘤	血管平滑肌脂肪瘤、心脏横纹肌瘤、室管膜下巨细胞星形细胞瘤	肾囊肿、色素脱失斑、鲨革斑、"斑斓"皮损
遗传性乳头状肾癌	MET	Ⅰ型乳头状细胞癌	-	-
遗传性平滑肌瘤和肾细胞癌	FH	Ⅱ型乳头状细胞癌	皮肤平滑肌瘤、子宫平滑肌瘤	-
Birt-Hogg-Dubé 综合征	FLCN	嗜酸性粒细胞癌、嫌色细胞癌	-	纤维毛囊瘤、肺囊肿、气胸
3 号染色体易位相关的家族透明细胞癌	3 号染色体易位	透明细胞癌	-	-
BAP1 癌症综合征	BAP1	透明细胞癌	黑色素瘤、葡萄膜黑色素瘤、间皮瘤	上皮样非典型 Spitz 肿瘤
PTEN 错构瘤综合征（考登综合征）	PTEN	透明细胞癌	乳腺癌、甲状腺癌	皮肤丘疹、错构瘤、脂肪瘤、巨头
Lynch 综合征	MLH1 MSH2 MSH6 PMS2	尿路上皮癌（上尿路）	结直肠癌、子宫内膜癌、卵巢癌	-
遗传性嗜铬细胞瘤和副神经节瘤	SDHB SDHC SDHD	透明细胞癌（不同表型）	副神经节瘤、嗜铬细胞瘤、胃肠间质瘤	-

随着基因学的进展和对肾癌研究的深入，我们发现的遗传性肾癌也会越来越多。例如，新近发现的 CDC73 和 MITF E318K 相关遗传性肾癌，我们既往并没有深入的认识。而随着我们对遗传性肾癌认识程度的加深，与其发病机制相关的特定基因和信号通路也被越来越被深入的认识，VHL 综合征就是典型的代表。我们通过对 VHL 综合征相关肾癌分子通路的研究，逐渐明确了"VHL-HIF"通路在散发性肾癌发病中的重要作用，也进一步开发出多种肾癌靶向治疗药物。正是得益于此类研究中获得的丰富分子遗传学信息，晚期肾细胞癌的系统性治疗方法层出不穷，有效地改善了患者的预后。因此，阐明遗传性肾癌

的遗传学特征，对于探索散发性肾癌的分子发病机制、丰富治疗手段和改善患者预后至关重要。

（王　洋　庄正平）

编者

王洋

复旦大学附属上海市第五人民医院

上海市闵行区鹤庆路 801 号

邮编：200240

E-mail：wangyang@5thhospital.com

Zhengping Zhuang

National Institutes of Health

35 Convent Drive, Bethesda, MD 20892, USA

E-mail：zhengpingzhuang@nih.gov

第二章

遗传性肾癌的基因
特点及其与散发性
肾癌发病的相关性

　　肾癌的形成被认为是多基因、多因素共同参与并协同作用的过程，其中越来越多的遗传易感基因被证实直接导致或参与了肾癌的发生及形成。自20世纪90年代以来，肾癌的分子遗传学研究取得了显著的进展。国内外研究发现数种遗传易感基因参与了遗传性肾癌的发生。这些基因包括 *VHL*、*FH*、*MET*、*TSC1*、*TSC2*、*FLCN*、*PTEN*、*SDH* 等（图2-1）。除此之外，大量的表观遗传学研究证实，DNA甲基化、组蛋白修饰和MicroRNA表达等表观遗传改变在肾癌的发生过程中也扮演着重要角色。这些研究不仅仅改变了我们对肾癌本身的认知，还建立了基于肾癌分子遗传学的组织学分型依据。每种家族遗传性肾癌综合征均对应不同的组织病理类型，并且由不同的遗传易感基因变异导致。

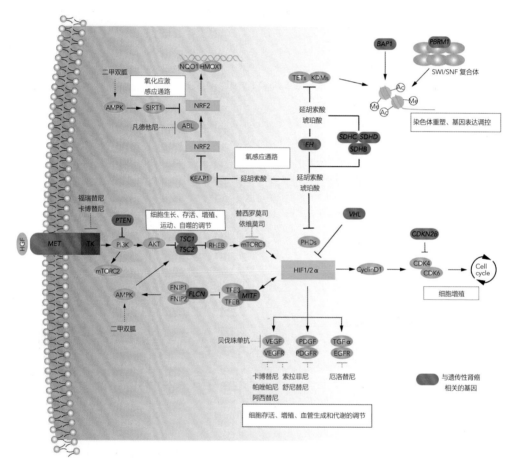

图 2-1　肾癌发病机制相关信号通路概览

　　临床上，遗传性肾癌以早期发病、双侧肾脏多发病灶、预后差等为特点，其发病率约占所有肾癌的2%～4%。本章节针对遗传性肾癌的基因特点及其与散发性肾癌发病的相关性进行阐述。

第一节 | *VHL* 基因

希佩尔 - 林道综合征（von Hippel-Lindau syndrome）由德国眼科教授 Eugen von Hippel 于 1895 年首次发现，1926 年由瑞典病理学家 Avid Lindau 再次确认，直到 1936 年由 Davison 教授总结相关临床病例及临床表现并将该类疾病命名为 "von Hippel-Lindau syndrome" 即 VHL 综合征。VHL 综合征是一种罕见的常染色体显性遗传疾病，其发病率约为 1/36 000，国内发病率目前尚无详细统计数据。

VHL 综合征是遗传性肾癌中最常见的一种，与遗传性肾透明细胞癌的发生密切相关，临床上往往表现为双侧发病、多中心肾癌病灶。此外，VHL 综合征常常合并中枢神经系统（脑干、小脑、脊髓等）血管母细胞瘤、视网膜血管母细胞瘤、胰腺囊肿、肾上腺嗜铬细胞瘤、内耳内淋巴囊肿瘤和附睾乳头状囊腺瘤等改变，累及这些器官的病变可同时或先后发病。尽管 VHL 综合征累及的器官较多，但这些特征性病变并不是全部都会显现，如嗜铬细胞瘤在某些 VHL 综合征家系中存在而在其他家系中可能并不出现。

90% 的 VHL 综合征患者在 65 岁以前显性发病，其中 25%～45% 的 VHL 综合征患者有双侧、多灶性肾透明细胞癌。此外，研究表明约 20%～30% 的患者属于 VHL 综合征家系中的先证者，这一结果表明部分 VHL 综合征患者可无明显家族遗传史。VHL 综合征相关的遗传易感基因为 *VHL* 抑癌基因。

一、*VHL* 基因定位及突变类型

大量研究证实 3 号染色体丢失的现象在肾癌尤其是肾透明细胞癌中往往普遍存在，同时 3 号染色体短臂上的一些特殊区域存在杂合性丢失（loss of heterozygosity，LOH）也被普遍认为具有遗传特性。*VHL* 抑癌基因位于 3 号染色体短臂 2 区 5 带～2 区 6 带，最早于 1993 年在 VHL 综合征遗传家系中被发现，该基因如今已经被完整测序并证实与散发性和家族性肾透明细胞癌密切相关。该基因在 VHL 综合征家族成员中突变率几乎达 100%，在散发性肾透明细胞癌患者中突变率为 46%～70%，而肾脏其他病理类型的肿瘤研究中尚未见报道有 *VHL* 抑癌基因突变病例。

有学者对 200 多个 VHL 综合征遗传家系进行了基因研究，结果有 12% 的遗传性肾癌患者检测到 *VHL* 基因片段的重排，8% 的患者可以检测到 *VHL* 基因的缺失突变。*VHL* 基因突变较常见的区域为外显子 2 和 3 之间的剪切位点、75～82 号密码子和 157～189 号密码子，突变热点位于 167 号密码子（即 CpG 岛区，有学者认为 *VHL* 基因的缺失 / 失活与

CpG 岛的甲基化相关）。

目前世界范围内已有超过 945 个 VHL 综合征家系被证实存在 *VHL* 基因胚系突变，并发现多达 700 多个不同的 *VHL* 基因突变类型。目前已知的突变类型有截断突变、错义突变、剪切突变、无义突变等，同时突变类型的不同也导致 VHL 疾病不同类型症候群。大量研究表明，*VHL* 抑癌基因最常见的突变类型分为 2 类：Ⅰ型突变为截断突变，是由于染色体部分缺失而导致的编码蛋白缩短，这一突变类型主要集中于无肾上腺嗜铬细胞瘤的 VHL 综合征家系中，病变可累及中枢神经系统、肾脏、胰腺等；Ⅱ型突变为错义突变，即突变基因所编码出的蛋白长度完整但缺失功能或者无法折叠形成正确的蛋白质构象，这一突变类型在伴有肾上腺嗜铬细胞瘤的 VHL 综合征家系中普遍存在。*VHL* 基因Ⅱ型突变分有 3 个亚型，其中ⅡA 型表现为不伴有肾癌，ⅡB 型表现为伴有肾癌，而ⅡC 型仅有肾上腺嗜铬细胞瘤表现。

大量研究表明，散发性肾透明细胞癌与 *VHL* 基因亦关系密切。在散发性肾透明细胞癌患者中，*VHL* 抑癌基因突变率为 46% ~ 70%，并且大多数基因突变区域位于 2 号外显子。染色体 3p 杂合性缺失和 *VHL* 抑癌基因的失活是散发性肾癌的重要发生发展机制。*VHL* 抑癌基因的失活主要由 *VHL* 基因突变以及甲基化所致。此外，两个等位基因的突变（更多的是一个等位基因的突变，另一个缺失）在散发性肾癌中常见。*VHL* 基因突变严重影响蛋白结构和功能，从而导致 *VHL* 基因失活，促进肿瘤形成。Hamanok 等研究了散发性肾透明细胞癌中 *VHL* 等位基因完全失活的发生情况，结果显示杂合性丢失是大多数等位基因完全失活的类型。

二、*VHL* 基因功能

过去的几十年中，*VHL* 抑癌基因的功能及其所编码的蛋白作用机制研究成了研究肾癌发生发展机制的重要突破口。*VHL* 基因全长约 12kb，含 3 个外显子，2 个内含子，能编码两种蛋白，其中一个所编码的蛋白含 213 个氨基酸，分子量为 30kDa，称为 $pVHL_{30}$ 或者 pVHL（protein VHL）。*VHL* 基因所编码的另一蛋白含 160 个氨基酸，分子量为 19kDa 的蛋白称 $pVHL_{19}$。

pVHL 有 α 和 β 两个主要结构域，其中 α 区域负责与转录延长因子 Elongin B、C 连接，β 区域负责与特异性底物分子结合。pVHL 与 Elongin B、C 结合后形成 VHL-Elongin C/B 复合物，该复合物再次与 Cul-2 相结合构成 pVHL-Elongin C/B-Cul-2 复合体，又称 VEC 复合体。该复合体是一种 E3 泛素连接酶复合体，其作用为调控某些重要蛋白的降解，而缺氧诱导因子 α（hypoxia inducible factor-α，HIF-α）则是 VEC 复合体靶向作用的靶标蛋白之一。HIF-α 降解过程由连接酶复合体介导，其表达水平的变化和活性在肿瘤形成及发展中扮演着至关重要的角色。在常氧条件下，HIF-α 与 pVHL-β 结构域相结合后作为泛素连接酶蛋白质复合体（即 VEC）识别底物发生泛素化降解。而当细胞周围环境处于缺氧状态，HIF-α 因无法与 pVHL-β 结构域耦合而无法降解，最终导致 HIF-α 的异常堆积、活性升高并引起下游通路的一系列改变。

当 *VHL* 基因发生突变或者丢失时，其编码的 pVHL 蛋白表达降低，相应 VEC 复合体减少，这将导致机体无法在常氧条件下降解 HIF-α。这一病理生理过程造成了机体内 HIF-α 的异常堆积，从而使得下游的一系列促血管生成因子（包括血管内皮生长因子 VEGF、葡萄糖转运子 GLUT1、血小板衍生生长因子 PDGF、转化生长因子 TGF-β 和促红细胞生成素 EPO 等）表达增多。这些因子参与细胞周期调节，并且能够显著地引起新生血管的形成，这与肿瘤发生发展的关系极为密切（图 2-2）。这一病理生理过程也能够很好地解释为什么肾透明细胞癌为富血管实体肿瘤。与此同时，HIF-α 下游的促血管生成因子（VEGF 等）已成为肾癌靶向治疗的靶点，并成功运用于临床肾癌的治疗（如舒尼替尼、索拉非尼等）。

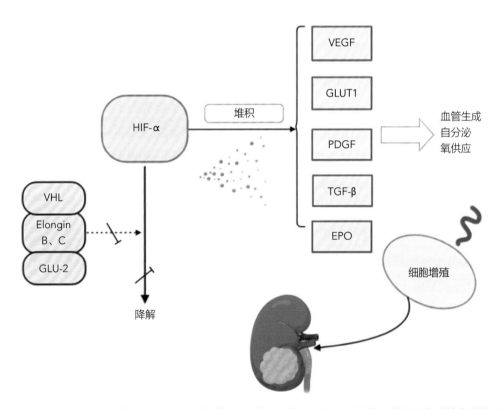

图 2-2　VHL 蛋白失活的情况下，HIF-α 的堆积可引起下游因子表达，最终促进血管生成等生物学功能

此外，pVHL 已被证实对细胞分化以及细胞内重要基质成分（纤维连接蛋白等）的加

工有影响，这可能与 pVHL 抑制肿瘤生长的其他作用机制相关。

三、VHL 综合征的诊断

　　VHL 综合征的诊断分为临床诊断和基因诊断，临床诊断的标准如下：①对于那些有中枢神经系统或视网膜血管细胞瘤家族病史患者，有一种血管细胞瘤或内脏病变（如肾肿瘤、胰腺肿瘤或囊肿、嗜铬细胞瘤、附睾乳头状囊腺瘤等）即可诊断 VHL 综合征；②而对于无明确家族遗传史的孤立病例，若患有两种或两种以上成血管母细胞瘤，或一种血管母细胞瘤和一种内脏病变也可确诊 VHL 综合征。而基因诊断是指对 *VHL* 基因突变的检测，随着 *VHL* 基因功能研究的逐步深入，我们对 VHL 综合征有了更加清楚的了解并明确 *VHL* 基因的重要性，因此 *VHL* 基因检测是 VHL 综合征诊断的"金标准"。综上所述，VHL 综合征相关研究为探究肾透明细胞癌发生发展的分子机制和肾癌的分子靶向治疗作出了重要贡献。

第二节 ｜ *MET* 基因

　　遗传性乳头状肾细胞癌（hereditary papillary renal cell carcinoma，HPRC）是第 2 种被报道的遗传性肾癌（1994 年由 Zbar 等报道），其主要病理类型为 I 型乳头状肾细胞癌，定位于 7 号染色体长臂的原癌基因 *MET* 的异常激活突变为其主要发病机制。遗传性乳头状肾癌已经被证实为常染色体显性遗传疾病，67% 的患者在 60 岁前发病，遗传性乳头状肾癌患者尚未发现其他器官显性表达的临床特征。

　　MET 基因突变导致的家族遗传性多灶性肾乳头状癌（I 型）发病率极低，世界范围内仅有 35 个遗传家系相关报道，其发病率比大多数遗传性肾肿瘤综合征都要低，包括遗传性平滑肌瘤及肾细胞癌综合征（hereditary leiomyomatosis and renal cell cancer，HLRCC）和 Birt-Hogg-Dubé（BHD）综合征，组织学病理类型主要表现为双侧、多发性 I 型乳头状肾细胞癌，单个肾脏最多可形成约 1 100～3 400 个微小的乳头状肿瘤。遗传性乳头状肾癌多无明显临床症状，往往生长缓慢，表现常呈双侧、多灶性发病。影像学表现为乏血供的肾脏肿瘤，CT 增强仅表现为轻度强化（增加 10～30HU），MRI 增强仅强化 15%。此外，临床上常将其与肾脏囊性病变相混淆。尽管 HPRC 相关性肾癌往往生长缓慢，但仍为恶性肿瘤且肿瘤变大时转移风险增加，因此建议积极监测随访，当肿瘤的直径 ≥ 3cm 时，建议手术治疗。因为 *MET* 基因是遗传性乳头状肾癌家系直接相关基因，故对所有临床上表现为双侧、多病灶的乳头状肾细胞癌及有 HPRC 家族史的患者均应进行 *MET* 基因胚系突

变分析。

MET 原癌基因位于人体染色体 7q31，大小约为 110kb，含 21 个外显子，该基因编码一种酪氨酸激酶受体蛋白即肝细胞生长因子（hepatocyte growth factor，HGF）的细胞表面受体。肝细胞生长因子 / 离散因子（HGF/SF）由间充质细胞产生，在正常胚胎发育和整个成年期能够刺激临近细胞产生一系列生物学行为。

MET 原癌基因所编码蛋白与 HGF/SF 相结合，在多种器官上皮、内皮、造血以及神经细胞中持续表达。*MET* 所编码蛋白即 c-MET 与肝细胞生长因子（HGF/SF）结合后形成 HGF/SF/c-MET 复合体，能够诱导多种生物学行为，包括细胞增殖、存活、运动、上皮 - 间质细胞转化、分化等。与野生型 c-MET 相比，胚系突变体 c-MET 酪氨酸残基自身磷酸化明显增加，在调控包括肾脏在内的多种器官上皮及内皮细胞的增殖、分化、周期调节等方面发挥重要作用。

MET 基因所编码的受体蛋白与肝细胞生长因子结合可以导致多种细胞内信号通路的活化，如 RAS/ERK、PI3K 和 cSRC 等，参与调控细胞增殖、分化及细胞凋亡抑制等（图 2-3）。此外有研究表明多种相关机制（基因重排、基因突变、基因扩增、表观遗传学改变等）可能参与了 *MET* 基因调控。Schmidt 等在遗传性乳头状肾癌中发现大部分胚系突变均发生在原癌基因 *MET* 的酪氨酸激酶结构域，促使 MET 在无 HGF 存在的情况下处于持续激活状态并引起一系列下游信使的活化。体内体外研究均表明突变的 MET 蛋白可以转化 NIH3T3 成纤维细胞，并对免疫功能缺陷小鼠动物模型产生致瘤作用。因此，目前广泛认为遗传性乳头状肾癌发病机制主要是基因突变导致 *MET* 基因激活，激活后的 MET 蛋白将高度表达，这一结局与血管生成、肿瘤发生发展及肿瘤转移密切相关。

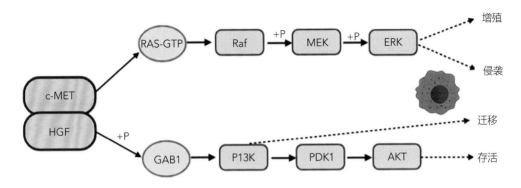

图 2-3　*MET* 基因通过 RAS/ERK、PI3K/AKT 信号通路影响肾癌细胞增殖、迁移、侵袭等生物学功能

遗传分析表明，部分遗传性乳头状肾癌患者存在染色体的畸变。Bernues 等研究发现

了 HPRC 家族中的染色体 7q21-q35 有部分重复。而 7 号染色体三倍体和 17 号染色体三倍体也被证实在遗传性乳头状肾癌普遍存在，这些染色体的重复或倍数突变往往与 *MET* 激活突变相关。Schmidt 等在 129 例散发性乳头状肾癌中分析了原癌基因 *MET* 的突变情况，结果表明仅仅 17 例（13%）的散发性乳头状肾癌存在原癌基因 *MET* 突变，其中 8 个（47%）是胚系突变（突变病例无家族史报道）。这一发现表明散发性乳头状肾癌病例中原癌基因 *MET* 的突变率很低。而在一项由 Lubensky 等进行的相关研究中，34 例乳头状肾癌中与原癌基因 *MET* 突变相关的病例（无论散发性抑或是遗传性）组织学类型均表现为 I 型乳头状肾细胞癌，这表明原癌基因 *MET* 可能是 I 型乳头状细胞癌的主要基因突变位点。

总的来说，*MET* 基因介导的信号通路并不是乳头状肾细胞癌唯一的发生机制，与遗传性乳头状肾癌相比，散发性乳头状肾癌的细胞遗传学改变主要是 7、16 和 17 号染色体三倍体及男性患者的 Y 染色体丢失。值得注意的是，大多数（95%）散发性 I 型乳头状肾细胞癌存在 7 号染色体三倍体的情况，而仅有 13% 的患者中存在 *MET* 体细胞突变，同时 *MET* 和 *HGF/SF* 均定位于 7 号染色体，所以 7 号染色体三倍体增加了 c-MET 及 HGF/SF 的基因拷贝数，并可能激活 HGF/c-MET 信号通路，这一过程可能在肾乳头状细胞癌发生发展过程中扮演着重要的角色。

第三节 | *FH* 基因

遗传性平滑肌瘤病和肾细胞癌（hereditary leiomyomatosis and renal cell carcinoma, HLRCC）是一种常染色体显性遗传疾病。1973 年首次被报道，2001 年 Launonen 等学者首次将此类以皮肤、子宫平滑肌瘤和肾细胞癌主要特征的临床综合征命名为 HLRCC。2002 年，Tomlinson 等学者发现，编码延胡索酸水合酶（fumarate hydratase, *FH*）的基因的杂合性突变是导致该类遗传综合征的病因。正常人群中，*FH* 胚系突变携带者的比例较高，约为 1/1 000，但该类人群中极少部分会发生肾细胞癌（1.7% ~ 5.8%），因此，HLRCC 总体人群发病率低。病理上，HLRCC 的组织形态学病理表型复杂，常为多种形态学类型混合存在，易导致误诊。嗜酸性乳头状结构是 HLRCC 最常见的病理类型。此外，小管型、筛状和实体型亦较为常见。与大多数遗传性肾癌综合征相似，HLRCC 患者肾癌的发病年龄早，中位发病年龄为 41 ~ 46 岁（10 ~ 90 岁），女性总体发病率高于男性。肾脏肿瘤多为单侧、孤立性肾脏占位，肿瘤恶性程度高，极易发生早期转移。除发生肾癌外，HLRCC 患者常合并皮肤（49% ~ 84%）和子宫平滑肌瘤（77% ~ 100%），其中位发病年龄分别为 25 岁（9 ~ 47 岁）和 30 岁（18 ~ 53 岁）。由于其独特的临床和病理特征，

2016 年 WHO 将其正式定义为一类独立的肾癌病理类型（编号 8311/3）。针对 HLRCC 的治疗是临床上较为棘手的问题。由于其高度恶性的生物学特性，对于局限性肾癌，推荐即早进行根治性手术。对于转移性肾癌，针对散发性肾癌的一线抗血管治疗往往疗效欠佳，目前尚缺乏明确的治疗推荐。因此，其最佳治疗方案亟待探索。

FH 基因定位于染色体 1q42.3-43，全长约 22kb，由 10 个外显子组成。由 *FH* 基因编码的延胡索酸水合酶是一种同源四聚体蛋白，包含四个相互作用的活性位点，而上述位点在物种间高度保守，分别由位于 176-193、228-247 和 359-381 的氨基酸所构成。理论上，发生在上述功能域或影响其功能的突变，都可能导致延胡索酸水合酶的活性降低，诱发 HLRCC。*FH* 基因突变具有较高的随机性，无明确的高频突变热点。目前已发现有超过 280 种与 HLRCC 发生相关的 *FH* 基因致病和可能致病突变，其中最常见的突变类型为错义突变（约 50% ~ 60%），其次为无义突变和移码突变（总体约占 30%）。需要注意的是，约 3% ~ 5% 的 *FH* 基因可发生大片段缺失。该类突变属于结构变异，基于普通的 NGS 平台检测（全外显子测序和 panel 检测）和一代测序对该类结构变异不敏感，易出现漏诊。因而，临床上如果高度怀疑 HLRCC，而检测报告为阴性时，应进行多重连接探针扩增（multiplex ligation-dependent probe amplification，MLPA），甚至全基因组测序，明确是否存在 *FH* 基因大片段缺失。

FH 基因突变后导致的延胡索酸水合酶活性降低是介导 HLRCC 发生的关键机制。延胡索酸水合酶是三羧酸循环中重要酶，其功能是催化延胡索酸向苹果酸的转变。异常的 *FH* 基因突变将导致延胡索酸水合酶活性降低，线粒体内大量的延胡索酸不能顺利转变为苹果酸而发生异常堆积，最终导致细胞内线粒体功能受损。作为机体内重要的肿瘤相关性代谢产物，线粒体内不断堆积的延胡索酸可通过活化或抑制肿瘤相关性通路，进而介导肾癌的发生。其中对 α- 酮戊二酸依赖性双加氧酶家族（α-ketoglutarate-dependent dioxygenases）的抑制作用是介导肿瘤发生的关键机制。α- 酮戊二酸依赖性双加氧酶家族是一类包含多种酶类的超家族，其生物学功能丰富，广泛参与生物体各类重要生理过程，在代谢、转录和转录后表观遗传调控等方面发挥关键作用。在 *FH* 基因功能缺失性突变的细胞内，线粒体内过多的延胡索酸主要抑制 α- 酮戊二酸依赖性双加氧酶家族中参与调整机体的无氧代谢和甲基化修饰的相关酶类。

正常情况下，铁依赖性脯氨酸羟化酶（prolyl hydroxylase domain，PHD）可通过结合 HIF1-α 和 HIF2-α 的亚基，介导其泛素化降解。过多的延胡索酸则可直接抑制 PHD 的功能，导致细胞内 HIF 的堆积，继而持续性活化 HIF 相关靶基因（如 *VEGF* 和 *GLUT1*）所调控的缺血、缺氧和糖酵解相关通路，促进肿瘤代谢和新生血管生成。此外，过多的延胡索酸还可通过激活 TBK1 活化 NF-κB，继而激活 HIF1-α，介导肿瘤细胞出现缺氧相关表型。而过多的延胡索酸可与 KEAP1 蛋白暴露的半胱氨酸残基发生琥珀酸化反应，导致其空间构象变化，阻断 KEAP1 与 Nrf2 的抑制性结合，促进 Nrf2 表达，从而激活 Nrf2 调控的抗氧化反应通路，介导肾癌发生和囊性改变。此外，延胡索酸还可直接与 ROS 活性氧清除酶 GPX1 结合，通过上调 ABL1 表达，活化 Nrf2 通路。上调的 ABL1 亦可直接活化 mTOR–HIF1α 通路，增强肿瘤的缺氧表型。

TET 蛋白可以催化 5- 甲基胞嘧啶转化为 5- 羟甲基胞嘧啶，是 DNA 去甲基化过程中的关键酶类。研究表明，肿瘤细胞内过多的延胡索酸可抑制 TET 酶，介导肿瘤细胞出现 CpG 相关超甲基化的表型（CpG island methylator phenotype，CIMP），但来自四川大学华西医院的数据显示，并非所有 HLRCC 都发生 CIMP。在 FH 缺陷性肿瘤细胞中，由于表观遗传改变，导致 miR-200 家族的表达上调，促进肿瘤的上皮间质转化过程，增强肿瘤的侵袭和转移能力。同时过多的延胡索酸还可抑制组蛋白相关的甲基化酶（KDM4A/B），引起组蛋白抑制分子 H3K27me3 的异常表达，导致肿瘤细胞内同源重组的 DNA 损伤修复通路异常，最终介导合成致死的表型。此外，四川大学华西医院的最新研究表明，过多的延胡索酸还可能参与肿瘤细胞的免疫微环境重塑，通过上调 PD-L1 等免疫检查点抑制分子的表达，介导 FH 缺陷性肿瘤细胞的免疫逃逸。

上述研究为探索 HLRCC 的有效治疗方案提供了重要的理论依据。但由于 HLRCC 本身的人群发病率低，开展多中心的临床研究难度较高。因此，亟待各国、各地区的临床医生和研究人员合力，共同探索针对该类罕见但高度恶性的肾癌遗传综合征的最新治疗方案。

第四节 | *FLCN* 基因

1975 年 Hornstein 和 Knickenberg 描述了发生在 3 个一级亲属头颈部、躯干皮肤的纤维毛囊瘤和结肠息肉（1 例恶变），1976 年 Birt–Hogg–Dubé 进一步描述了该病的临床特征并命名为 BHD 综合征（Birt-Hogg-Dubé syndrome）。受累人群发生皮肤纤维毛囊瘤、肺囊肿、自发性气胸以及多种原发性肾肿瘤的危险增加。

BHD 综合征是一种常染色体显性遗传疾病，其发病率较低，世界范围内目前约有 500 个 BHD 综合征家系报道。该综合征相关性肾癌通常表现为双侧、多发，肿瘤侵袭性较低，其外显率在 BHD 综合征占比为 12% ~ 34%。Pavlovich 等在 130 例 BHD 综合征肾肿瘤的最新研究中，发现 BHD 综合征肾肿瘤具有显著的病理学多样性，常见的组织学类型为嫌色细胞和嗜酸瘤细胞混合癌（50%）、嫌色细胞癌（34%）、透明细胞癌（9%）、嗜酸性粒细胞腺瘤（5%）和乳头状肾癌（2%）。此外，不同的组织学类型可见于同一家族、同一患者，甚至同一肾脏。

BHD 综合征被证明与肾癌高发生风险（尤其是罹患肾嫌色细胞癌或嗜酸细胞瘤的风险）相关，Zbar 等研究发现 BHD 综合征患者发生肾脏肿瘤的风险是普通人群的 7 倍。除此之外，BHD 综合征也被证实与皮肤肿瘤、混合囊性肿瘤、自发性气胸等密切相关（90%以上的患者会有皮肤肿瘤及肺部疾病），其中皮肤病变往往出现在面部、颈部、躯干上部，而肺囊肿通常无症状且自发性气胸发生率较高，但这些征象并不会导致患者肺功能下降。

BHD 综合征的遗传易感基因是 Folliculin（FLCN）基因。FLCN 基因位于 17p11.2。该基因全长 700kb，有 14 个外显子，4～14 号外显子为编码区，从 4 号外显子的起始 ATG 开始编码转录 579 个氨基酸残基，产生 3.8kb 的 mRNA（该信使 RNA 从人到鼠、果蝇、秀丽隐杆线虫都高度保守）。FLCN 基因在脑、腮腺、卵巢、胎儿肺脏、胰腺、乳腺、前列腺、肾脏以及皮肤等组织广泛表达。FLCN 基因编码蛋白约 64kDa，由 579 个氨基酸组成，有两种亚型，各物种间呈高度保守。FLCN 通过与 FNIP1 和 2（FLCN 结合蛋白 1 和 2）结合后作为腺苷酸激活蛋白激酶 AMPK 的调节子，而 AMPK 负调控西罗莫司靶蛋白的表达，影响蛋白质翻译和细胞生长，这一过程中可能与肿瘤的发生相关。FLCN 基因的胚系突变已经在 84% 的家族性 BHD 综合征家族成员中被检测到，在散发性肾癌中极少检测到 FLCN 基因的体细胞突变。研究表明 34%FLCN 基因胚系突变个体发生肾癌，并且男女性别无差异。

研究表明，FLCN/FNIP1 与 AMPK-mTOR 信号通路密切相关，这一通路参与了 BHD 综合征相关性肾癌的发生发展。mTOR 是存在于胞质中的一种丝/苏氨酸蛋白激酶，参与调节肿瘤细胞分裂、血管生长和细胞新陈代谢。mTOR 信号通路主要通过生长因子和营养物质来调节细胞生长。生长因子包括胰岛素和胰岛素样生长因子（insulin-like growth factor，IGF），营养则包括各种氨基酸和葡萄糖。mTOR 激酶通过多条信号通路实现对细胞生长的调节作用，最主要的两条信号通路为 LKB1-AMPK-mTOR 和 PI3K-Akt-mTOR 信号通路。其中 AMPK 是细胞能量代谢主要调节蛋白，激活时细胞内蛋白合成减少，细胞增殖受抑制。FLCN 基因的突变激活 PI3K-Akt-mTOR 信号通路，其重要机制为 FLCN 通过翻译或转录后修饰调节 Akt 蛋白并最终激活 Akt 下游因子 mTORC1、mTORC2。而大量研究已经证实 PI3K-Akt-mTOR 信号通路与散发性肾癌细胞生长、增殖、分化也密切相关，针对 mTOR 的抑制剂对晚期肾细胞癌患者也有较好疗效，因此充分理解 FLCN 基因的作用机制，无论对遗传性肾癌还是散发性肾癌的治疗都有所帮助。

当然，mTOR 通路活性的调节并不是 FLCN 作为肿瘤抑制因子唯一的功能。研究表明，*FLCN* 基因与纤毛形成以及细胞自噬相关，同时 *FLCN* 基因敲除小鼠表现出与 BHD 综合征类似的临床症状提示着 *FLCN* 基因的多功能性。此外，Hong 等研究证实 *FLCN* 基因在调节 TGF-β 通路中的关键作用，提示该通路在 BHD 综合征相关性肾癌形成过程中潜在的重要作用，*FLCN* 基因的失活会导致转录因子 TFE3 的激活，这也可能导致 BHD 患者肾脏肿瘤的发生。

第五节 │ *TSC1/2* 基因

结节性硬化综合征（tuberous sclerosis complex，TSC）是一种常染色体显性遗传综合征，以全身多种组织器官的错构瘤样病变为特征，临床表现以多器官（脑、视网膜、肾脏、皮肤等）肿瘤和面部皮脂腺瘤、癫痫和智力低下为特点。结节性硬化综合征的发病率估计在 1/10 000 ~ 1/6 000。

肾脏病变表现为 TSC 患者常见的临床表现。在 TSC 死亡者中因肾脏疾病而死亡者约占 27.5%，是该病死亡的第二大原因。TSC 患者肾脏表现主要包括 4 种类型损害：血管平滑肌脂肪瘤（AMLs）、孤立肾囊肿、常染色体显性遗传多囊肾病（PKD）以及肾细胞癌。其中血管平滑肌脂肪瘤是 TSC 最主要肾脏表现，可引起严重的临床症状，80%TSC 患者的肾脏血管平滑肌脂肪瘤常常表现为双侧、多发及多中心病灶。而在 TSC 相关性肾脏表现中肾癌的发病率被认为是非常罕见的，大约占比 2% ~ 3%，这相当于人群中散发性肾癌的发病率。

结节性硬化综合征的发生与抑癌基因 *TSC1* 及 *TSC2* 的失活有关，75% ~ 90% 的 TSC 患者存在 *TSC1* 或者 *TSC2* 的基因突变。目前已知报道的 *TSC1* 和 *TSC2* 的基因突变数量分别有超过 500 个和 1 400 个，这些突变包括无义、错义、插入和缺失等常见突变及相应的组合，几乎涉及 *TSC1* 和 *TSC2* 所有外显子。其中 *TSC1* 相关突变类型主要是小的点突变引起无义、错义突变，以及剪切位点变化（抑或者是小的剪切位点插入或者缺失）引起的移码突变。而 *TSC2* 相关突变类型主要涵盖无义突变、错义突变、微小片段的插入 / 缺失以及大片段的缺失，这些突变中约 85% 是小的点突变或片段突变，剩下的 15% 则是大片段缺失或重排，这些突变基因大小区间为 1kb ~ 1Mb。

TSC 可由不同的 2 个进化上高度保守基因的突变而引起：*TSC1* 基因（位于染色体约 9q34.1，约 50kb，编码 Hamartin，包含 23 个外显子，前 2 个外显子为非编码区及选择性剪切位点）和 *TSC2* 基因（位于染色体 16p13.3，约 45kb，编码 Tuberin，包含 41 个外显子，其中第 25 号外显子及 31 号外显子是选择性剪切位点）。根据 *TSC* 基因定位的不同，可将结节性硬化综合征分为 TSC Ⅰ型与 TSC Ⅱ型。

研究发现 TSC 患者错构瘤中 TSC1 和 TSC2 基因杂合性缺失（LOH），提示 TSC1 或 TSC2 基因作为抑癌基因，具有调节细胞增殖与分化的作用。

TSC2 的基因产物 Tuberin 在细胞中类似小 G 蛋白（Rap1a 及 Rab5），具有 GTP 酶活化蛋白（GTPase-activating protein，GAP）的功能。GAPs 可调节 GTP 结合，水解催化 Ras 超家族蛋白（具有调节细胞生长、增殖、分化的蛋白）。TSC1 的基因产物 Hamartin 蛋白功能尚不十分明确，可能与 Tuberin 相似，通过与类固醇受体超家族成员特异性结合并选择性调节转录，与细胞分化有关。亦有学者提出它能抑制 Tuberin 的聚集作用。此外，也有研究表明 Hamartin 与 Tuberin 可能形成异源双体结构，在囊泡运输中共同作用，参与调节细胞增殖。

结节性硬化综合征的病理特征为多器官的细胞增生和组织发育异常，其发病机制与 TSC 所编码蛋白相关。TSC1 编码的 Hamartin 蛋白、TSC2 编码的 Tuberin 蛋白和蛋白 TBClD7 结合组成 TSC 蛋白复合物，正常情况下，TSC1/TSC2 复合物是小 GTP 酶 Rheb（Ras-homolog enriched in brain）抑制剂，Rheb 是 mTOR 刺激蛋白，因此 TSC1/TSC2 复合物具有肿瘤抑制基因功能。该复合物除了能调控多种细胞的生长进程外，更为重要的是 TSC1/TSC2 复合物是下调 mTORC1 活性的关键因子。mTORC1 是一种丝/苏氨酸蛋白激酶，对细胞生长、增殖、分化等多种细胞生物学功能具有中央调控作用，在大多数肿瘤中呈现异常激活状态。当结节性硬化综合征患者的 TSC1 基因或 TSC2 基因出现突变失活，将导致 TSC 蛋白复合物减少，从而激活 mTORC1 并进一步调控细胞生长及分化，引起细胞不可控性生长，形成皮肤、脑和肾脏肿瘤。

综上所述，TSC 的发病与 mTOR 信号通路密切相关，目前认为 mTOR 信号通路的上游刺激因子包括氨基酸、葡萄糖、WNT 配体、氧气和 cAMP（环腺苷酸）等。在 TSC1、TSC2 基因及其编码蛋白被发现后，对它们遗传和功能学的研究确认了其下游的作用靶点及其在肿瘤形成过程中发挥的重要作用。因此，mTOR 信号系统的持续激活就构成了结节性硬化综合征的分子学发病基础。

与 TSC 相关性肾脏错构瘤发病基因（TSC1、TSC2 双等位基因的失活）不同的是，散发性肾脏错构瘤（AML）被证实主要由 TSC2 基因突变引起。也有研究表明散发性肾脏 AML 中 TSC 位点的等位基因丢失不常见（TSC 相关性肾脏 AML 突变率 72.3%，而散发型肾脏 AML 为 15.6%），提示散发性肾脏 AML 的发病机制可能与 TSC 相关型不同。过去几年的研究发现，TSC1/2 基因在负调节 Rheb/mTOR/p70S6K 级联通路中起着关键作用。

国外研究表明，在散发性 AML 患者中，Rheb/mTOR/p70S6K 通路的激活与 TSC2 基因丢失同时发生，而非 TSC1 基因，此外 15 例非 TSC 肾脏 AML 患者中，15 例患者的磷酸化 P70S6K（mTOR 通路激活标志物）水平升高，同时伴随着磷酸化 Akt 表达的降低。同样的，在 15 例非肾脏血管周围上皮样细胞瘤（PEComas）中有 14 例检测到磷酸化 P70S6K 的升高和磷酸化 Akt 表达降低。这些研究结果证实 mTOR 信号通路的激活对于散发性、非 TSC 相关的肾脏 AML 和 PEComas 来说是主要的分子学发病基础，这也预示着 mTOR 靶标抑制剂（如西罗莫司等）可能对这类疾病有治疗作用。

　　一项双盲的Ⅲ期临床实验比较了 mTOR 抑制剂依维莫司和安慰剂组对与 TSC 相关或散发性 AML 患者的疗效。研究表明，依维莫司效果优于安慰剂，并显著缩小了 AML 瘤体的体积，患者耐受性较好。基于此，2012 年，该药物被 FDA 批准用于治疗 TSC 相关肾脏 AML。

第六节 | *PTEN* 基因

　　Cowden 综合征（Cowden syndrome，CS）又称多发性错构瘤综合征，1962 年首次被报道并命名。CS 是一种常染色体显性遗传疾病，以累及所有三胚层分化组织的多器官、多发性错构瘤为主要特征，同时伴有乳腺、甲状腺、子宫内膜、肾脏恶性肿瘤高发风险。

　　CS 发病率大约为 1/20 万，其中 10%～50% 的 CS 病例具有家族遗传性。受 CS 影响的个体一生中都有患各种癌症的危险，这种癌症往往表现为双侧和多中心病灶，类似于其他遗传性癌症综合征。CS 患者发生肾癌的风险为 34%。Mester 等发现 CS 相关性肾癌中，75% 的病理类型为乳头状肾细胞癌，25% 为嫌色细胞癌。

　　PTEN 为 CS 的易感基因，其在多种肿瘤中出现杂合性缺失。*PTEN* 基因胚系突变与部分人类遗传性癌症综合征及相关疾病发生有关，尤其是 Cowden 综合征，而后者则与子宫内膜癌、甲状腺癌、乳腺癌和肾癌等其他恶性肿瘤的发生率增加有关。

　　PTEN 是继 *p53* 之后发现的又一重要抑癌基因，于 1997 年先后被国际 3 个科研小组发现。*PTEN* 是一个抑癌基因，具有双特异性磷酸酶活性，不仅参与细胞周期的调控，还参与调节细胞的正常生长和发育，并最终促进细胞凋亡。目前大量研究证实 *PTEN* 基因与众多恶性肿瘤的发生、发展关系密切。*PTEN* 基因胚系突变者罹患恶性肿瘤的可能性增加，该基因在许多恶性肿瘤中突变类型表现为杂合性丢失或突变。在散发性肾癌中，有学者发现 *PTEN* 低表达可能与术后 5 年内的转移相关。*PTEN* 基因定位于染色体 10q23.3，由 9 个外显子和 8 个内含子组成，全长约 200kb。*PTEN* 基因在不同物种间呈高度保守，人、鼠及果蝇的 PTEN 蛋白有 99.75% 的同源性。*PTEN* 基因编码的 PTEN 蛋白含有 403 个氨

基酸，包括 3 个结构功能区：一个氨基端磷酸酶区、一个与脂质结合的 C2 区及由约 50 个氨基酸组成的羧基端区。80% 的家族性遗传性 CS 有 *PTEN* 基因胚系突变，大约 2/3 的突变发生在外显子 5、7 和 8，这其中 40% 的基因突变发生在外显子 5。尽管外显子 5 仅仅编码 *PTEN* 基因序列的 20%，但编码的为磷酸酶核心序列，因此外显子 5 发生的基因突变往往具有生物学效应。

PTEN 基因主要通过 3 个信号通路调节细胞生长、凋亡、黏附、迁移、浸润等生物学行为功能。

1. *PTEN* 编码的蛋白具有脂质磷酸酶的活性，可对抗磷脂酰肌醇 3 激酶（phosphatidylinositol 3 kinase，PI3K）。PI3K 能够使细胞中二磷酸肌醇磷酸化生成三磷酸肌醇。*PTEN* 编码的蛋白通过拮抗 PI3K 以阻止其调控的生长因子信号转导通路（PKB/Akt），降低 PIP3 水平而使细胞阻滞于 G1 期，从而诱导肿瘤细胞凋亡，对细胞生长起着负调节作用。

2. *PTEN* 编码的蛋白能抑制 MAPK 途径上游的细胞外信号调节激酶（extracellular signal-regulated kinase，ERK）、RAS 的活化以及 Shc 的磷酸化，并且 *PTEN* 基因还能抑制 MAPK 激酶的磷酸化，阻滞细胞生长周期于 G1 期，抑制了肿瘤细胞生长。

3. 局灶黏附激酶（focal adhesion kinase，FAK）是整合素介导的信号转导途径中的重要分子，FAK 活化后可以激活与之相关的几种激酶和信号分子，促进细胞的侵袭和转移。而 *PTEN* 可通过使 FAK 去磷酸化抑制 FAK 活性，从而抑制细胞侵袭及转移。

第七节 | *SDH* 基因

琥珀酸脱氢酶缺陷型肾癌（succinate dehydrogenase–deficient renal cell carcinoma，SDH-RCC），简称 SDH 缺陷型 RCC，是一种常染色体显性遗传疾病，可伴有遗传性头颈部副神经节瘤（PGLs）、肾上腺或肾上腺外嗜铬细胞瘤。SDH 缺陷型 RCC 占所有肾细胞癌的 0.05%～0.2%，SDH 缺陷型 RCC 患者发病年龄通常低于传统 RCC，好发于年轻人。SDH 有 4 个亚基（A、B、C、D），其中 44% SDHB 胚系突变的个体伴有遗传性头颈部副神经节瘤（PGLs）、肾上腺或肾上腺外嗜铬细胞瘤，而 79% SDHC 胚系突变伴有头颈部副神经节瘤、肾上腺或肾上腺外嗜铬细胞瘤。研究表明 *SDH* 中 B 亚基的编码基因 *SDHB* 发生突变后罹患肾细胞癌的风险为 14%，D 亚基的编码基因 *SDHD* 发生突变后罹患肾细胞癌的风险为 8%。

SDH 缺陷型肾癌临床上主要表现为实体或合并囊性病变，通常发病较早（平均 33 岁）

且多表现为双侧、多灶性发病，并且有 1/3 的病例在发现时发生远处转移，组织病理学上以肾透明细胞癌的特征最常见，其侵袭性较高，与 HLRCC 类似。

琥珀酸脱氢酶（succinate dehydrogenase，SDH）是一种整合于膜上的多亚基酶，由 4 种亚基（SDHA、SDHB、SDHC 及 SDHD）组成，是三羧酸循环中重要的酶复合物，在琥珀酸转变成延胡索酸及线粒体电子传递链中发挥双重作用。SDH 某个亚基发生胚系突变会使患者易患遗传性肾细胞癌、嗜铬细胞瘤 / 副神经节瘤综合征、胃肠道间质瘤等。目前被证实与遗传性肾细胞癌相关的 SDH 突变亚基为 B、C、D，其中以 *SDHB* 基因突变导致的 SDH 相关性肾癌最常见。

SDH 中任何亚基的突变均会干扰正常复合物的装配，从而导致琥珀酸盐的堆积，通过与 α- 酮戊二酸竞争性结合脯氨酰羟化酶 PHD2 的催化中心，抑制 PHD2 的功能，而后者可以羟基化 HIF-1α 促进 HIF-1α 的泛素化降解。同时 SDH 活性抑制及氧化磷酸化受到严重损害导致细胞内琥珀酸浓度增加，HIF-1α 泛素化降解受抑制而表达升高。HIF-1α 蛋白水平升高与肿瘤形成关系密切。此外在线粒体无法呼吸供氧的情况下，肿瘤细胞代谢模式将转变为由糖酵解生成 ATP 供给能量，同时依赖于来自谷氨酰胺的 α- 酮戊二酸的还原羧化，氧化磷酸化过程不能正常进行，最终产生大量活性氧簇导致肿瘤发生。

第八节 | 散发性肾癌相关基因及其与遗传性肾癌相关性

大量研究证实肾脏肿瘤的发生发展与肾脏肿瘤患者体细胞突变密切相关，同时体细胞突变模式已成为肾脏肿瘤组织学分类的主要标准。与此同时，基础研究表明表观遗传学的改变在肾脏肿瘤的发生和发展中起重要作用，其中最经典的表观遗传学改变有 DNA 甲基化、组蛋白修饰和 MicroRNA 的表达等。

在众多体细胞突变模式中，3 号染色体的缺失（LOH3p）是散发性肾透明细胞癌患者最典型的遗传变异，同时 3 号染色体的缺失被认为是肾透明细胞癌形成的重要过程。而定位于 3 号染色体短臂上的众多基因也已经被证实与肾癌关系密切，其中最为经典的是 *VHL* 基因（VHL 综合征相关的抑癌基因，定位于 3p25-26），其余基因有 *PBRM1*（染色质重构复合体蛋白），*RASSF1a*（Ras 相关区域家族 1a），*NRC-1*（非乳头状细胞癌基因 1），*BAP1*（BRCA1 基因相关蛋白 -1）等。其中 *PBRM1* 基因是在散发性肾透明细胞癌中发现的仅次于 *VHL* 基因的第二大肿瘤基因，其位于 3 号染色体短臂（3p21），编码蛋白 BAF180，它是 SWI/SNF 染色体重塑复合物（PBAF）的一个亚基，SWI／SNF 在复制、转录、DNA 修复和细胞增殖分化过程中发挥作用。

BAP1（*BRCA1 associated protein-1*）基因同样位于 3 号染色体上（3p21.1），编码一个 729 个氨基酸的泛素羧基末端水解酶（nuclear ubiquitin carboxy terminal hydrolase，UCH），是一类去泛素化酶，有一个 BRCA1 和 BRAD1 结合区。据报道 *BAP1* 基因突变可以诱发恶性间皮瘤、黑色素瘤、脉络膜黑色素瘤和肾细胞癌，最近的研究表明 BAP1 失活突变存在于 7.5% ～ 14% 的散发性透明肾细胞癌。这表明 *BAP1* 基因功能丧失在散发性肾透明细胞癌的发展过程中有重要作用，然而突变的 *BAP1* 在肾癌发生过程中的具体作用机制尚不清楚，*BAP1* 基因突变导致的透明肾细胞癌往往恶性程度高且患者具有相对差的预后。此外最新的研究表明，*BAP1* 基因可能是一种新的家族性肾细胞癌易感基因，其绝大部分胚系突变类型表现为无义突变或者插入 / 缺失导致编码过程提前终止。

一、基因突变模式可能成为肾癌新的病理分型依据

大量基础以及临床研究已经证实散发性肾脏肿瘤的体细胞突变模式可能与肾脏肿瘤的组织学病理分型有关。例如除透明细胞癌外，肾脏其他病理类型的肿瘤尚未发现有 *VHL* 抑癌基因突变病例。因此我们认为散发性肾癌的基因 / 染色体突变模式或许能够成为肾脏肿瘤新的病理分型依据。

在嫌色细胞肾癌中，通过染色体核型分析、荧光原位杂交等手段检测结果显示：1、2、6、10、13、17、21 号常染色体、X 或 Y 性染色体的多种非随机缺失突变较为常见。此外，尽管散发性肾透明细胞癌很少存在 *FLCN* 基因的体细胞突变，但散发性肾嫌色细胞癌的主要体细胞突变类型是位于 17 号染色体 *FLCN* 基因的缺失突变，甚或整个 17 号染色体的缺失。而与肾嗜酸细胞瘤相关的体细胞突变仅仅只有染色体 11q13 的重排 / 易位或者 1 号、14 号、性染色体的部分缺失突变。在肾嫌色细胞癌以及肾嗜酸细胞瘤中，肾肿瘤最常见的 3 号染色体短臂的缺失相对少见。

乳头状肾细胞癌体细胞突变的主要特点是染色体 3q、7、8、12、16、17 和 20 的三倍体或多倍体，抑或者是 Y 染色体的缺失。此外，与遗传性乳头状肾细胞癌相比较，定位于 7 号染色体的 *c-MET* 原癌基因突变在散发性乳头状肾细胞癌中相对罕见（体细胞突变率仅为 13%）。在肾集合管癌中，4、7、8、14、17、18 和 20 号常染色体的三倍体或多倍体、和 22 染色体的丢失均被报道与肾集合管癌发生相关。在黏液性管状细胞和梭形细胞癌中，染色体的缺失较常见，其中涉及 1、4、6、8、13、14 和 15 号常染色体。基因表达谱和荧光原位杂交研究表明，囊性肾癌与 7 和 17 号常染色体多倍体相关。在甲状腺样肾细胞癌中，1、2、3、5、6、10、11、16 和 17 号常染色上部分基因的过表达或低表达被证实普遍存在。而 Xp11.2 易位 /*TFE3* 基因融合相关性肾细胞癌的主要特点是基因组具有 Xp11.2 的易位，导致 *TFE3* 基因融合，上调 TFE3 蛋白的过表达，从而使得 MET 酪氨酸

激酶受体上调，激活下游信号通路，促进细胞增殖，与肿瘤的形成密切相关。

二、遗传性肾癌基因与散发性肾癌发病相关性

总的来说，遗传性肾癌基因主要有以下特点：①每一种遗传性肾癌均有其对应的遗传基因，相应的具有与遗传基因相关的组织学病理类型；②所有遗传性肾癌基因的突变均来自胚系突变，并能显性遗传给后代；③遗传性肾癌基因突变类型主要以缺失和无义突变为主。除了与遗传性肾癌发病密切相关外，遗传性肾癌相关基因在散发性肾癌中亦多有表达并且与散发性肾癌的发病机制关系密切，同时部分散发性原癌基因也可能成为新的易感基因。例如 *VHL* 基因（遗传性 VHL 综合征的致病基因）突变与野生型 *VHL* 基因的失活在散发性肾透明细胞癌肿瘤中也常常被检测出，而相关基因研究发现 92% 的散发性肾透明细胞癌患者存在 *VHL* 基因突变或甲基化，表明 *VHL* 基因的功能缺失可能是散发性肾癌形成的第一步。此外与遗传性乳头状肾癌发病相关的 *MET* 基因突变在 13% 的散发性乳头状肾细胞癌患者中被检测出来，尽管所占比例较小，但其仍可能是散发性乳头状肾细胞癌发病的可能机制，因为 *MET* 基因的酪氨酸激酶区域的错义突变导致编码蛋白过表达，诱导内皮细胞增殖、迁移与 VEGF 过表达致肿瘤血管发生。

遗传性肾癌的研究为散发性肾癌分子机制的探讨提供了重要参考。尽管遗传性肾癌的发病率还不及总体肾癌的 5%，但是大部分遗传性肾癌患者往往预后较差。临床上发病早（40 岁以前）、肾癌家族史、双侧或多灶性肾肿瘤往往提示有遗传倾向，因此详细的病史采集、家族史询问和仔细的体格检查对患者的疾病正确诊断显得尤为重要。遗传性肾癌综合征及其相关因素的研究为散发性肾癌发病机的制研究作出了巨大贡献。这些研究结果不仅使得遗传性肾癌综合征患者的临床预后得到改善，而且还为散发性肾癌的靶向治疗新方案研发奠定了基础。同时我们认为通过检测遗传相关性基因（*VHL*、*FH*、*MET*、*TSC1*、*TSC2*、*FLCN*、*PTEN*、*SDH* 等），可发现并确诊无明显临床症状的致病基因携带者，这将有助于提高遗传性肾癌的临床早期诊断率，为遗传性肾癌的早发现、早治疗提供有效的帮助。

综上所述，目前已普遍认为肾癌的形成、发生及发展是多因素、多基因共同协同作用的。特异性的遗传因素、表观遗传学改变、体细胞基因或染色体突变导致的原癌基因激活等均参与其中。相关的基因（*VHL*、*FH*、*MET*、*TSC1*、*TSC2*、*FLCN*、*PTEN*、*SDH* 等）异常改变导致遗传性肾癌，而该系列基因亦在散发性肾癌中起着一定作用。近年来，肾癌相关基因的研究越来越多，除上述遗传性及散发性基因突变外，长链非编码 RNA（long non-coding RNA，lncRNA）及 MicroRNA 已被证实与肾癌肿瘤形成和进展过程密切相关。

长链非编码 RNA 无法翻译为蛋白，缺乏有意义的开放阅读框（open reading frame，ORF），其长度通常超过 200 个核苷酸，属于非编码 RNA 序列，在过去相当长的时间里被认为无意义的存在。然而越来越多的研究表明，lncRNA 在表观遗传调控、细胞周期调控和细胞增殖分化调控等细胞生物学过程中，具有多种多样的生物学功能并发挥重要作用。此外，lncRNA 也被证实在多种肿瘤形成和进展过程中发挥作用，其相关分子机制涉及表观遗传调控、DNA 损伤、转录水平调控、细胞周期调控、mRNA 前体可变剪切调控、转录后水平调控、对 microRNA 的调控及参与信号通路等。

近年来，研究证实与肾癌相关的 lncRNA 越来越多。肺腺癌转移相关因子 1（metastasis-associated lung adenocarcinoma transcript 1，MALAT1）被证实在肾癌组织和肾癌细胞系中高表达（相较于癌旁组织或者正常上皮细胞系），这种高表达往往预示较差的预后。而 Xiao 等发现 MALAT1 在肾透明细胞癌中表达明显升高，并与 miR-205 竞争性结合，通过上调 ZEB2 基因的表达，进而加速上皮细胞间质转化，促进了肾癌的形成及进展。研究人员在 2014 年发现 lncRNA HOX 转录反义 RNA（HOX transcript antisense RNA，HOTAIR）在肾癌组织及肾癌细胞系中高表达，而后期的细胞生物学实验证实，降低 HOTAIR 后，细胞发生 G0/G1 期阻滞，相应的细胞增殖、分化以及侵袭能力等生物学行为减弱，促进细胞凋亡等，这进一步阐明 HOTAIR 在肾癌的发生过程中为促癌因子，具有促进肿瘤增殖和转移的作用。此外，越来越多的 lncRNA 被证实与肾癌相关，如 H19、生长停滞特异性转录因子 5（growth-arrest specific transcript 5，GAS5）、缺氧诱导因子 -1α 亚单位 5' 区天然反义基因、lncRNA INXS 等。

最后，简单谈一下微小 RNA（microRNA，miRNA），这是一类分布广泛的、小、非编码蛋白质的 RNA（内生的、长度约 20 ~ 24 个核苷酸），其功能是负调控基因表达。miRNA 通过部分互补结合于目的 mRNA 的 3' 非编码区（3'-UTR）在转录后水平负向调控靶基因的表达，mRNA 水平下调后导致蛋白翻译受阻。当 miRNA 表达水平发生改变时，其负责调控的基因表达亦发生改变，从而导致与细胞信号通路和细胞周期密切相关的蛋白表达水平发生变化，促进疾病的形成。大量研究表明许多 miRNA 调节功能异常与肿瘤的发生及增殖相关，往往与其下游调控的促癌蛋白异常高表达有关。除此之外，细胞内 miRNA 水平的变化也会进一步导致原癌基因及相关信号通路发生变化，促进肿瘤形成。

随着 miRNA 研究的增多，研究者发现很多 miRNA 在肾癌与其癌旁组织中表达水平存在差异（表达升高或者降低均普遍存在），这提示 miRNA 可以作为原癌或抑癌基因，作用于肾癌发生、发展过程相关的信号转导通路。Jung 等通过检测肾透明细胞癌肿瘤组织及其癌旁组织中 miRNA 的表达水平（检测目标 miRNA 达到 470 个），发现有 43 个 miRNA 表达差异明显，同时差异主要为大部 miRNA 在肿瘤组织中的低表达，其中 miR-

141 和 miR-200c 在肾透明细胞癌肿瘤组织中表达明显降低，而 miR-122A、miR-224、miR-210 及 miR-155 等 miRNA 在肿瘤组织中表达水平升高。其他在肾透明细胞癌中表达明显上升的 miRNA 主要是 miR-17-92 家族（miR-92A、miR-17、miR-18a、miR-19a、miR-19b 及 miR-20b。miRNA 与多种肾癌发生相关的信号通路有关，其中 miR-210 通过诱导 VHL/HIF-1 信号通路中缺氧诱导因子 HIF-1α 的异常激活从而促进肿瘤发生，而 miR-99a 则通过直接抑制 mTOR 翻译过程促使肾癌发生，又或者 miR-21 高表达后，会通过阻断抑癌基因 PTEN 转录后翻译导致肿瘤形成。

lncRNA 和 miRNA 因其在基因表达调控中具有广泛的作用机制和独特的作用模式，使得 lncRNA 和 miRNA 相关研究成为了生物医学领域尤其是肿瘤研究领域的热点，主要研究集中于肾癌的发生机制及预后预测。同时越来越多的研究也将焦点聚集在肾癌的早期诊断，其中部分 lncRNA 和 miRNA 已被证实或可成为肾癌早期诊断的相关靶标。然而 lncRNA 和 miRNA 在遗传性肾癌中的研究少之又少，晚期散发性转移肾癌的相关研究亦相对缺乏。笔者认为，在现有的生物学遗传因素及散发基因突变基础上，肾癌相关性 lncRNA 和 miRNA 的研究与最新的免疫治疗研究（PD-1/PD-L1）将会是未来遗传性肾癌和散发性肾癌新的研究发展方向。

（程 帆 蒋 焜）

编者

程帆

武汉大学人民医院

湖北省武汉市武昌区解放路 238 号

邮编：430060

E-mail：646064793@qq.com

蒋焜

武汉大学人民医院

湖北省武汉市武昌区解放路 238 号

邮编：430060

E-mail：465979905@qq.com

专家述评

肿瘤的发生、发展是一个多阶段、循序渐进的过程，伴随着整个基因组基因表达及细胞发育、分化、增殖表观遗传学调控程序的失调，如基因突变、杂合子缺失等在内的遗传学机制和 DNA 甲基化、组蛋白修饰、染色质重塑等表观遗传学机制共同参与了基因表达调控；这些改变同样在肾癌的发生发展中发挥着至关重要的作用。肾癌是泌尿外科常见肿瘤，具有遗传性和散发性两种发病形式；遗传性肾癌约占全部肾癌的 3%～5%，通过对遗传家系的连锁分析发现关键致病基因，这些基因不但参与了遗传性肾癌的发病，在散发性肾癌中亦存在异常表达且与散发性肾癌发病机制关系密切。基于遗传性肾癌关键致病基因特点及分子作用机制，完善遗传性肾癌筛查体系和临床干预体系，构建特有的遗传性肾癌数据库，将对阐明肾癌的发病机制、早期诊断和治疗具有重要的意义。

各种遗传性肾癌综合征均具有不同的突变基因、临床表现及病理类型。以往对肾癌相关遗传性综合征的描述主要基于临床观察，如家族遗传特点和疾病的外在表现；近年来家系研究和分子遗传学的进展，为了解遗传性肾癌综合征的发病机制提供了分子水平的诠释，目前国内外已研究发现数种遗传易感基因参与了遗传性肾癌的发生，基因包括 *VHL*、*FH*、*MET*、*TSC1*、*TSC2*、*FLCN*、*PTEN*、*SDH* 等。解析这些遗传致病基因的遗传性特异改变特征和参与影响的表观遗传调控及分子作用机制，可以更好地了解遗传性肾癌的生物学基础，以指导个性化诊断治疗和靶向用药。

（巩艳青）

述评专家信息

巩艳青

北京大学第一医院

北京市西城区西什库大街 8 号

邮编：100034

E-mail：yqgong@bjmu.edu.cn

第三章

遗传性肾癌的病理学

　　大多数肾癌是散发性的，但近来发现越来越多的病例与遗传性综合征有关，与遗传性综合征有关的肾癌约占所有肾癌的 4%。其特点为发病年龄较早，以多发和双侧肾脏发病多见。有些患者可归类于一些明确的遗传性肾癌综合征，而更多患者的遗传因素没有被充分认识或理解。遗传性肾癌综合征与特定的肾脏病理表现相关，早期识别这些与综合征相关的肾癌对于患者本人和患者的家庭成员都非常重要。这些肾癌可能通过胚系突变而在家族中遗传。

第一节 | von Hippel-Lindau（VHL）综合征相关肾癌

　　von Hippel-Lindau（VHL）综合征是一种常染色体显性遗传综合征，由染色体 3p25-26 上的肿瘤抑制基因 *VHL* 突变引起。VHL 综合征在正常人群的发病率为 1/36 000。其特点是多个器官发生肿瘤，如透明细胞型肾细胞癌，中枢神经系统血管母细胞瘤，视网膜血管瘤，嗜铬细胞瘤和胰腺神经内分泌肿瘤，也可能发生肾囊肿和胰腺囊肿，以及卵巢和附睾的囊腺瘤。

　　VHL 综合征有复杂的基因型 - 表型相关性。Ⅰ型患者主要表现为 *VHL* 基因缺失和截断突变，易发生视网膜血管瘤、中枢神经系统血管母细胞瘤和肾细胞癌。其中发生肾细胞癌风险低的被分为ⅠB型。Ⅱ型患者主要表现为错义突变，发生嗜铬细胞瘤风险较高。其中ⅡA型和ⅡB型均有血管母细胞瘤和嗜铬细胞瘤发生，而ⅡA型发生肾细胞癌的风险较低，ⅡC型主要发生嗜铬细胞瘤。

　　肾脏是 VHL 综合征的主要累及器官之一，60 岁以后肾癌的外显率约为 70%，其特征是发病年龄早，双侧发生，往往有多发的病灶（图 3-1），且常发生在多发肾囊肿的背景中（图 3-2）。肿瘤切面外观从黄色到多彩色，伴有纤维化和出血，较大的肿瘤中可以看到坏死（图 3-3），囊肿大小不一，可有单房或多房性的纤维间隔。所以在病史或病理大体标本表现出多中心、双侧多发和伴随多发囊肿的时候，需要考虑遗传性肾癌综合征，尤其是 VHL 综合征相关肾癌的可能性。

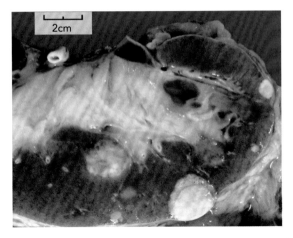

图 3-1　VHL 综合征相关性肾细胞癌，肿瘤有多发病灶，且癌灶常多于 5 处，癌灶境界清楚，大小不一

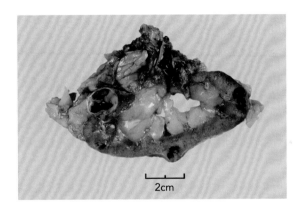

图 3-2　VHL 综合征相关性肾细胞癌，肿瘤为多发囊性病灶，有的癌灶以囊性结构为主，
有的癌灶为囊实性结构，切面可见有单房或多房性的纤维间隔

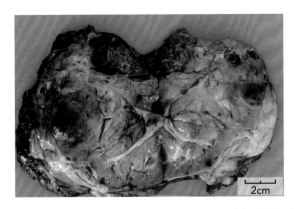

图 3-3　VHL 综合征相关肾细胞癌，肿瘤为多发病灶，有的为囊性结构，有的为实性结构，
实性癌灶切面呈多彩色，有出血

在显微镜下，肿瘤的组织学特征是典型的透明细胞肾细胞癌，其特征为胞质透明的肿瘤细胞呈腺泡样排列，被纤细的纤维血管网包围（图3-4）。肿瘤细胞相对较大，细胞质从透明到颗粒状，富含糖原和脂质。突出的纤细薄壁血管网具有特征性。免疫组化表达PAX-8、CA9、CD10、Vimentin，不表达CK7。极少量病例表现为与透明细胞乳头状肾细胞癌（clear cell papillary renal cell carcinoma，CCPRCC）相似的组织形态学特征，主要表现为分支状乳头状结构，及胞质透明的肿瘤细胞。免疫组化表型为典型的透明细胞癌，而不是典型的透明细胞乳头状癌的表达方式（CK7和CA9的弥漫表达）。

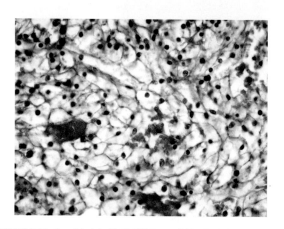

图3-4　肾透明细胞癌，肿瘤细胞胞质透明，被纤维血管分隔成腺泡状结构

VHL综合征患者的肾囊性病变可从良性囊肿到囊性透明细胞癌，不同于一般人群中发生的单纯性囊肿，其肾囊肿中可能包含有隐匿性肾细胞癌。

第二节 │ 遗传性乳头状肾细胞癌

遗传性乳头状肾细胞癌（hereditary papillary renal cell carcinoma，HPRC）是一种非常罕见的常染色体显性遗传综合征，发病率为1/1 000万。已知家族少于30个。HPRC是由染色体7q31.1上的MET原癌基因激活突变引起的家族性肿瘤综合征。MET蛋白产物是多肽肝细胞生长因子的膜受体，也被称为分散因子。与其他遗传性肾细胞癌综合征不同，这种疾病的唯一表现是肾细胞癌，没有肾外表现。

该综合征患者通常在30岁以后出现肾细胞癌。肿瘤通常是双侧和多发的，可能多至数百个。组织学上表现为Ⅰ型乳头状肾细胞癌。通常具有纤维包膜并常伴有囊性改变。肿瘤形成乳头状和管状结构，衬覆的细胞质淡染，细胞核小，核仁不明显，核级别为1或2

级。常常伴有水肿，乳头轴心中具有泡沫细胞和砂粒体等特征（图 3-5）。此外，常常可以找到透明细胞。透明细胞在坏死和出血的肿瘤中更为常见。免疫组化表达 CK7、AMACR、CD10、Vimentin，但不表达 CA9。鉴别诊断包括透明细胞癌，Xp11.2 易位型肾细胞癌和未分类肾细胞癌。透明细胞癌主要表现为透明细胞组成腺泡结构，被血管网分隔，而Xp11.2 易位型肾细胞癌典型的组织学表现是透明细胞，乳头状结构和大量的砂粒体。

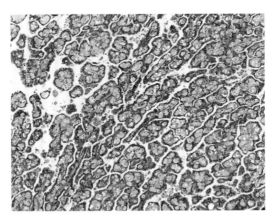

图 3-5 I 型乳头状肾细胞癌。肿瘤细胞呈立方状，单层排列，形成乳头状结构，乳头轴心中可见泡沫细胞

第三节 │ Birt-Hogg-Dubé（BHD）综合征

Birt-Hogg-Dubé（BHD）综合征是一种罕见的常染色体显性遗传病，发病率约为 1/20万，其主要特征为常位于头颈部的良性皮肤错构瘤、肺囊肿和自发性气胸，且患者罹患肾癌风险增加。已知的患者中，90% 发现皮肤损害，83% 患者发现肺囊肿，14%～34% 发现肾脏肿瘤。自发性气胸发生在 23% 的受累个体中，并且最常见于 40 岁以下的患者。最常见相关表型还有肠息肉、神经瘤、脑膜瘤、结节性甲状腺肿、甲状腺髓样癌、甲状旁腺腺瘤和皮肤脂肪瘤，但其连锁性尚无定论。

BHD 综合征是由位于染色体 17p11.2 上的 *FLCN* 基因胚系突变造成。这些突变是小片段插入 / 缺失、剪接位点突变或无义突变，它们导致大多数患者 FLCN 蛋白过早截断或功能丧失。

BHD 综合征患者发现肾脏肿瘤的平均年龄为 50 岁。典型的 BHD 综合征相关肾癌病理类型包括嫌色细胞癌，混合性嫌色细胞 / 嗜酸细胞肿瘤（杂交性嗜酸细胞肿瘤）和嗜酸细胞瘤，其他组织学亚型如透明细胞癌和乳头状肾细胞癌也有报道。与 BHD 综合征相关的杂交性嗜酸细胞肿瘤通常表现为 3 种形态学模式：①典型的嗜酸细胞腺瘤区域和嫌色细胞癌区域混合；②典型的嗜酸细胞腺瘤背景中有嫌色细胞散在分布；③具有大的胞质内空泡的大嗜酸细胞。在一些杂交性嗜酸细胞肿瘤中，可以出现局灶的透明细胞。另外，嗜酸性改变的乳头状肾细胞癌、具有局灶性乳头状结构的透明细胞癌、具有嗜酸性和局灶管状乳头状透明细胞的混合性肾细胞癌及肉瘤样转化均有报道。肾血管平滑肌脂肪瘤（angiomyolipoma，AML）也有报道。多数患者在周围正常的肾实质内可见多发的嗜酸细胞瘤病。嗜酸细胞瘤病是一组疾病，包括有嗜酸细胞腺瘤，较小的嗜酸细胞结节，浸润性嗜酸细胞，内衬有嗜酸细胞的囊肿和非肿瘤性的嗜酸细胞。这些显微镜下的嗜酸细胞可能是 BHD 综合征患者杂交性嗜酸细胞肿瘤的前驱病变。

第四节 | 遗传性平滑肌瘤病肾细胞癌综合征相关肾癌

遗传性平滑肌瘤病肾细胞癌综合征是一种常染色体显性遗传疾病，其特征是皮肤和子宫的平滑肌瘤及肾细胞癌。该综合征由编码延胡索酸水合酶的 *FH* 基因发生胚系致病突变引起。与其他的遗传性肾癌综合征类似，肾肿瘤患者的平均年龄为 46 岁。肿瘤以单侧、单发为主，大部分肿瘤呈囊实性改变。组织学上，大多数肿瘤为乳头状和管状乳头状结构，少数为实性、管状及囊状。肿瘤细胞大，呈高柱状假复层的外观。标志性特征是肿瘤细胞核大，有嗜酸性核仁，周围包绕清晰的空晕，核分级为 3 ~ 4 级（图 3-6）。

编码延胡索酸水合酶的 *FH* 基因位于染色体 1q42.3-q43 上，全长由 10 个外显子组成，编码 511 个氨基酸。其主要功能是催化延胡索酸向苹果酸转化。在 HLRCC 相关性肾细胞癌中，由于 *FH* 基因发生功能缺失性突变，导致延胡索酸向苹果酸转化受阻，线粒体内大量延胡索酸堆积，出现线粒体功能紊乱。线粒体内大量堆积延胡索酸通过抑制 α-酮戊二酸依赖性双加氧酶家族的相关酶类（PHD、TET、KDMs），导致肿瘤细胞内无氧代谢和表观遗传调控的相关通路异常，最终介导肿瘤发生和恶性演进。

HLRCC 相关性肾细胞癌的预后差，肿瘤在体积较小时，就易出现远处转移。需要注意的是，散发性肾细胞癌合并 *FH* 基因致病突变的肾癌称为 FH 缺陷性肾细胞癌，该

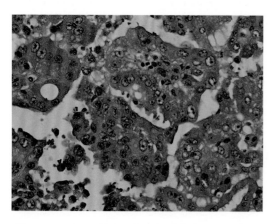

图 3-6　HLRCC 综合征相关性肾细胞癌，肿瘤为乳头状及实性结构，肿瘤细胞胞浆嗜酸，核大，有显著的嗜酸性核仁

类散发性肾癌的临床病理特征和肿瘤的生物学特性与 HLRCC 及其相似，而在诊断上，由于缺乏 HLRCC 典型的外显性表现和家族遗传特征，更易出现漏诊。因此，临床和病理医生更需重视对散发性 FH 缺陷性肾细胞癌的诊断。

第五节 | 结节性硬化综合征

结节性硬化综合征（tuberous sclerosis complex，TSC）是一种多系统受累的常染色体显性遗传病，其特征为 *TSC1* 和 *TSC2* 中的一个发生遗传性或新发的胚系突变。*TSC1* 基因位于 9q34，编码 Hamartin 蛋白；*TSC2* 基因位于 16p13.3，编码 Tuberin 蛋白。该病的特点是脑、眼、皮肤和肾脏肿瘤。神经系统疾病相当常见，包括癫痫和智力低下。TSC 的发病率约为 1/10 000 ~ 1/6 000。首次诊断肾肿瘤的平均年龄为 30 岁。在 TSC 患者中，有 80% ~ 85% 的患者有肾脏受累，肾肿瘤是 TSC 患者的主要死亡原因。肾脏病变最常见为血管平滑肌脂肪瘤，另外肾囊肿及嗜酸细胞腺瘤和肾细胞癌也有报道。TSC 患者的血管平滑肌脂肪瘤可以表现为多种组织学亚型，包括富脂型、硬化型、平滑肌型和上皮样型（图 3-7，图 3-8）。同时出现上皮样血管平滑肌脂肪瘤、肾囊肿和显微镜下微小瘤则强烈提示可能为 TSC。

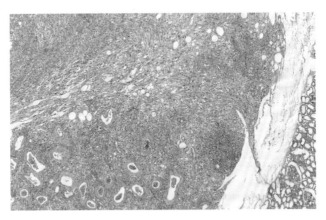

图 3-7 TSC 患者的血管平滑肌脂肪瘤，肿瘤与周围肾组织分界清楚，肿瘤由成熟脂肪、厚壁血管及平滑肌组织组成

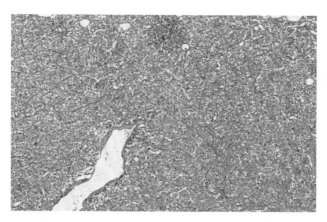

图 3-8　TSC 患者的血管平滑肌脂肪瘤，肿瘤主要由上皮样细胞组成，肿瘤细胞胞质丰富，呈嗜酸性，细胞核有一定异型性

　　TSC 患者的肾细胞癌平均大小为 2.9cm。肿瘤为实性，境界清楚，偶尔发生囊性变，出血多见，但无肿瘤性坏死。TSC 相关的肾癌可为多种组织学亚型，大致可以为分三组：TSC 相关乳头状癌、杂合性嗜酸性 / 嫌色细胞肿瘤和未分类的肾上皮性肿瘤。TSC 相关乳头状肾细胞癌通常具有分支乳头状结构，但其他的诸如腺泡，管状、囊状和实性结构也能见到（图 3-9）。囊液中偶尔可见泡沫样组织细胞，而不存在于乳头核心中。肿瘤细胞主要由胞质丰富的大透明细胞组成，局灶可见嗜酸性胞质的细胞。透明细胞的核常无明显异型，核分级为 2 级，而嗜酸细胞常出现核仁，核分级为 3 级。第二组为杂合性嗜酸细胞 / 嫌色细胞肿瘤，有 2 种主要的组织学模式：第一种模式由 2 种细胞组成，即类似于嗜酸细胞瘤的嗜酸性胞质的细胞，和类似嫌色细胞癌的核周空晕的细胞。第二种是镶嵌模式，由嗜酸细胞瘤和嫌色细胞癌特征的不同区域混合组成。最后一组由不同形态学的肿瘤组成，难以归于其他的肾细胞癌亚型，因此被归类为未分类肾细胞癌。

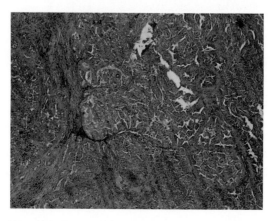

图 3-9　TSC 相关性乳头状癌，肿瘤为分支乳头状结构，肿瘤细胞体积大，胞质丰富

第六节 | 遗传性副神经节细胞瘤 / 嗜铬细胞瘤综合征与琥珀酸脱氢酶缺陷性肾癌

遗传性副神经节细胞瘤 / 嗜铬细胞瘤是一种常染色体显性遗传病，其特征为编码线粒体 SDH 酶的 5 个基因（其中 4 个与肾癌相关）中的 1 个发生了胚系突变。如 *SDHA*、*SDHB*、*SDHC* 和 *SDHD*，分别位于 5p15、1p36、1q21 和 11q23。SDH 是一种对 Krebs 循环至关重要的线粒体内膜酶，可作为电子传递链复合物 II。当存在突变时，该酶具有 5 个不同表型的亚基。约 75% 的患者发生 *SDHB* 突变，到 70 岁发生肾细胞癌的风险为 14%。肾脏肿瘤是 *SDH* 基因突变患者最主要的临床表现，但嗜铬细胞瘤、副神经节瘤、颈动脉体瘤和胃肠道间质瘤等肾外表现也有报道。

SDH 缺乏性肾癌很少见，发生率为所有肾细胞癌的 0.1% ~ 0.2%，平均年龄为 37 岁，26% 的患者为双侧发生。SDH 缺乏性肾癌平均肿瘤大小为 4 ~ 5cm，肿块边界清楚，一般呈实性，偶有囊性改变，切面棕黄色至红棕色。显微镜下，肿瘤通常由紧凑的巢和小管组成，通常伴有囊性改变，肿瘤细胞呈立方形或多边形，胞质嗜酸性，核居中，有不明显的核仁。核级别通常为 2 级，少数病例可为 3 ~ 4 级，肉瘤样变和肿瘤坏死罕见。最具特征的细胞特征是细胞质的空泡和包涵体，其内含有带有絮状物的浅嗜酸性液体，超微结构下其内含有巨大线粒体。免疫组织化学检测到 SDHB 蛋白的缺失是这些肿瘤的敏感性和特异性标志，表明线粒体复合物 II（SDHA、SDHB、SDHC、SDHD 或 SDHAF2）的成分之一存在胚系突变。（图 3-10，图 3-11）

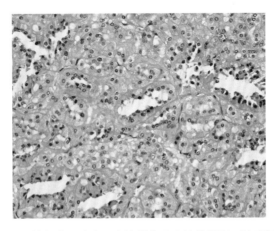

图 3-10　SDH 缺乏性肾癌，肿瘤呈实性巢状及小管状排列，肿瘤细胞胞质丰富，
轻度嗜酸性，呈空泡状或絮状

（中国人民解放军东部战区总医院饶秋教授惠赠）

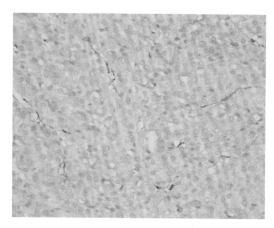

图 3-11 SDH 缺乏性肾癌，免疫组织化学标记 SDHB 肿瘤细胞为阴性表达

（中国人民解放军东部战区总医院饶秋教授惠赠）

SDH 基因位于常染色体，编码线粒体内膜组装形成线粒体复合物 II 的蛋白，也称为 SDH 或琥珀酸 - 泛醌氧化还原酶。SDH 缺乏性肾癌的分子异常是其中一个 *SDH* 基因的双打击失活，最常见的是 *SDHB*，较少见的是 *SDHC*，罕见 *SDHA* 或 *SDHD*。迄今为止，尚未发现 SDH 缺陷性肾癌中有 *VHL*、*PIK-3CA*、*AKT*、*mTOR*、*MET* 或 *TP53* 中的突变。绝大多数 SDH 缺乏性肾癌患者在 *SDHB*、*SDHC*、*SDHA* 或 *SDHD* 中都有胚系突变。这些突变与常染色体显性肿瘤综合征相关，其特征为副神经节瘤 / 嗜铬细胞瘤、SDH 缺乏性胃肠道间质瘤、SDH 缺乏型肾癌和垂体腺瘤。因此，所有 SDH 缺陷性肾癌患者都应接受基因检测，即使没有确定的胚系突变，也应考虑综合征的可能性。在 *SDHB* 突变的情况下，发生肾肿瘤的终生风险可能高达 14%。

SDH 缺陷性肾癌多为低度恶性，缺乏凝固性坏死，预后良好，长期随访转移率为 11%。少数（25%）为高核级肿瘤，常见凝固性坏死或有肉瘤样分化，转移率可接近 70%。

第七节 | Cowden 综合征

Cowden 综合征或 PTEN 错构瘤肿瘤综合征是一种常染色体显性遗传疾病，发病率约为 1/20 万。超过 70% 的患者位于 10q22-23 的 *PTEN* 基因发生了胚系突变。Cowden 综合征患者经常发生多发性错构瘤，巨头畸形，而且罹患乳腺癌、子宫内膜癌和甲状腺癌以及诸如肢端角化病和面部毛细血管瘤的皮肤疾病的风险也较高。前列腺癌和肾癌等泌尿生殖系统肿瘤也与 Cowden 综合征有关，肾癌被认为是次要的诊断标准之一。有 *PTEN* 胚系突变患者的一生中发生肾细胞癌的风险高达 34%，平均诊断年龄为 40 岁。与 Cowden 综合征相关的肾细胞癌中，组织学类型可以是乳头状癌（Ⅰ型或Ⅱ型）、嫌色细胞癌和透明细胞癌。目前尚无特异的组织学特征来识别 *PTEN* 突变相关的肾肿瘤。

第八节 | *BAP1* 突变和家族性肾癌

家族遗传性 BAP1 相关性肾细胞癌（hereditary BAP1-associate renal cell carcinoma）是最近定义的一种家族性癌症综合征。*BAP1* 胚系突变会导致以下肿瘤的风险增加：葡萄膜黑色素瘤、间皮瘤、皮肤黑色素瘤和 *BAP1* 突变色素性非典型表皮肿瘤。近来在几个家族中发现 *BAP1* 基因改变与透明细胞肾细胞癌有关。8%～14% 散发透明细胞肾细胞癌发现有 *BAP1* 的丢失。

BAP1 编码泛素羧基末端水解酶，最初描述为与 BRCA1 环指结合并增强 BRCA1 介导的细胞生长抑制。其有害突变主要通过无义突变，移码或剪接突变产生截断的 BAP1 蛋白。透明细胞肾细胞癌中，BAP1 体细胞突变与肿瘤分级增高和生存率降低有关。

第九节 | 多乳综合征和肾疾病

多乳综合征（supernumerary nipples syndrome）是指多乳症并发泌尿生殖系统的畸形和肿瘤。这是一种常染色体显性遗传性疾病，也有报道认为是伴 X 染色体显性遗传。

多乳症是一种较为多见的先天性畸形。近年来，逐渐报道了多乳症伴发的泌尿生殖系统的畸形和肿瘤，并有研究对多乳症与这些畸形和肿瘤之间的关系进行评估，发现之间存在一定的相关性。

有报道与多乳症相关的泌尿生殖系统疾病包括肾脏发育不全、先天性肾盂输尿管狭窄、膀胱输尿管反流、膀胱颈梗阻、肾动脉重复、肾盂和输尿管重复、巨大输尿管、输尿管脱垂、连体肾、异位肾、肾积水、多囊肾、肾囊肿、肾腺癌、Wilms 瘤、性腺发育不全、睾丸癌等。对于这些伴发的疾病与多乳症的相关性需要进一步研究。

第十节 | 林奇综合征及相关上尿路肿瘤

　　林奇综合征（Lynch syndrome，LS）也称为遗传性非息肉病性结直肠癌（hereditary nonpolyposis colorectal cancer，HNPCC），是由 DNA 错配修复基因 *MLH1*、*MSH2*、*MSH6* 和 *PMS2* 胚系突变引起的多器官肿瘤综合征。*MLH1* 和 *MSH2* 是最易感的基因，占所有报道突变的 30% ~ 40%。突变携带者在年轻时罹患结直肠癌和子宫内膜癌的风险很高。许多其他肿瘤类型，如胃癌、卵巢癌、小肠癌、尿路上皮癌和胆道癌也与 LS 有关。一些流行病学研究表明，尿路上皮癌（肾盂、输尿管和膀胱）是 LS 肿瘤谱的组成部分，终生风险为 1% ~ 12%。微卫星不稳定性（MSI）是 LS 中肿瘤的标志，并且已经报道了高频率的 MSI，特别是在尿路上皮癌中。近来泌尿外科医生建议，罹患上尿路尿路上皮癌的患者，如果年龄在 60 岁以下或者家族中有相关癌症患者的需要进一步筛查 Lynch 综合征。

　　上尿路的尿路上皮癌和膀胱癌相似，患者的 *MSH2* 突变占优势，而且 LS 患者泌尿系肿瘤的预后良好。

第十一节 | 总结和展望

　　遗传性肾癌易感性相关基因的异常与肾癌的特定病理亚型相关，这些基因的鉴定有助于理解遗传性肾癌。患有癌症易感性综合征的患者应进行专家评估，从而进行有针对性的管理。

　　对于有 RCC 家族史的个体，RCC 风险增加，特别是当亲属在较年轻时发病。罹患 RCC 的亲属越多，风险越大。遗传性肾癌综合征的管理应考虑特定的综合征特征，包括肿瘤侵袭性、肿瘤大小、肿瘤发病率、发病年龄和影像学特征及其他系统并发疾病的影响。

　　对遗传性肾癌的分子发病机制的深入研究，包括其信号通路的分子途径，使得针对散发性 RCC 全身治疗的靶向疗法成为可能。对于遗传性肾癌综合征，希望通过阐明遗传性 RCC 的分子基础，开发出精准的治疗方法。然而，最佳策略是通过靶向筛选来早期检测肿瘤。因此，对于临床怀疑的病例，应早期进行针对性的检测和筛查，进而进行针对性的评估和管理。

（张　伟　黄教悌）

编者 ▼

张伟

北京医院

北京市东城区东单大华路 1 号

邮编：100730

E-mail：zwigyl@hotmail.com

黄教悌

Duke University School of Medicine

40 Duke Medicine Circle, Durham, NC 27710, USA

E-mail：jiaoti.huang@duke.edu

专家述评

肾细胞癌是一种组织学及病因学高度异质性的肿瘤，2016 版《泌尿系统及男性生殖器官肿瘤 WHO 分类》包括了 10 余种不同组织学类型的肾细胞癌，其中 HLRCC 综合征相关的肾细胞癌和 SDH 缺陷性肾细胞癌均为新近认识的遗传性肾癌。本章系统地介绍了十种与肾细胞癌 / 肿瘤相关的遗传性综合征，重点阐述肿瘤的病理学特征与分子遗传学改变，有助于提高临床及病理医生对遗传性肾细胞癌的认识。

与散发性肾细胞癌不同，遗传性肾细胞癌较为少见，其发病率仅约占所有肾细胞癌的 4%，且具有独特的流行病学、临床表现、病理学以及分子遗传学改变：①患者首次确诊时的平均年龄相对年轻，多为 30～50 岁。②常具有肾细胞癌家族史，至少 1 位家族成员罹患肾细胞癌。③除遗传性乳头状肾细胞癌仅累及肾脏、缺乏肾外病变之外，其他类型遗传性综合征均伴发肾外多脏器的不同种类良性和 / 或恶性肿瘤。④除 HLRCC 综合征相关的肾细胞癌多以单侧肾脏受累、单发性肿瘤为主之外，其他类型遗传性综合征常见双侧肾脏受累、多发性肿瘤。⑤不同遗传性综合征患者可发生相同组织学类型的肾细胞癌，如 VHL 综合征、BHD 综合征、TSC、遗传性副神经节细胞瘤 / 嗜铬细胞瘤综合征、Cowden 综合征和 BAP1 癌症综合征患者均可发生肾透明细胞癌；BHD 综合征、TSC 和 Cowden 综合征患者可发生乳头状肾细胞癌，遗传性乳头状肾细胞癌患者罹患 I 型乳头状肾细胞癌。⑥部分遗传性综合征患者可发生不同组织学类型的肾细胞癌 / 肿瘤，如 BHD 综合征患者可发生杂合性嫌色细胞/嗜酸细胞肿瘤、嗜酸细胞瘤、肾透明细胞癌或乳头状肾细胞癌；TSC 患者可发生肾透明细胞癌或乳头状肾细胞癌；Cowden 综合征患者可发生肾透明细胞癌、乳头状肾细胞癌或肾嫌色细胞癌；HLRCC 综合征相关的肾细胞癌尽管具有组织学异质性，但主要呈 II 型乳头状肾细胞癌样改变。⑦每一种遗传性肾细胞癌均具有各自不同的分子遗传学改变，可以通过基因检测进行确诊。

鉴于遗传性肾细胞癌具有以上独特的临床、病理及分子遗传学改变，在临床诊治过程中，对较为年轻、具有肾细胞癌家族史、累及双侧肾脏或多发性肾细胞癌的患者，应仔细询问病史及检查是否存在多系统病变，以免造成误诊和漏诊；对确诊患者建议对其家系其他成员进行相应的分子遗传学检测，以确定是否存在高危个体。相信随着对遗传性肾细胞癌的分子遗传学机制研究的逐步深入，有助于我们对此类肿瘤进行早期诊断和治疗，并开发针对特定基因改变的靶向或个体化治疗，最终有效地改善患者预后。

（张　静　刘　明）

述评专家信息

张静
空军军医大学西京医院
陕西省西安市新城区长乐西路 569 号
邮编：710032
E-mail：jzhang@fmmu.edu.cn

刘明
北京医院
北京市东城区东单大华路 1 号
邮编：100730
E-mail：liuming19731029@163.com

第四章

遗传性肾癌的流行病学

肾细胞癌（renal cell carcinoma，RCC）是起源于肾实质泌尿小管上皮系统的恶性肿瘤，简称为肾癌，占肾脏恶性肿瘤的 80% ~ 90%。RCC 约占成人恶性肿瘤的 2% ~ 3%。全球每年大约有 27 万人被诊断为肾癌，与此同时每年有 11.6 万人因肾癌而死亡。肾癌的平均确诊年龄为 64 岁，肾细胞癌发病率平均每年上升 1.1%，死亡率从 2004 年到 2013 年每年平均下降 0.7%。

肾癌在我国泌尿生殖系统肿瘤中占第三位，仅次于膀胱肿瘤和前列腺癌，占成人恶性肿瘤的 2% ~ 3%、小儿恶性肿瘤的 20% 左右，虽然我国肾癌发病率在世界上处于较低水平，但目前发病率呈现逐年上升的趋势。在世界范围内，各国或各地区的 RCC 发病率存在巨大差异。其中欧洲、北美洲和澳大利亚的肾癌发病率最高，而印度、日本、非洲和中国的肾癌发病率则较低。在欧洲范围内，捷克共和国、立陶宛、拉脱维亚、爱沙尼亚和冰岛的肾癌发病率在欧洲最高，而罗马尼亚、塞浦路斯和葡萄牙的肾癌发病率最低。同时，肾癌的发病率存在性别差异，欧洲男性的标准化肾癌发病率为 15.8/10 万，而女性为 7.1/10 万，比值约为 2∶1。

第一节 | 肾癌的病因学

肾癌的形成被认为是多基因、多因素共同参与并协同作用的过程。与肾癌发生相关因素有年龄、种族、生活方式、患病、饮食习惯、职业暴露、遗传等因素。同时，发病率的逐年升高也与日益提高的体检意识和不断增高的检出率相关。

1. 年龄 肾癌的发病率与年龄相关，其中发病率随着年龄的增长而不断增加，同时在 70 ~ 75 岁这一阶段达到高峰。而更大年龄段的发病率呈下降趋势可能与全身肿瘤疾病的多发性和检查不完善相关。此外有研究表明，40 岁以下确诊的肾癌患者往往因肿瘤相关症状而就诊。

2. 种族因素 研究表明刚果人种（即黑色人种）相对于高加索人种及蒙古人种的肾癌发病率更高、生存率更低，以局限性肾癌多见，同时刚果人种比其他种族患者的平均发病年龄低，而高加索人种的发病率随着年龄的增长而不断增加。此外，有研究表明，男性罹患 RCC 的比例较女性明显增加（约 2∶1），这可能与吸烟及职业暴露相关。

3. 生活方式 吸烟和肥胖是 RCC 明确的危险因素。一项 meta 分析表明吸烟（无论是主动吸烟或者是被动吸烟）可以增加 RCC 的发病风险，同时与吸烟剂量可能存在正相关关系。而另一项关于体重指数与 RCC 患病风险关联的 meta 分析结果显示，肥胖是 RCC 明确的危险因素。

4. 患病与药物因素 高血压及抗高血压药物的使用可以使得 RCC 患病风险增加，其中高血压患者肾癌的发病率提高两倍，同时在 2 型糖尿病中也有类似报道。也有报道称尿路感染可能增加 RCC 患病风险，但这一结论一直存在争议。此外，有研究证明长期使用他汀类降脂药物、含非那西丁的止痛药和对乙酰氨基酚可能增加肾癌的发病风险。研究证实需要透析的终末期肾病会增加患肾癌风险，其主要原因可能与获得性肾囊性疾病相关。获得性肾囊性疾病（acquired renal cystic disease，ARCD）主要发生于长期血液透析患者，其肾癌发生率是普通人群的 3 ~ 6 倍。

5. 饮食习惯 有研究表明，每日摄入脂肪和蛋白质的含量与 RCC 患病风险呈现正相关关系。然而，另一项研究表明总脂肪或各种脂肪摄入量（植物、动物、乳制品、饱和、单不饱和脂肪酸、多不饱和脂肪酸、胆固醇）和 RCC 患病风险无明显正相关关系。相关研究证实水果和蔬菜摄入有利于降低肾细胞癌风险。然而水果、蔬菜中富含的维生素、矿物质或其他营养物质却没有表现出与水果、蔬菜一致的结果。这些研究结果似乎提示饮食习惯可能与 RCC 相关，但不是独立的危险因素。此外，有报道指出饮酒对肾癌的发生可能存在保护作用。

6. 职业暴露 尽管肾癌不是典型的职业病，但一些特定致癌物的职业暴露可能会增加罹患 RCC 的风险。这些致癌物包括三氯乙烯（trichloroethylene，TCE）、氯乙烯（perchloroethylene，PCE）、致癌金属（砷、镉、铬、铅和镍）、多环芳烃（polycyclic aromatic hydrocarbons，PAHs）等。

7. 遗传易感因素 环境因素与遗传因素相互作用是大多数肿瘤的病因，但暴露于相同环境的人群只有少数个体发病，提示个体的遗传易感因素起更重要作用。肾细胞癌的遗传易感基因主要涉及 DNA 修复通路和各种细胞因子相关通路基因，如缺氧诱导因子（hypoxia inducible factor，HIF）通路，哺乳动物西罗莫司靶蛋白（mammalian target of rapamycin，mTOR）通路，丝裂原活化蛋白激酶（mitogen-activated protein kinase，MAPK）通路等，同时表观遗传学改变也被证实与肾癌的关系密切。此外，有 2% ~ 4% 的肾癌属于遗传性肾癌，其中与遗传性肾癌密切相关的遗传基因有 *VHL*、*FH*、*MET*、*TSC1*、*TSC2*、*FLCN*、*PTEN*、*SDH*、*BAP1*、*MMR* 等，每一种遗传基因均有相对应的遗传性肾癌综合征和特有的组织学类型。

总体来说，筛查方式的不断改进和体检的普及使得肾癌的检出率逐年升高。肾癌的发病因素多种多样，生活方式、疾病、药物、职业暴露等因素均与肾癌发生相关。此外，胚系遗传和体细胞突变也在肾癌的发生中起着重要的作用。越来越多的流行病学调查将胚系和体细胞突变纳入了分析，并评估它们与癌症风险和环境暴露的相互作用。随着高通量测序技术的快速发展，基因多态性将得到更加彻底的评估，再通过结合不同环境和大规模的流行病学研究，人们对肾细胞癌的病因和预后将会有进一步深入的了解。

第二节 | 遗传性肾癌综合征

肾癌是一种具有高度遗传敏感性的恶性肿瘤。譬如肾癌患者的一级亲属罹患 RCC 的风险会增加 2 倍，提示肾癌具有高度的遗传敏感性，又譬如编码缺氧诱导因子 2α（HIF-2α）的基因突变可能增加肾癌患病风险。除了低外显率的敏感性，部分肾癌是由遗传因素引起的，且其遗传模式遵循孟德尔遗传定律。每种肾癌常见的组织学病理类型都有对应的家族遗传性综合征，而每一种家族遗传性综合征均由不同的遗传基因突变导致。

大约 2% ~ 4% 的肾癌属于遗传性肾癌，实际发病率可能要高于这一比例，因为部分遗传性肾癌可能被漏诊，漏诊的原因可能与临床病理无法确定、没有家族史分析鉴别、缺乏相应基因学检查结果相关。每一种类型的遗传性肾癌均非常罕见，其中最常见的为 *VHL* 基因胚系突变导致的 VHL 综合征，其发病率仅仅为 1/36 000。

遗传性肾癌综合征患者往往表现为早期发病，同时伴有双侧、多灶性肾癌。此外，所有的遗传性肾癌均为常染色体显性遗传疾病。因此，鉴于遗传性肾癌综合征患者家庭成员罹患肾癌的风险比普通人群要大得多，应进行适当相关致病基因的筛查、并找专业的医疗机构进行遗传咨询。通常情况下，小于 3cm 的肾脏肿瘤转移风险相对较低，因此大部分遗传性肾癌患者在肿瘤小于 3cm 之前可以选择保守观察治疗。在需要手术治疗时，首选保留肾单位的手术，以延缓或阻止透析的可能。然而如果一个患者确诊为遗传性平滑肌瘤病及肾细胞癌综合征，其相关性肾细胞癌往往具有很强的侵袭性，一般建议应尽早根治手术。

目前大量的研究已经证实了很多染色体畸变和基因突变都与遗传性肾癌相关。已知与遗传性肾癌明确相关的基因有 *VHL*、*FH*、*MET*、*TSC1*、*TSC2*、*FLCN*、*PTEN*、*SDH*、*BAP1*、*MMR* 等，不同基因突变对应不同的遗传性肾癌综合征，其发病率亦存在差异（表4-1）。

表 4-1　遗传性肾癌的发病率情况

遗传性肾癌类型	遗传基因	发病率	组织学类型
VHL 综合征	*VHL*	1/36 000	肾透明细胞癌
遗传性乳头状肾癌	*MET*	已报道 30 余个遗传家系	Ⅰ 型乳头状肾细胞癌

遗传性肾癌类型	遗传基因	发病率	组织学类型
遗传性平滑肌瘤病及肾细胞癌综合征	*FH*	已报道 200 个遗传家系或 1/20 万	Ⅱ型乳头状肾细胞癌
BHD 综合征	*FLCN*	已报道 500 个遗传家系	嫌色细胞癌 嫌色细胞和嗜酸细胞瘤混合
结节性硬化综合征	*TSC1/TSC2*	1/10 000 ～ 1/6 000 （肾肿瘤约 2% ～ 3%）	血管平滑肌脂肪瘤
Cowden 综合征	*PTEN*	1/20 万～ 1/10 万	乳头状肾细胞癌
琥珀酸脱氢酶缺乏型肾癌	*SDH*	肾癌的 0.05% ～ 0.2%	嗜酸细胞癌
BAP1 癌症综合征	*BAP1*	已报道 57 个遗传家系	肾透明细胞癌
Lynch 综合征	*MMR*	结肠癌的 2% ～ 3% （泌尿系肿瘤占比 0.4% ～ 20%）	尿路上皮癌

1. *VHL* 基因突变导致的 VHL 综合征（von Hippel - Lindau syndrome）　最早于 1895 年由德国眼科教授 Eugen von Hippel 首次报道，其发病率约为 1/36 000。VHL 相关性肾癌是 VHL 综合征最常见的临床表现之一，相对应的病理类型为肾透明细胞癌。最初的研究认为约 35% ～ 75% 的 VHL 家系中存在 *VHL* 胚系基因突变，而最新的研究认为几乎所有 VHL 家系中均存在 *VHL* 胚系突变。因此，对于可能具有患 VHL 相关性肾癌风险的个人应接受相应的基因筛查。VHL 综合征相关性肾癌为 VHL 综合征患者最常见的死因，其中 25% ～ 45% 的 VHL 综合征家族成员可能患有双侧、多灶性的肾透明细胞癌，这往往预示着不佳预后。

2. *MET* 基因突变导致的遗传性乳头状肾癌　是第 2 种被报道的遗传性肾癌。家族遗传性乳头状肾癌发病率极低，目前世界范围内仅有 30 余个遗传家系相关报道，其发病率比大多数遗传性肾肿瘤综合征都要低（包括 HLRCC 和 BHD），其病理类型主要表现为多发性双侧Ⅰ型乳头状肾细胞癌。大多数遗传性乳头状肾癌患者在 60 ～ 70 岁发病，而到 80 岁时几乎都存在遗传性乳头状肾癌，同时有极个别报道发病时间早于 60 岁。

3. *FH* 基因突变导致的遗传性平滑肌瘤病及肾细胞癌综合征　患病率目前尚无统一确切数据。目前在全球约有 200 个 HLRCC 遗传家系的报道（实际发病家庭可能更多，因其容易被漏诊），男女发病率无明显差异，其相关性肾细胞癌主要为Ⅱ型乳头状肾细胞癌。有研究报道遗传性平滑肌瘤病及肾细胞癌综合征发病率约为 1/20 万，其中相关性肾肿瘤的平均发病年龄为 44 岁（10 ～ 90 岁），并且部分年轻患者中可出现转移性肾癌，因其侵袭性高且容易转移，需要早期治疗和早期检测。

4. *FLCN* 基因突变导致的 BHD 综合征（Birt-Hogg-Dubé syndrome） 通常表现为双侧、多发、侵袭性较低的肾癌，其最常见的组织学类型为嫌色细胞癌、嫌色细胞和嗜酸细胞瘤混合癌。目前在全世界范围内总共有大约 500 个家族聚集性 BHD 病例，其具体发病率无确切数据，有文献报道大约为 1/20 万，而每个 BHD 病例的染色体和基因检测均发现 *FLCN* 基因的缺失突变。对于 BHD 综合征的主要诊断标准包括：①至少 5 个的纤维滤泡瘤，其中一个必需组织学证实；② *FLCN* 基因突变的检测。次要标准包括：①多发肺囊肿：双侧无其他明显原因的肺囊肿，可伴有自发性气胸；②肾癌：早发（<50 岁）、多灶性或双侧肾癌；③患有 BHD 综合征的一级亲属。BHD 综合征患者应该有一个主要或两个次要的诊断依据，而在临床中往往忽略其相关性，导致 BHD 综合征的诊断率低。

5. *TSC1/TSC2* 基因突变导致的结节性硬化综合征（tuberous sclerosis complex，TSC）是一种常染色体显性遗传病。TSC 可发生于所有种族人群中，两性发病比例相等，目前研究估计其患病率为 1/10 000 ~ 1/6 000。而在 TSC 受影响的个体中肾癌的发病率被认为是非常罕见的，大约为 2% ~ 3%，相当于人群中散发性 RCC 的发病率。

6. *PTEN* 基因突变导致的 Cowden 综合征（Cowden syndrome，CS） 相关的发病率约为 1/20 万 ~ 1/10 万，CS 为常染色体显性遗传，以累及所有三胚层分化组织的多器官、多发性错构瘤等，同时伴有乳腺、甲状腺、子宫内膜、肾脏恶性肿瘤高发风险为特征。而在 CS 综合征患者中发生相关性肾癌的风险为 34%，其中组织学特性与胚系突变无明显相关，因此没有特定的组织学特征来帮助识别与 *PTEN* 突变相关的肾肿瘤。然而，相关肾细胞癌的免疫组化提示 PTEN 的丢失。

7. *SDH* 基因缺陷导致的琥珀酸脱氢酶缺陷型肾癌（succinate dehydrogenase–deficient renal cell carcinoma，SDH-RCC） 是一种常染色体显性遗传疾病，可伴有遗传性头颈部副神经节瘤（PGLs）、肾上腺或肾上腺外嗜铬细胞瘤。SDH 缺陷型肾细胞癌占所有肾细胞癌的 0.05% ~ 0.2%，具有双侧、多灶性等特点。SDH 缺陷型肾细胞癌患者发病年龄通常低于传统 RCC，好发于年轻人，平均发病年龄 37 岁（14 ~ 76 岁），26% 的患者双侧发病，肿瘤大小 4.3 ~ 5.1cm。

8. 其他遗传性肾癌相关的流行病学概述 除了上述 7 种常见遗传性肾癌外，亦存在其他发病率较低的遗传性肾癌，如 BAP1 相关肾细胞癌、Lynch 综合征相关性肾癌。其中 BAP1（BRCA 相关蛋白 -1）癌症综合征是最近发现的家族性癌症综合征，其与葡萄膜黑色素瘤、间皮瘤、皮肤黑色素瘤和肾细胞癌的发病风险增加密切相关。其中遗传性 BAP1 相关性肾细胞癌是 BAP1 癌症综合征中的表现之一，目前对于遗传性 BAP1 相关性肾细胞癌的发病率无确切数据，已有 57 个相关家族被报道，BAP1 相关性肾细胞癌在家系中的发生率约 10%，此外约 15% 散发性肾透明细胞癌存在 *BAP1* 基因突变。Lynch 综合征是另一种常染色体显性遗传肿瘤综合征，由错配修复基因胚系突变引起（主要有 *MLH1*、*MSH2*、*MSH6*、*PMS2*），其可引起结直肠及其他部位多发恶性肿瘤。Lynch 综合征患者上尿路尿路上皮癌发病风险明显增加，且具有遗传性，发病风险在 0.4%～20%，比普通人群高出 22 倍，其主要基因突变位点为 *MSH2* 和 *MSH6*，但 Lynch 综合征相关性上尿路尿路上皮癌（肾盂、输尿管）发病率尚无确切数据。此外研究表明约 5%～11.3% 的上尿路尿路上皮癌患者存在 MMR 缺陷。

综上所述，遗传性肾癌发病率总体较低，仅占肾癌的 2%～4%，不同类型的遗传性肾癌有着其对应的遗传易感基因。遗传因素的参与使大部分遗传性肾癌患者呈现家族式发病，并且多以早期发病、双侧肾脏多发病灶为特点，预后往往较差。因此遗传性肾癌的早期诊断显得尤为重要，其中遗传性肾癌患者的详尽流行病学资料的获取以及相关基因的检测则是遗传性肾癌早期诊断的关键。

第三节 | 双侧散发性肾癌

双侧散发性肾癌（bilateral sporadic renal cell carcinoma，BSRCC）是肾癌中的少见类型，发病率较低，国外报道约占肾恶性肿瘤的 1%～4%。而在遗传性肾癌家族中，双侧肾癌的发病率明显升高，其中 75% 的 VHL 综合征相关性肾癌表现为双侧肾透明细胞癌，而遗传性乳头状肾细胞癌中双侧发病可高达 83%。双侧散发性肾癌可分为同时性双侧肾癌和异时性双侧肾癌，同时性双侧肾癌指其中一侧有癌灶，6 个月以内对侧查出癌灶。双侧散发性肾癌病因不明，初步研究认为双侧散发性肾癌与某些共同的遗传学异常相关。

国内双侧散发性肾癌发病率相关报道较少。张宁等在 2007 年发表报道称双侧散发性肾癌的发病率约为 1.8%。穆大为等在 2013 年的报道中表示双侧散发性肾癌患者占同一时期肾癌患者的比率约 2.1%（59/2 789）。巩会杰等于 2015 年在一项回顾性研究报道称双侧散发性肾癌患者占同一时期肾癌患者的比率为 1.9%（79/4 100）。李航等在 2015 年的研究中发现双侧散发性肾癌患者约占同一时期肾癌患者的 1%（9/1 300）。

肾透明细胞癌是双侧散发性肾癌最常见的组织学病理类型，其次是乳头状肾细胞癌。同时研究表明约 93% 的双侧散发性肾癌表现出两侧肿瘤病理组织学的一致性。此外，双侧肾肿瘤良恶性程度也存在一定的一致性。

尽管双侧散发性肾癌发病罕见，但其病情重，且预后差。与此同时，临床上一般认为患有双侧多灶性肿瘤的肾细胞癌患者具有肿瘤局部复发的高风险性。Blute 等的研究亦表明双侧非遗传性肾癌患者的肿瘤局部复发率明显高于单侧肾癌患者。对于双侧散发性肾癌的主要治疗方式为手术治疗，同时需考虑如何延缓或者避免终末期肾病。对于手术治疗方式的选择，需要根据肿瘤的数量、大小、部位来决定，应尽量采用保留肾单位手术（nephron sparing surgery，NSS）。双侧肾均行 NSS 是较为理想的选择，可以最大限度地保存肾功能，降低远期终末期肾病的发生率。术后的定期随访以及复发后规范化的综合治疗（消融治疗、靶向治疗、免疫治疗等）对于双侧散发性肾癌患者的预后有一定积极作用。

第四节 | 多中心性肾癌

多中心性肾癌（multicentricity renal cell carcinoma）通常指同一肾脏内原发病灶（直径较大）以外的其他肾癌病灶，且与原发灶间有正常肾实质间隔。此外亦有学者认为肾癌多中心病灶是原发病灶以外的卫星病灶，可能是由于原发肿瘤的肾内转移或肿瘤的多中心发生。肾癌多中心病灶的发生机制尚不清楚。现有的研究报道提示肾透明细胞癌的多中心病灶很可能来源于原发灶的肾内转移，而乳头状肾癌的多中心病灶则更可能是独立发生，相关结论尚需更多的分子生物学研究来证实。

关于散发性肾癌多中心病灶的发生率国内外报道不甚一致。国外文献报道的多中心病灶发生率大约在 6.5%～28%，平均为 15.2%，其中直径 4cm 以下为 4.9%。其中 Mukamel E 等最早报道称在 66 例肾细胞癌中发现有 13 例存在多中心病灶，发生率为 19.7%。2002 年 Melissourgos N 等在 235 例肾癌中发现 12 例存在多中心病灶，发生率为 5%。国内肾癌多中心病灶的发生率最早由李泉林等报道，他们于 2001 年在 102 例肾癌中发现有 15.7%（16 例）的患者存在多中心病灶。随后 2004 年董隽等及 2006 年刘广华等也做了相关报道。其中董隽等报道肾癌多中心病灶的发生率为 4.3%（447 例肾癌中发现 19 例有多中心病灶），刘广华等报道肾癌多中心病灶的发生率为 14.3%（报告 42 例肾癌中发现 6 例有多中心病灶）。

遗传性肾癌往往表现出多灶性，约 25%～45% VHL 综合征患者患有双侧、多灶性的肾透明细胞癌，而遗传性乳头状肾癌患者表现为多灶性双侧 I 型乳头状肾细胞癌。遗传性肾癌多灶性的高发病率与特定的基因功能和特点有关，例如 VHL 基因（VHL 基因的失活造成了机体内 HIF-α 的异常堆积，从而使得下游一系列促血管生成因子的表达增多）和 MET 基因（MET 基因异常激活促进血管生成、肿瘤发生发展及肿瘤转移密切相关）。此外，研究表明遗传性肾癌的多灶性与手术后的局部复发密切相关。

相对于遗传性肾癌特定的基因相关性，散发性肾癌多中心病灶尚未有明确相关的分子生物学研究进展，普遍认为散发性多中心病灶的发生与原发病灶来源于同一克隆，即大部分多中心病灶在组织病理和基因突变形式等方面与原发病灶相近。

此外，散发性肾癌多中心病灶发生的相关危险因素目前尚不完全清楚，且存在一定争议，研究证实其可能与原发肿瘤的大小、假包膜完整性、血管浸润、肿瘤分期、分级、组织学类型等具有相关性。DelaIIunt B 等发现乳头状肾细胞癌合并多中心病灶的发生率明显高于其他组织学类型的肾癌。Kletscher BA 等也发现多中心灶与病理类型有关，乳头状肾细胞癌发生率较高，而与原发瘤的直径、体积、分期、分级均无明显关系。Gohji K 等发现肾癌多中心病灶与是否存在血管浸润呈明显相关性，而与肿瘤直径、分期、分级、细胞类型等无关。

李泉林等报道称多中心病灶发生率与原发灶直径、假包膜完整性及血管浸润等明显相关，直径大于 4cm、无完整假包膜及存在血管浸润的肾癌多中心病灶发生率明显升高。其研究表明多中心病灶在 52 例原发灶假包膜完整者中占 1.9%（1/52），而在不完整者多中心灶发生率高达 30.0%（15/50）。在 80 例无血管浸润患者中，有多中心灶者为 9.8%（8/82），明显低于阳性组即有血管浸润者的 40%（8/20）。同时肾癌多中心灶在 41 例原发肿瘤直径 ≤ 4cm 的患者中发生率为 4.9%（2/41），明显低于原发肿瘤直径 > 4cm 患者的 23.0%（14/61）。

尽管国内外肾癌多中心病灶的发生率及相关危险因素研究报道不一，但国内外学者均发现肾癌多中心病灶的发生率与保留肾单位手术后复发的发生率相近，并一致认为肾癌多中心病灶是保留肾单位手术后复发的重要原因。与此同时，手术前尚无多中心病灶准确的检查方法或预测方法。因此在开展保留肾单位手术过程中，必须慎重对待肾癌多中心病灶会增加保肾手术后局部复发的危险这一问题。众多研究表明这一危险性在肿瘤直径较大（> 4cm）、存在血管浸润、假包膜浸润以及乳头状肾癌等情况下明显升高。而肾癌直径 ≤ 4cm 时多中心病灶发生率明显较低，因而保留肾单位手术应当限于肿瘤 ≤ 4cm 的患者，尤其当对侧肾脏正常时。

肾癌多中心病灶患者的手术治疗方式选择仍存在争议，多中心病灶可能增加保留肾单位手术后复发的风险。同时，术前肾癌多中心病灶的发病机制尚不十分清楚，且术前缺乏准确的检查方法（尤其对于微小病灶）。因此需要更多的分子机制研究来阐明多中心病灶的发病机制以及术前更加精准的检查方式，为临床上肾癌多中心病灶患者的手术方式选择、预防术后复发、提高预后提供理论参考依据。

第五节 | 总结和展望

遗传性肾癌的发病率较低，仅占肾癌的 2%~4%，且多数呈现出双侧、多灶性病变，对患者和家庭造成的痛苦和经济负担较大。各种类型遗传性肾癌都有其相对应的遗传基因改变，如与 VHL 综合征密切相关的 *VHL* 基因等。目前普遍认为遗传性肾癌的发病率比现有统计的要高，其原因在于临床上存在较多的漏诊病例，这一现象与临床医师认识不足、完整的家族史缺失、临床病理无法确定及相应基因学检查结果缺乏等因素相关。

现有的遗传性肾癌流行病学调查多为单中心、随访时间短、调查研究形式单一及回顾性调查研究，同时部分国家和地区遗传性肾癌的确诊病例数极低导致无法统计发病率。因此如何准确、规范地得出某种遗传性肾癌的发病率需要不同国家和地区的相关临床医学和统计学者共同协作，共同完成大宗的多中心遗传性肾癌流行病学调查研究。

遗传性肾癌易感基因的深入研究为开发更加有效的靶向治疗药物奠定了基础，而不同国家和地区的遗传性肾细胞癌基因突变数据共享可能有助于这些罕见疾病的诊断和治疗。此外，越来越多的研究已经证实散发性肾癌的发生发展与体细胞突变密切相关，且部分散发性原癌基因有可能会被发现是新的遗传易感基因，这预示着未来的一段时间内将会不断有新的遗传性肾癌类型被发现。

（程　帆　蒋　焜）

编者
▼

程帆

武汉大学人民医院

湖北省武汉市武昌区解放路 238 号

邮编：430060

E-mail：646064793@qq.com

蒋焜

武汉大学人民医院

湖北省武汉市武昌区解放路 238 号

邮编：430060

E-mail：465979905@qq.com

专家述评

　　肾癌发病的危险因素众多，肥胖、吸烟及高血压等因素早已被认定为肾癌发病的确切危险因素。但除此之外，人群或个体的特定基因改变与肾癌的发病更值得大家关注和重视。遗传性肾细胞癌是一组具有明确肿瘤发生驱动基因改变的少见肾癌类型，其发病率较低，仅占肾癌患者人群的 2%～4%。但由于缺乏基于整个人群数据以及临床诊疗意识理念的欠缺，目前遗传性肾癌的发病率更多是基于一定人群的推测数据，实际发病 / 患病比例应该更高。尽管罕见，但通过对遗传性肾癌特定肿瘤驱动基因改变的确认和研究，我们已经绘制出某些特定驱动基因导致的肾癌肿瘤进化图谱，并在临床找到了切实有效的治疗策略。以 *VHL* 基因为例，VHL 综合征发病驱动基因 *VHL* 最终被定位于 3 号染色体后，通过深入研究，人们不仅明确了 VHL 突变后的下游分子信号，更发现 VHL 突变导致的肾癌，无论是遗传性还是散发性，均可以通过对其下游的血管生成信号通路的特异性抑制取得满意的治疗效果，肾癌的系统化治疗迅速从"一筹莫展"的细胞因子治疗时代，跨入了"欣欣向荣"的靶向治疗时代。TSC 相关性肾癌更是少见，但正是通过流行病学调查和对 *TSC1/TSC2* 基因的相关信号通路的深入认识，让此类患者能够通过 mTOR 抑制剂获得良好的肿瘤控制和生存。但上述驱动基因仅仅是具有遗传特征相关基因的冰山一角，针对肾癌人群详细的流行病学调查研究，应该有助于我们发现更多的具有特征性的遗传基因。随着人们对遗传性肾癌不同驱动基因分子信号通路、进化路径的深入研究，并找到针对性的治疗新策略，这些治疗策略完全可能在具有相似驱动基因改变的散发性肾癌患者治疗中进行推广和扩展，可能是最终实现肾癌治疗个体化 / 精准化的必经之路。

（曾　浩）

述评专家信息

曾浩

四川大学华西医院

四川省成都市国学巷 37 号

邮编：610041

E-mail：kucaizeng@163.com

第五章

遗传性肾癌的多学科诊治

遗传性肾癌约占肾癌总人群 4%，相应分型繁多，每个亚型对应的病例数很少，因此遗传性肾癌的治疗缺乏标准方案或者有充分循证医学证据的临床指导。虽然每个亚型都有自己独特的发病机制与临床表现，但对于治疗，孤立性病变以外科手术为主，而遗传性肾癌大多为多灶性，且临床生物学特征多样，涉及多个器官病变，故而决定了其诊疗过程中不仅需要临床学科，如泌尿外科、妇产科、普通外科、神经外科、眼科、耳鼻喉科、肿瘤内科、病理科等，还需要其他基础学科包括分子诊断、遗传学科、生物信息学等的参与，才能制定出综合的诊断、监测和治疗方案。

因此对于遗传性肾癌，在多学科模式下开展诊治是其首选策略，根据患者病情，充分发挥各学科优势，才能使得患者的临床治疗利益最大化。

第一节 | 肿瘤的多学科诊疗

肿瘤是全身性疾病，治疗往往需要各学科的参与，即多学科综合治疗（multidisciplinary team，MDT），其目的是采用以患者为中心的多学科治疗模式，由多个相关科室相互协作，对患者的诊疗进行决策，通过集体讨论的形式来制定最佳治疗方案。肿瘤多学科综合治疗成员基本组成包括：肿瘤外科医生、肿瘤内科医生、肿瘤放射治疗医生、病理医生、放射诊断医生、肿瘤基础研究人员、普通内科医生、护士、社会工作者等。专业的局限性和对肿瘤综合治疗内涵理解的差异是影响综合治疗开展的主要因素。克服专业偏见，加强不同学科间的沟通、互动和良好协作才能确保综合治疗的有效运行。

MDT 模式和传统的肿瘤治疗模式有所不同。传统模式是肿瘤诊断和治疗过程中，患者因为某些临床症状或体征前往医院就医，首诊医生给予一定的检查后拟诊为肿瘤，建议其看肿瘤专科医生（如肿瘤外科、肿瘤内科、放疗科等），专科医生根据所在专科的需要，仍需申请一些诊断检查，以明确是否有本专科（外科）治疗的指征。如果不具备外科治疗指征，就会被介绍至其他专科（如肿瘤放射治疗或肿瘤内科）。如此反复，直至找到适合的专科后，患者才能获得完整的治疗方案并接受治疗。此间还可能因学科间的意见不一致，导致患者对治疗的选择无所适从。

而 MDT 模式是患者经首诊医生拟诊为肿瘤后，根据所患疾病的不同被推荐到相应的 MDT 专业组（如呼吸系统肿瘤组、乳腺肿瘤组、消化系统肿瘤组等）。MDT 模式的优点是缩短了从诊断到治疗的时间，MDT 中不同专科的医生能够在同一时间看到全部的临床诊断资料；经过多学科的会诊和讨论，根据大家共同接受的治疗原则和临床指南，制定出适合患者个体化治疗的最佳方案；通过病例会诊和讨论，进一步促进不同学科间的交流，增进对不同学科的了解，使得对肿瘤学知识有一个较为全面的认识，保障最佳治疗方案的实施，以获得高水平的医疗质量和治疗疗效。MDT 有利于临床研究和基础科研的开展，加快专业组知识的更新和整合，同时有利于发现更多的研究方向，获得疾病治疗的最佳性价比。MDT 模式的关键在于以患者为中心，优化了医疗资源配置，提高了医院整体诊疗水平和科技创新，还帮助一大批学科明确了专业发展方向、开展特色医疗和相关科学研究，带动了多个学科实现跨越发展，成为医院学科可持续发展的新动力。由于遗传性肾癌发病率低，更需要在诊治过程中联合多学科群策群力。

遗传性肾癌 MDT 专业组的流程则为：主要召集泌尿外科与肿瘤内科、放疗科、病理科、介入科、影像科、临床遗传病学的医生对患者进行综合评估，作出临床诊断，制定初步治疗方案；适合手术的患者，可根据患者情况，由多学科商讨诊疗顺序，可由外科医生实施手术治疗，或行新辅助治疗而后施行手术，术后再根据病理学检查结果决定后续综合治疗方案；不宜手术的患者，先由肿瘤科医生实施药物治疗，并制订复查与评估计划，定期随访，根据病情调整方案，监测过程中如发现肿瘤缩小、有手术可能时，经 MDT 专业组再次讨论后及时进行手术，最终达到延长患者生存时间和维持生活质量的目的。MDT 的会诊形式可以帮助患者一站式地解决问题，避免了传统会诊产生的信息碎片化，让患者最终得到合理的诊疗方案（图 5-1）。

VHL 综合征是由 *VHL* 基因突变引起涉及多个系统病变的常染色体显性遗传性肿瘤综合征，是一种单基因遗传疾病。为避免 VHL 综合征患儿出生给家庭和社会带来沉重负担，可在生殖过程中进行提前预防，即优选精子和卵子在体外结合成胚胎，然后通过胚胎植入前遗传学诊断（preimplantation genetic diagnosis，PGD）技术，筛查出最健康的胚胎移植到子宫里面孕育，从而提前阻断遗传性疾病，实现出生缺陷的"一级预防"，最终实现优生优育。故遗传学家在诊疗过程中需联合病理科医生、生物信息学专家，生殖领域专家，为患者及其家庭提供全面的遗传咨询，并在提高遗传性疾病检出及诊断技术、推进基因治疗研究、推行国家优生优育政策等方面作出积极贡献。

同时 MDT 有利于医学和科研教育。所有进入综合治疗组的患者均能够参加以患者为中心的临床研究和基础研究。患者能够同时面对综合治疗组的多位专家，了解治疗方案的制定过程，增加患者对医生和治疗方案的信任，以便积极配合治疗。年轻医生通过参加综合治疗协作组的日常工作，直接体验和了解临床实践过程。而通过各学科间的交流，临床医生能够及时得到基础研究的知识更新，基础研究可了解实际临床需求，有利于发现更具价值的研究课题，促进转化研究的发展。但是 MDT 后，患者去向仍为专科，这就需要在患者各个诊治过程中，不断调整不同的专业出口，以期获得最佳的预后。

综上所述，MDT 突出了患者机体和疾病两个方面，强调应有计划地合理采用不同学科所有的治疗方法，体现出成本效益的社会医学观点，而且目的明确，最终的结果是达到治疗效果和生活质量并重的统一。

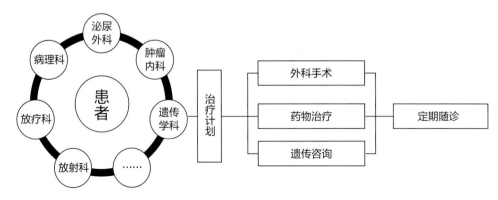

图 5-1 遗传性肾癌 MDT 基本诊疗过程

第二节 | 遗传性肾癌多学科诊治的开展与实施

当前国内遗传性肾癌的诊治水平极不均衡，这主要由于很多临床大夫对该疾病认识不足。遗传性肾癌种类较多，发病罕见，单中心、单科室很难积累大量资料，在此基础上进行临床总结开展科研工作难度较大。故为弥补遗传性肾癌诊治过程的诸多不足，包括漏诊、误诊等情况，非常有必要开展 MDT 诊疗，以提高遗传性肾癌的诊治水平。而拥有科学管理肿瘤患者能力的团队至关重要，其可以改善单一无序的状态，提高诊治率，加强学科间的合作，从而最终达到降低遗传性肾癌的误诊率、改善肿瘤患者的生活质量、延长生存时间的目的。

但如何开展遗传性肾癌的 MDT 治疗，目前国内并未成型，大多参考其他泌尿肿瘤的模式进行 MDT 工作。相比较其他泌尿肿瘤，遗传性肾癌更强调其诊断筛查，通过加强各学科间的相互协作、提高诊治手段的有效性，以及进一步优化、整合层出不穷的治疗方案，制订出最适合的诊疗策略。为此，参考中国抗癌协会泌尿男生殖系统肿瘤专业委员会组织编写的《泌尿男生殖系统肿瘤多学科综合诊治组织与实施规范共识》，制定遗传性肾癌的多学科诊疗模式，所有开展遗传性肾癌诊疗工作的医生需掌握多学科诊疗知识，在诊疗过程中有必要知晓遗传性肾癌的 MDT 组织架构，熟悉 MDT 的实施条件及流程等关键诊疗环节，这样才能给患者带来最大的生存获益，并推动国内遗传性肾癌的多学科诊治水平。

一、遗传性肾癌 MDT 组织架构

（一）遗传性肾癌学科带头人

建议由遗传性肾癌领域的权威专家担任（图 5-2）。

遗传性肾癌学科带头人对遗传性肾癌 MDT 项目全权负责，主持遗传性肾癌 MDT 讨论病例，协调组织各相关学科参与，讨论时应充分引导，发挥各相关专科特长。如出现针对遗传性肾癌病例处理意见存在分歧时，负责主持投票来确定。每次遗传性肾癌 MDT 结束后，总结相应病例诊疗建议，并审核讨论记录并签字确认。

遗传性肾癌学科带头人应该对多学科团队的学科建设进行整体规划，并保障实施，促进遗传性肾癌学科的发展与进步。

（二）构成科室与参与专家

遗传性肾癌 MDT 参与的核心科室包括：泌尿外科（肿瘤亚专业）、肿瘤内科（泌尿肿瘤亚专业）、放疗科、病理科（泌尿肿瘤亚专业）、影像诊断科、基因诊断以及遗传学专家，其他根据病情需要参与的科室：超声诊断科、核医学科、营养科、妇产科、儿科等。

核心科室参与专家应具有副高职称或以上资格，并在遗传性肾癌的诊治方面有相应经验。建议多学科 MDT 参与成员相对固定，能够按时定期参与 MDT 讨论，这样不仅有利于经治患者诊疗过程的连续性，适时调整治疗计划，而且通过连续参与 MDT 讨论，相关专业知识获得积累，有利于自身专业水平的提高。如特殊原因不能参加，需指派具有相应资质的大夫代替参与。

由负责遗传性肾癌病例诊疗的主诊医师，提供相关病例，包括新发、复发、疑难病例以及对既往 MDT 治疗患者的跟踪随访，并准备完善讨论所需的资料，必要时提前联系影像诊断科和病理科专家提前阅片、完成讨论过程中可能需要的特殊检查等。

参与讨论的各科专家负责对遗传性肾癌病例进行充分讨论，必要时对患者本人进一步详细问诊与查体，对每个病例进行集体讨论，深入解答其他专家的问题，最终达成诊疗共识。

负责遗传性肾癌病例诊疗的主诊医师负责对自己预约提交讨论的患者作最终的解释并安排患者的下一步处理。

审核讨论记录中涉及的本人发言记录，并进行签字确认。

（三）MDT 助理

协助遗传性肾癌学科带头人进行遗传性肾癌多学科讨论的组织与协调工作，包括会诊前准备、会诊中协调、会诊后跟踪。

统一受理各专家推荐的患者预约，收集资料，按先后顺序或病情轻重安排讨论顺序，并通知核心科室专家与相关科室专家会诊时间地点、特殊安排、注意事项等。

负责对 MDT 会诊的全程记录，包括讨论专家的发言和最终的共识及诊疗建议。会后整理会议文件，打印最终讨论意见并提交专家签名，并存档相关资料。

（四）医疗机构

提供遗传性肾癌多学科会诊场所和所需设施，并建立相应管理制度，促进遗传性肾癌学科发展。

为 MDT 诊疗过程提供流程化操作的便利，同时可减少患者诊治过程中的困难，促进各学科之间的及时沟通交流，包括会诊模式、实施流程、发展规划等。必要时，协助遗传性肾癌学科带头人邀请外院讨论专家。

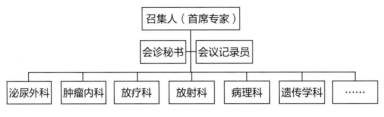

图 5-2　遗传性肾癌 MDT 的组织架构

二、遗传性肾癌 MDT 场地及设施

（一）MDT 场地

独立空间，可容纳 10～20 人，具备圆桌会议或类似形式硬件条件，如参加人数较多，可增加后排座椅。

（二）设备

能够连接医院信息系统（hospital information system，HIS）的电脑，随时可以调取相应资料，特别是影像资料，另外需提供足够分辨率的播放及投影设备，以便于影像学材料及病历资料放大投影到屏幕上，供各科医师分析及讨论病情。

（三）专家网络沟通平台

通过网络建立实时沟通平台，如微信群等，及时传达 MDT 相关的重要通知，例如会诊时间或地点临时改动通知、参加人员的临时变更、待讨论患者的诊疗资料及会诊目的、通知影像及病理科医生提前阅片、通知遗传学科专家、生物信息学专家提前完善生物信息库相关资料的搜索，拟提请 MDT 专家讨论的问题，并且可把专家的初步讨论意见及时发送到该平台上，使会诊更具有时效性，提高会诊的效率。

（四）患者沟通与检查场地

主诊医师以及讨论专家需要进一步对遗传性肾癌患者进行问诊与查体，特别是家族史，需要配备独立且安静的检查室，其配备与病房检查室相同。

遗传性肾癌患者大多偏年轻，MDT 讨论接受后，主诊医师需要良好的会谈空间，便于将 MDT 会诊意见传达给患者及家属，并提供遗传咨询。必要时主诊医师与相关科室专家一起与患者家属沟通。

三、遗传性肾癌 MDT 标准化程序

（一）遗传性肾癌 MDT 讨论预约

患者可通过专家、专科门诊预约，或其他医院转诊的方式预约。建议患者提前预约。经由副高以上职称医师的审核，有利于 MDT 讨论前需要完成必要的实验室、影像学、内镜、病理以及遗传学检查，经最后审核后报请 MDT 助理统一安排。另外，MDT 助理需根据情况控制当次 MDT 讨论的患者数量，以保证 MDT 充分讨论，保证会诊质量。

（二）MDT 准备

门诊患者的资料由门诊接诊医生收集整理，住院患者的资料由管床医师收集，提前填写遗传性肾癌 MDT 讨论申请单，以电脑幻灯片的形式制作汇报材料。MDT 助理提前将 MDT 讨论的名单，包括姓名、住院号、病历号等，通过网络沟通平台等发送到相应专科大夫，包括影像学医师、病理科医师、遗传生物分析人员等，由他们提前阅片或查阅资料，疑难病例组织影像科室和病理科室内部集体讨论。

（三）病情汇报

原则上建议患者资料的汇报工作由遗传性肾癌的主诊医师来执行，因为对患者病情细节的充分了解有利于全面回答各科专家的提问，以补充关键信息，及时发现诊疗中需进一步完善的地方。汇报时除了汇报病史、治疗经过、检验和检查结果，特别是遗传信息，包括家族谱、相应基因检测，还要说明患者的疗效期望、经济状况、依从性，提请 MDT 讨论的目的和理由。

（四）专家讨论

在遗传学肾癌学科带头人的统筹安排下，经影像科、病理科专家、遗传生物信息专家等对相关材料的初步解读后，由相关专科的专家提出各自学科的治疗策略，阐述各种治疗手段对该患者的适应证、禁忌证、预期疗效、可能的并发症和风险。

（五）决定方案

结合患者的具体情况，综合各专业医生的诊疗意见，由遗传性肾癌学科带头人最终确定合理的治疗方案，MDT 助理将讨论结论记录，以标准病历格式打印 2 份，其中一份交给患者和家属，另一份交由 MDT 助理统一保管，并交由主诊医师具体实施。

（六）患者及家属会谈

由主诊医师负责向患者和家属说明会诊的意见，解释他们的疑问，并告知他们进一步诊疗顺序和主诊医师接诊时间或者联系方式。

（七）治疗实施、随访跟踪

主诊医师根据 MDT 讨论意见，并在与患者及家属协商一致的情况下，再进行后续治疗。如果在具体实施治疗方案过程中发现疗效不满意、疾病进展等情况，需要及时反馈，再次提请 MDT 讨论，修正治疗方案。

所有 MDT 决策的治疗方案实施完成后，需由遗传性肾癌 MDT 助理通过电话、信件、邮件等有效的沟通形式对患者进行随访。并定期向遗传性肾癌 MDT 成员反馈治疗疗效和预后，定期总结经验，不断提高诊治水平，有利于发现临床科研中的新亮点。

第三节 | 多学科诊治在大数据时代的作用

遗传性肾癌约占全部肾细胞癌的 2% ~ 4%，但目前尚缺乏中国人群中遗传性肾癌的发病率、疾病分布及致病基因的研究，临床及实验室工作者缺乏对其表型和基因型的科学、全面认识。而在当今大数据时代的背景下，科学工作者开始应用网络数据平台，分享临床诊疗技术和经验，并通过新手段在遗传性疾病中检测基因突变等情况，从公开的网络数据分享中获得更多的合作和对疾病的进一步认识。将现代遗传技术、分子影像技术、生物信息技术与患者的临床数据相结合，实现精准的疾病分类及诊断，制定具有个性化的疾病预防和治疗方案，达到精准治疗的目的。

与传统诊疗方式相比，MDT 诊疗更好地收集了遗传性肾癌病例的临床资料和基因变异等数据，并包括患者的基本数据、电子病历、诊疗数据、医学影像数据、医学管理、经济数据、医疗设备和仪器数据等，可逐步建立在线数据分析平台等模块，对建立和完善相关的病例档案库、治疗方案库、遗传性肾癌基因库等中国遗传性肾癌大数据库，具有明显的优势。

以此为基础，各相关领域工作者不但可通过数据库查询遗传性肾癌的发病率、临床表现、致病基因及治疗进展，还可进行用药分析、病因分析、移动医疗、基因组学、疾病预防、可穿戴医疗等，并开展进一步医学研究，从而提高诊疗水平。

通过生物信息学手段对相关探讨的病例以及二代测序原始数据进行整合、筛选和分析，与表型、治疗方案进行关联分析，以期扩展疾病的表型谱和基因突变谱、探索致病基因，通过"精准治疗方案"让更多患者受益。

有效建立遗传性肾癌临床 - 分子遗传学精准诊疗体系，建设 MDT 多学科创新团队，加强基因检测实验室建设，有助于迅速提升诊断效率、速度和体量；建立精准医学研究室，研发形成新的干预、治疗方案，可为临床医生准确判断患者病情，实现遗传性肾癌的精准诊疗提供大数据支持。从而能进一步开展遗传性肾癌的病因和发生机制的研究、疾病筛查、早期诊断新技术研发、重大出生缺陷的三级干预策略与方法研究三个层面的研究，使得越来越多的患者及其子女获得了早期精准诊断及有效干预。

随着医疗大数据的发展和分析方法、人工智能等技术的不断革新，基于 MDT 的医疗大数据将会成为医疗决策的一种重要辅助依据，从临床问题到实验室研究，再从实验室研究回到临床应用，遗传性肾癌 MDT 将在大数据时代成为肾癌医学领域发展的重要动力，从之前的"经验即决策"，到现在的"数据辅助决策"，至将来的"数据即决策"，体现转化医学的实际意义。

第四节 | 多学科诊治案例示范

患者，男性，30 岁，已婚 4 年。

主诉：右肾癌术后 8 年，双肾占位伴双肺转移 1 个月。

现病史：患者于 8 年前体检发现双肾多发囊肿，右肾约 2cm 大小的实性占位，行右肾部分切除术，病理提示肾透明细胞癌。术后未行特殊治疗。手术 2 年后自行停止规律随诊。2 个月前开始出现胸闷憋气不适，就诊当地医院检查，胸腹盆 CT 发现左侧胸腔大量积液，双肺占位性改变，考虑转移来源。双肾占位，双肾及胰腺多发囊肿，右侧附睾囊肿。肺部转移灶穿刺活检，病理提示透明细胞癌，考虑肾来源。为行进一步诊治来院。实验室检查：白细胞计数（WBC）17.4×10^9/L，中性粒细胞计数（NEU）9.1×10^9/L，血红蛋白浓度（HB）106g/L，血小板计数（PLT）420×10^9/L，乳酸脱氢酶（LDH）420 IU/L，肌酐（Crea）330μmol/L，K^+ 6.5mmol/L，余无显著异常。

体格检查：左肺未闻及呼吸音。右侧附睾可触及囊性肿物。周身皮肤检查见双上肢及背部散在多发皮损，呈乳头样结节，大小约 2～3cm，表面常湿润、渗液和结痂。眼底镜检查：可见右眼视网膜动静脉怒张纡曲，视网膜毛细血管扩张呈卵圆形占位。

既往史、个人史及过敏史：无特殊。

婚育史：已婚 4 年，配偶 28 岁，体健。无子女。

家族史：爷爷患有嗜铬细胞瘤，姑母患有肾癌，父亲 48 岁因"脑出血"死亡，具体不详。

影像学资料:

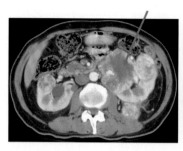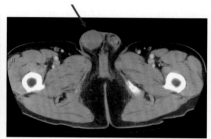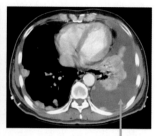

箭头示肾脏肿瘤坏死伴出血(蓝色箭头),附睾囊肿(红色箭头),胸膜转移伴胸腔大量积液(绿色箭头)

图 5-3　患者多发脏器受累

泌尿外科意见: VHL 综合征的临床诊断标准为视网膜和中枢神经系统两个以上不同部位的血管母细胞瘤或一个血管母细胞瘤伴有腹腔器官的病变。而对于有家族史的患者,有一个上述病变也需要考虑该病的可能。临床观察到 VHL 综合征的肾囊肿经过 3～7 年有恶变为肾细胞癌的可能,所以肾囊肿应视为肾细胞癌的前体给予严密观察。该患者 8 年前发现右肾透明细胞癌及双肾囊肿,当时根据肿瘤大小约 2cm(<3cm),选择保留肾单位的手术是非常明智的。但患者手术 2 年后自行停止规律随诊,错过最佳治疗时机。目前双肾占位,左肾肿瘤出血坏死,同时存在双肺转移伴左侧大量胸腔积液,且伴肾功能不全,不符合手术治疗适应证,建议肿瘤内科系统性治疗。

肿瘤内科意见: 患者目前情况不适宜行减瘤术。其病理明确为透明细胞癌,目前 IMDC 评分为 3 分,属于高危人群,一线治疗可选择培唑帕尼或舒尼替尼治疗。由于舒尼替尼血液系统副反应大,出现严重血小板下降风险高。而该患者左肾肿瘤巨大,伴出血性坏死,故建议选择培唑帕尼治疗。另实验室检查结果显示该患者存在急性肾功能不全伴高钾血症(Crea 330μmol/L,K^+ 6.5mmol/L),可行血液透析治疗。1 个月后复查影像学胸腹盆 CT 进行疗效评价。

遗传学专家意见: VHL 综合征是常染色体显性遗传病。*VHL* 基因突变的人群携带率约 1/36 000,外显率接近 100%,子女有 50% 概率发病。该患者的爷爷和姑母有嗜铬细胞瘤或肾细胞癌病史。完善家系 *VHL* 基因检测,可明确诊断为家族遗传性肾癌(图 5-4)。患者青年男性,家族遗传性 VHL 综合征,已婚未育。因三代"单传",患者及家属咨询生育事宜,迫切要求受孕。建议通过孕后产前诊断技术如绒毛穿刺,羊水穿刺等技术达到优生优育的目的。随着辅助生殖技术临床开展规模的日益扩大,以及细胞及分子遗传学诊断技术的快速发展,胚胎植入前遗传学诊断和植入前遗传学筛查技术得到了快速的增长和发展。为避免 VHL 综合征患儿的出生给家庭和社会带来沉重负担，建议通过 PGD 和胚胎植入前遗传学筛查（PGS）技术筛查出最健康的胚胎移植到子宫里面孕育，从而提前阻断遗传性疾病，实现出生缺陷的"一级预防"。

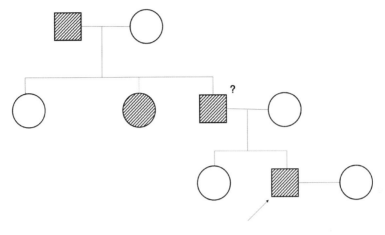

图 5-4 患者家族图谱（箭头示本例患者）

（盛锡楠 唐碧霞）

编者

盛锡楠

北京大学肿瘤医院

北京市海淀区阜成路 52 号

邮编：100142

E-mail：doctor_sheng@126.com

唐碧霞

北京大学肿瘤医院

北京市海淀区阜成路 52 号

邮编：100142

E-mail：bixiatang_med@126.com

专家述评

　　MDT 是现代医学肿瘤治疗过程中不可或缺的诊疗模式，已经为全世界的肿瘤医生广泛接受和实践。MDT 特别适用于复杂疑难、涉及多学科或罕见病例的综合治疗，特别是缺乏标准治疗方案或循证医学证据不足的罕见疑难个案。遗传性肾癌具备了以上所有特点，几乎每个病例的诊疗过程都需要通过 MDT 获得最优方案。对于遗传性肾癌来说，MDT 所涉及的学科应当不仅包括肿瘤学、遗传学的相关学科，主诊医生还必须考虑该类疾病的独特性，即家族遗传性、发病年龄较早和异时多发性。因此，在诊疗过程中医护人员极可能需要关照患者及亲属心理、婚姻、家庭、法律层面的问题，还必须考虑到患者带瘤生存时间较长、经历多种反复治疗后的特殊生活状态。这无疑对我们的临床实践提出了最高的要求，即兼顾患者的身体、心理和社会状态。但这并不意味着我们需要面对每个病例都请法律专家、心理专家介入治疗，更可行的方案是让我们的专科护士接受相关的培训或资质认定，以便于他们在患者诊疗随访过程中发挥更为积极全面的作用。所以，让具备这些综合能力的遗传肿瘤学护士加入我们的 MDT 团队是非常必要的，将使遗传性肾癌患者获益更多。

（张　争）

述评专家信息

张争

北京大学第一医院

北京市西城区西什库大街 8 号

邮编：100034

E-mail：doczhz@aliyun.com

第六章

遗传性肾癌患者的优生优育与妊娠期管理

妊娠是非常复杂的生理过程，在胎儿及附属物形成的同时，母体各系统发生适应性改变。因此，对于妊娠合并疾病，一方面需要关注疾病本身对母体及胎儿的影响，另一方面需要关注妊娠期各器官组织生理状态的改变对疾病自然进程的影响。

遗传性肾癌又称为肾细胞癌相关遗传综合征，是各种包含肾细胞癌这一临床情况遗传性综合征的总称，不同的突变基因可依不同的发病机制导致不同临床表现及病理形式，多并发全身其他组织器官良性或恶性病变。故对于妊娠合并遗传性肾癌，除了关注肾细胞癌本身与妊娠的相互作用外，还需要重视其他脏器病变与妊娠的相互作用。对遗传性肾癌患者的妊娠期管理，旨在通过孕前的遗传学咨询及基础状态评估，孕中期的密切监测及必要时的产前诊断，孕晚期对终止妊娠时机的把握等一系列流程，尽可能协调肿瘤治疗层面涉及的对孕妇的合理治疗和胎儿健康的矛盾，并缩小遗传因素对子代的影响，改善妊娠结局，实现优生优育。

第一节 | 遗传性肾癌合并妊娠的流行病学

妊娠合并恶性肿瘤约占妊娠的 0.1%，较之妇科肿瘤、甲状腺肿瘤及血液系统肿瘤等妊娠期常见恶性肿瘤，肾细胞癌由于发病高峰年龄和生育年龄时间窗的差异，在妊娠期比较罕见，对其临床情况的掌握主要依赖于个案报道。虽然遗传性肾癌仅占肾癌的 2%~4%，由于其可累及多系统且肾脏病变发病年龄较早，常有合并妊娠期的病案被报道，但迄今暂无相关妊娠期发病率的统计。仅有 1 项对 VHL 综合征的观察性研究，发现与之相关的各类良/恶性病变发生部位及发生率在妊娠人群与非妊娠人群均无显著差异，患者多首诊为中枢神经系统血管母细胞瘤（hemangioblastoma，HB），而中枢外表现以胰腺、肾脏受累为主，视网膜、肾上腺受累少见。妊娠合并 VHL 综合征的活产率可达 96.4%，与之相关的产妇死亡率为 5.4%。

第二节 | 遗传性肾癌对妊娠的影响

肾癌本身对妊娠过程并无影响，但疾病进展到一定程度如产生下腔静脉瘤栓可通过影响血流动力学导致不良妊娠结局，若瘤栓脱落引起肺栓塞等急性并发症更是对母婴均有严重威胁。

遗传性肾癌的肾外表现中，HLRCC 相关的子宫平滑肌瘤病对妊娠的影响最为显著，由于其具有早发、多发性特点，多数患者育龄期乃至更早就有明显症状，包括腹痛、异常子宫出血等，对患者生活质量产生中度至重度的影响，以至于患者通常较年轻时就需行子宫全切术，失去妊娠机会。此外，既往研究报道 28% 的 HLRCC 女性患者在确诊子宫肌瘤的同时有复发性流产或继发不孕的病史，这可能与多发的平滑肌瘤导致宫腔变形，影响胚胎着床和子宫收缩有关。但也有 HLRCC 患者成功妊娠的个案报道。子宫肌瘤还可增加妊娠相关并发症如胎盘早剥、早产、产后出血等风险。VHL 综合征相关的嗜铬细胞瘤虽然少见，但由于其可释放大量儿茶酚胺导致全身小血管痉挛，一方面影响胎儿血供导致胎儿生长迟缓、早产、胎死宫内等不良妊娠结局，胚胎丢失率约 11%；另一方面可诱发恶性高血压直接危及产妇生命，孕妇死亡率可达 4%。VHL 综合征相关的血管母细胞瘤虽可因占位效应导致产妇的不同临床情况，目前暂不认为其对胎儿生长发育有影响。此外，VHL 综合征相关的胰腺病变若引起胰岛细胞受损导致孕妇继发性糖尿病，则可因宫内高血糖状态影响胎儿发育。BHD 相关的肺囊肿如若继发气胸，亦属于妊娠期急症。Noman 等分析了截至 2018 年的 82 例妊娠期自发性气胸（非 BHD 相关）的病例报道，发现近一半病例发生在妊娠早、中期，其中 19 例患者仅需观察便可自行缓解，60 例患者需及时行胸腔穿刺减压控制病情，3 例需行开胸手术干预。最终仅 1 例胚胎丢失，其他患者均活产，无新生儿并发症报道。

除考虑疾病进程对妊娠的影响外，基础研究还发现遗传性肾癌涉及的相关基因可能与妊娠相关。动物实验发现 *VHL* 广泛表达于小鼠胚胎组织早期，且 *VHL*（-/-）小鼠的胚胎最终不能在宫内存活，虽然依此推测 *VHL* 基因可能与胚胎着床、胚胎发育关系密切，相关的调控机制仍不明确。临床研究方面也暂无对 VHL 综合征与患者生育力的关系的探索。

第三节 | 妊娠对遗传性肾癌的影响

一、肾细胞癌

虽然妊娠和癌症都提示机体对抗原的一种免疫耐受状态，现有研究证据表明妊娠期母胎耐受状态是母体与胚胎在局部的相互作用，故妊娠不影响母体免疫系统对肿瘤抗原的监视和清除作用。

大量基础研究已证实部分肾细胞癌和正常肾组织中存在雌、孕激素受体的表达，且动物实验发现应用雌激素可诱导建立肾细胞癌动物模型，提示性激素与肾细胞癌的疾病进程可能相关。一些关于肾细胞癌危险因素的观察性研究指出多次妊娠是肾细胞癌发病的独立危险因素，提示反复妊娠状态对肾细胞癌的发生有刺激作用。肿瘤形成方面，肾脏高灌注假说认为妊娠期由于肾脏高灌注状态导致肾小球硬化，增加了肾单位对致癌物质的敏感性。肿瘤进展方面，有学者认为和妊娠期内分泌的变化有关，妊娠期由于胎盘的合成作用，母体的雌、孕激素可维持于峰值水平，这一生理状态的改变可能对肾细胞癌的疾病进展有影响。Bettez 和 Mangel 均发现孕前处于稳定状态的散发性肾细胞癌患者，在妊娠期肿瘤迅速发生进展。

二、肾外表现

Kathryn 曾报道一例以妊娠期出现皮肤平滑肌瘤为首发表现的 HLRCC 的患者，其认为妊娠状态下的激素水平的变化可能促进该患者皮肤平滑肌瘤的发生。由于子宫肌瘤是激素依赖性肿瘤，有学者认为妊娠可促进子宫肌瘤的生长，但该观点并未得到临床研究的证实。多个研究通过超声监测子宫肌瘤在妊娠期的大小发现，50% ~ 60% 患者的肌瘤大小在妊娠期间可保持稳定。然而对于 HLRCC 相关的子宫平滑肌瘤病这一特殊类型，妊娠对其的影响仍缺乏临床资料。

VHL 综合征相关的血管母细胞瘤和 / 或瘤周囊肿也有妊娠期疾病进展的个案报道，表现为症状加重和影像学进展。此后 Ye 等的一项随访超过 1 年的队列研究对 9 名妊娠的 VHL 患者共 13 次妊娠期间的疾病进展状态进行影像学评估，发现妊娠人群在妊娠期无论是新生肿瘤数还是原有病灶生长率均和自身非妊娠期对照以及未妊娠人群对照无显著差异。研究者认为既往个案报道的结论可能与血管母细胞瘤的背景疾病进展年龄为 33 岁左右有关，即进展年龄与生育年龄重合所致。因此，就血管母细胞瘤而言，目前暂不认为妊娠对其的发生发展有影响。

第四节 | 遗传性肾癌的妊娠期管理

一、肾细胞癌

Khaled 等结合综述及个案报道，总结了 105 例妊娠期合并肾细胞癌患者的临床特征，诊断年龄为 21 ~ 52 岁，常见临床表现为腹部肿块（88%）、腰痛（50%）、血尿（47%）、高血压（18%），其中 26% 的患者表现出典型的肾癌三联征（血尿、腰痛、腹部肿块），此外溶血性贫血、高钙血症、瘤样囊肿破裂等少见临床情况也有个案报道。由于肾细胞癌临床表现的非特异性，疾病早期易被漏诊，多数患者是在孕中、晚期通过产检时的超声检查偶然发现。因此，一旦患者出现相关症状，除了考虑常见的泌尿系感染和妊娠期高血压疾病外，对有肾细胞癌家族史，孕前有其他系统表现的高危患者需要引起重视。

考虑到孕期 X 线暴露对胎儿的影响，不推荐应用静脉肾盂造影（intravenous pyelogram，IVP）和腹部 CT 评估肾脏肿瘤。B 超在发现直径超过 3cm 的病灶时具有与 CT 相当的敏感性，评估直径 2～3cm 的病灶时敏感性优于 IVP，因超声的灵活性和方便性，多作为首选筛查手段。MRI 则在诊断、鉴别诊断、肿瘤分期各个层面都有应用价值。此外，由于遗传性肾癌是累及多系统的遗传综合征，MRI 还可兼顾检查的全面性。对于决定手术治疗的妊娠合并肾细胞癌患者，推荐应用彩色多普勒超声替代核素肾动态扫描评估患者的分侧肾功能。目前认为术前取活检病理并非诊断所必须，孕期可避免应用。活检术仅推荐用于可行保守治疗（主动监测，局灶消融治疗）的小肿瘤患者和因多发转移丧失手术机会、需要取病理、决定行靶向药物治疗方案的患者。

在治疗策略的选择上，需要综合考虑患者个人意愿和疾病进展情况，由泌尿外科、妇产科、新生儿科、肿瘤科、影像科、病理科等多学科医师共同评估决策。遗传性肾癌疾病进程相对缓慢，根据 2018 年 NCCN 指南意见，保留肾单位手术（nephron sparing surgery，NSS）可作为遗传性肾癌的治疗首选。虽然目前多采用腹腔镜手术，对妊娠人群而言，应用腹腔镜仍需考虑其对妊娠的潜在影响，包括气腹压对子宫 - 胎盘血流的影响、气腹中二氧化碳致胚胎酸中毒的风险、Trocar 穿刺时损伤子宫的风险等。故妊娠期应用腹腔镜需注意 Trocar 穿刺时避开增大的子宫并保持气腹压小于 12mmHg。考虑到腹腔镜具有微创性、灵活性的特点，既往案例不乏应用腹腔镜的报道，但对其安全性的讨论仍未有一致结论。局部治疗（focal therapy）作为新兴治疗方式，暂无其在妊娠期应用的报道。手术时机方面，目前虽无指导性意见，但原则上应综合考虑母胎状态及疾病进展情况。医师出于谨慎考虑多选择避开胎儿器官发育的重要时期进行手术，目前暂无证据表明早孕期手术会增加流产或胎儿畸形风险。Cohen-Kerem 等在对 54 篇文献的系统综述中，共纳入 12 452 名妊娠期行非妇科手术的患者，发现早孕期术后平均流产率为 10.5%，不高于背景流产率。理论上妊娠期手术可在任何时期进行，但考虑到手术操作有潜在诱发宫缩的风险，有学者认为对妊娠中期患者可尽量延长至 28 周胎儿成熟后进行手术。但具体实施仍需考虑疾病情况，对于罕见的肾细胞癌合并下腔静脉瘤栓的患者，考虑到肿瘤所致凝血异常和孕期血液高凝状态的叠加作用，再延长孕周患者栓子脱落或血栓形成风险较高，再延长孕周并不现实。对妊娠晚期患者，手术选择相对自由，术者可根据情况选择孕期手术、剖宫产的同时进行手术切除或终止妊娠后再择期手术。对于晚期转移性肾细胞癌患者，靶向治疗已取代化疗和内分泌疗法作为一线疗法，药物的选择主要依据肿瘤病理类型。然而，现在尚无关于靶向药物妊娠期安全性的人群研究，舒尼替尼、索拉非尼、帕唑帕尼等一线用药 FDA 分级均为 D 级，暂不推荐妊娠期患者应用。

在终止妊娠时机及方式选择上，目前尚不能达成共识，需综合考虑患者个体情况。考虑到对产妇后续治疗的跟进与继续妊娠之间的矛盾，有医师认为无特殊情况至胚胎成熟后即可行择期剖宫产或引产。

二、肾外表现

（一）中枢神经系统血管母细胞瘤

孕期对血管母细胞瘤的监测主要通过患者自觉症状以及中枢神经系统相关影像学检查，由于 VHL 综合征患者血管母细胞瘤具有中枢系统多发性，首选囊括整个神经轴的头颅和脊髓 MRI 平扫。考虑到生育年龄和血管母细胞瘤迅速进展的高峰年龄段重合，建议孕期对血管母细胞瘤监测尽量积极，警惕孕期头痛、恶心、呕吐等神经系统表现，适当增加影像学检查的频率。治疗方面，由于血管母细胞瘤是中枢神经系统的良性病变，对于无症状的血管母细胞瘤患者，暂不推荐预防性切除，可进行期待治疗。对于有症状的血管母细胞瘤患者，虽然 Delisle 和 Hayden 团队均有妊娠期成功应用显微外科技术摘除瘤体的个案报道，麻醉方式多选择硬膜外麻醉，但是否选择手术还需要综合考虑孕周大小、手术难度和麻醉时间。目前一些抗血管生成药，如贝伐珠单抗等，开始尝试被用于血管母细胞瘤临床治疗，考虑到血管生成对胎儿发育的重要作用和 IgG 可穿过胎盘屏障的特性，以及缺乏妊娠期用药证据，不推荐对妊娠期合并 VHL-HB 患者进行药物治疗。

（二）嗜铬细胞瘤

妊娠期嗜铬细胞瘤的管理关键在于早期识别，对此产检医师需要了解嗜铬细胞瘤与妊娠期高血压疾病的鉴别诊断，避免漏诊与误诊。提示妊娠合并嗜铬细胞瘤的临床线索包括早孕期高血压、间断发作、发作时伴随明显头痛、大汗、心悸甚至突发晕厥表现。妊娠期并不改变尿中儿茶酚胺及其代谢物水平，故对有可疑临床表现患者可通过 24 小时尿香草扁桃酸（vanillylmandelic acid，VMA）或尿儿茶酚胺定性诊断，腹部超声及进一步的 MRI 可帮助孕期定位诊断。虽然手术治疗是根治手段，对于妊娠期合并嗜铬细胞瘤，及时进行足量 α 受体阻滞剂干预控制血压更为重要。目前暂无关于常用药物酚苄明或哌唑嗪的胚胎毒性报道，由于药物治疗的远期安全性不明，临床医师在治疗选择上仍有争议。孕期是否需要手术取决于诊断时患者的孕周和血压控制情况，对于早孕期诊断的患者，有人建议可在孕 24 周前进行手术，但也有早孕期术后流产的案例报道。由于孕 24 周后子宫体积改变使周边器官移位，手术难度逐渐增大，有医师则认为可在药物治疗控制下等到胎儿成熟后行择期剖宫产，同时手术摘除肿瘤。

（三）子宫平滑肌瘤

HLRCC 相关的子宫平滑肌瘤病多发病较早，具有肌瘤大（直径 1～20cm）、数目多（1～20 个）的特点，临床症状明显，部分患者在妊娠前就因为严重影响生活质量而行子宫全切术，部分患者则同时合并有不孕及复发性流产等情况。对于有生育需求的不孕患者，如除外其他导致不孕的因素，可考虑手术剥除子宫肌瘤后试孕或借助辅助生殖技术妊娠。术前需充分评估子宫肌瘤严重程度，必要时对肌瘤预处理，缩小肌瘤体积，减少瘤体血液供应。目前多采用米非司酮、促性腺激素释放激素激动剂（GnRH-a）等药物治疗 2～3 个月。由于缺乏相关案例报道，对于成功妊娠的子宫平滑肌瘤病患者，其妊娠期管理参考 2015 年加拿大妇产科医生协会（SOGC）关于子宫肌瘤管理的临床实践指南，妊娠期间应定期监测肌瘤大小，关注肌瘤部位与胎盘附着部位的关系，监测母儿状况，如肌瘤快速增大，警惕肌瘤变性。如肌瘤位于胎盘附着处，警惕胎盘早剥、胎儿生长受限、早产等情况。

（四）其他病变

由于眼底荧光造影（fundus fluorescein angiography，FFA）有导致胎儿出生缺陷及不良妊娠结局的报道，不推荐在孕期应用。孕期可通过常规眼底检查筛查或评估视网膜血管瘤的进展。对于胰腺肿瘤，可通过 MRI 初步判断肿瘤类型，对于无恶性倾向的囊性或囊实性肿物可期待治疗。

第五节 ｜ 遗传性肾癌的优生优育

产前诊断是一个依赖于前沿科技飞速发展的新领域，对于临床及基因诊断明确的先证者，通过产前／妊娠前基因诊断能在妊娠早期及中期甚至是胚胎期对高危胎儿进行遗传学分析，从而避免具有遗传学缺陷的胎儿出生，为遗传病的防控和优生优育均提供了有效途径。

遗传性肾癌均为常染色体显性单基因遗传病，基因诊断分为直接诊断和间接诊断两种，直接基因诊断即直接检测致病基因本身的异常，通常使用基因本身或邻近 DNA 序列作为探针，进行 Southern 杂交，通过 PCR 扩增产物，以检测基因点突变、缺失、插入等异常情况。间接基因诊断主要根据连锁分析技术利用基因或周围的多态性标记来推测子代是否携带致病突变。适用于先证者本身的突变信息不足，但该疾病的临床诊断、致病基因定位明确的疾病。所用的标记包括短串联重复序列（short tandem repeat，STR）和单核苷酸多态性（single nucleotide polymorphism，SNP）。根据诊断的时间段不同，可以将产前诊断分为妊娠前遗传学干预和妊娠期产前诊断两种。

一、妊娠前遗传学干预

（一）胚胎植入前遗传学诊断

胚胎植入前遗传学诊断（preimplantation genetic diagnosis，PGD）又称孕前诊断，是辅助生殖技术的一部分，其目的是将遗传学诊断和分析技术应用于体外受精胚胎移植中，通过卵子极体活检、或体外培养胚胎的卵裂球活检或囊胚滋养外胚层细胞活检，获取一个或数个细胞进行单细胞或数个细胞的遗传学分析，进一步筛选胚胎，为有遗传性致病基因携带者挑选无遗传学疾患的胚胎植入宫腔（图 6-1）。这一技术能比产前诊断更早发现异常，从源头避免缺陷儿的产生。随着辅助生殖技术的发展，PGD 已拓展应用至多种单基因疾病的遗传诊断。同时，随着对遗传性肾癌探索的深入，各种相关致病基因的位点均已初步证实，提示 PGD 作为遗传性肾癌患者妊娠前遗传学干预手段的可行性。

由于 PGD 的诊断依赖于单个卵裂球或少数几个囊胚滋养层细胞，其难点在于可供检测的遗传物质有限。通过间接遗传性分析方法，对多个 SNP 位点检测结合家系 SNP 单体型连锁分析策略，可以缩小扩增样本 DNA 过程中等位基因脱扣（allele dropout，ADO）对结果的影响。在实际应用中，大多生殖中心还倾向于将单基因遗传病检测与染色体非整倍体检测结合，同时避免染色体异常对种植的影响。在遗传性肾癌的应用方面，早期报道过两例对 VHL 突变基因携带者成功应用 PGD 技术筛选无 VHL 突变基因携带的胚胎的案例，均为通过 PCR 技术扩增样本 DNA 后进行致病基因检测及连锁分析技术。此后为了进一步减少 ADO 率，也有团队在多重置换扩增技术基础上应用连锁分析，联合比较基因组杂交（comparative genomic hybridization，CGH）技术，成功筛选出整倍体的无 VHL 突变基因携带的胚胎。

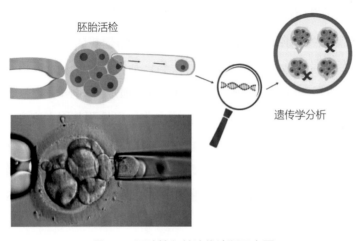

图 6-1　胚胎植入前遗传诊断示意图

PGD 是高度依赖基因诊断技术而发展的，随着高通量测序技术的飞速发展，PGD 的准确性和全面性进一步提高。最近，基于多次退火环状循环扩增（multiple annealing and looping-based amplification cycles，MLABAC）这一全新基因组测序技术的 PGD 也逐渐应用于单基因遗传病，在国内已有开展，虽暂无应用于遗传性肾癌的案例报道，但其应用前景值得期待。

（二）基因编辑

基因组靶向修饰技术是指通过某种途径对基因组 DNA 特定位点进行改造的一种手段，在基因治疗领域具有一定应用前景。CRISPR-Cas9 技术是最新一代的基因组靶向修饰技术，该技术突破了既往基因编辑的瓶颈，能够通过一段 RNA 对生物体内的目标基因进行精确的定位切割和替换，已成功应用于基因敲除小鼠的生产、细胞系全基因组筛查以及多个物种的内源性基因定点修饰等领域。与传统的基因敲除手段相比，这一技术更为便捷和高效，对基因的定位更为精准。因此，研究者在基因修饰领域得以进行更深入的探索。迄今，基于 CRISPR/Cas9 技术进行疾病的基因治疗方式主要是在体外对靶细胞应用 CRISPR/Cas9 系统进行基因修饰，然后将修饰后的细胞注射入人体，已开展的临床试验主要针对血液系统的基因缺陷疾病。而在肿瘤领域，部分关于胃癌、鼻咽癌的研究中涉及了通过 CRISPR/Cas9 技术对 T 细胞中的 *PD-1* 进行基因敲除的治疗方式。

而 CRISPR/Cas9 技术在遗传性肾癌领域的应用案例中暂无基因治疗的临床研究报道。Schokrpur 等曾尝试用 CRISPR/Cas9 技术构建了 *VHL* 基因敲除的肾癌小鼠模型，从而对疾病的发病机制进行了更深入的探索。而 Sun 等则聚焦于 CRISPR/Cas9 技术的遗传筛查功能，揭示了合成致死（synthetic lethality）方法治疗 VHL 病的可行性。

早在 2014 年，中国科研人员就利用 CRISPR/Cas9 技术在小鼠精原干细胞中修复了遗传缺陷，产生了完全健康的后代。提示 CRISPR/Cas9 技术能够在生殖细胞层面介导遗传修复，为基因治疗提供了新思路。但该技术在辅助生殖技术中的应用上仍存在较多问题。其一是对胚胎进行基因编辑所面临的人类伦理问题；其二则是存在脱靶效应的问题。脱靶效应是所有基因组靶向修饰技术都会面临的难题，该效应可能导致未知突变，从而引入未知风险。这一问题即使在最新的 CRISPR/Cas9 技术中也没得到完美解决。综上所述，在辅助生殖技术层面应用基因编辑技术治疗遗传性肾癌具有技术可行性，但由于存在伦理和安全性的问题，应用仍待商榷（图 6-2）。

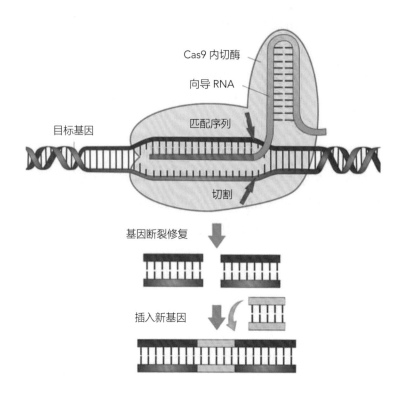

图 6-2　CRISPR/Cas9 基因编辑示意图

二、妊娠期产前诊断

（一）有创产前诊断

有创产前诊断又称为侵入性的产前诊断（invasive prenatal diagnosis）。理论上任何来源于胚胎源性的细胞均可用于产前基因诊断。对于自然妊娠的患者来说只能通过侵入性取材手术以获取胚胎细胞用于前述遗传学检测技术。目前较常用的产前诊断取材手术有绒毛膜绒毛取样（chorionicvillus sampling，CVS）（图 6-3）、羊膜腔穿刺（amniocentesis）（图 6-4）、经皮脐静脉穿刺（percutaneous umbilical cordblood sampling）以及胎儿镜活检等。

不同的取材方式均具有其自身的特点。羊膜腔穿刺通常限于妊娠 18 ～ 24 周，施行手术的成功率较高，达 95% 以上，因此成为首选的方法。CVS 的取样时间以妊娠 10 ～ 14 周为宜，其优点是可以早期诊断，发现胎儿异常可以早期终止妊娠，避免中期引产对母体的伤害。已有数个多中心研究显示 CVS 的流产率与羊膜腔穿刺相比无统计学差异，但过早的 CVS 手术可能增加胎儿短肢畸形的风险。经皮脐静脉穿刺术通常在妊娠周超过羊膜腔穿刺最佳时间才施行，其流产风险也要显著高于羊膜腔穿刺术。此外，脐血样本存在一定的母血污染概率，标本分析前必须通过相应的方法排除母血的污染。胎儿镜受限于设备支持及技术难度，镜下活检不作为取材常规。北京大学第一医院泌尿外科龚侃等在 2014 年与笔者团队合作，通过 CVS 手术和基因测序技术，完成了国内首例 VHL 综合征患者的产前诊断，填补了该病有创产前诊断的国内空白。

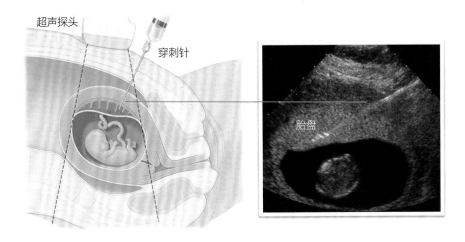

图 6-3　绒毛膜绒毛取样示意图

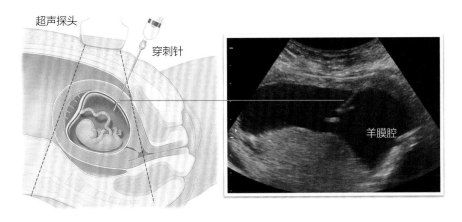

图 6-4　羊膜腔穿刺示意图

（二）无创产前诊断

无创产前诊断又称为非侵入性产前诊断（non-invasive prenatal diagnosis，NIPD），与侵入性产前诊断相比具有早期诊断、无流产风险等优势，其通过高通量测序技术扩增孕妇血中游离胎儿 DNA 片段（cell free fetal DNA，cffDNA）并进行遗传学分析，初期主要用于筛选非整倍体胚胎。随着分子计数及二代测序的发展，利用 cffDNA 对单基因病的无创检测也逐渐接近临床实践。但由于母体外周血中胎儿游离 DNA 所占比例较低，无法排除母体本身背景的干扰，目前的检测多局限于父源的突变。英国是无创产前诊断单基因病技术临床转化最好的国家之一，英国国民保健体系（National Health Service，NHS）遗传学实验室可提供基于 cffDNA 的单基因病 NIPD，但目前应用于临床实践的疾病中暂未包括遗传性肾癌。其他国家也未见相关病案报道。由于单基因遗传病需要基于特定疾病专门定制检测方案，检测方法和工作流程复杂，对于遗传性肾癌 NIPD 从理论可行到临床实践应用还亟须科研工作者的进一步探索。如何利用无创产前诊断的优势，在遗传性肾癌产前诊断中发挥更重要的作用，需要未来进一步的研究和探索。

（薛　晴）

编者
▼

薛晴
北京大学第一医院
北京市西城区西什库大街 8 号
邮编：100034
邮箱：drxueqing@163.com

专家述评

遗传性肾癌占肾癌的 2%～4%，由于其发病年龄较轻，因此患者的生育问题值得关注。

作者从以下两个方面对于遗传性肾癌患者的生育问题进行了全面的阐述：对于已合并妊娠者，作者详述了遗传性肾癌合并妊娠的流行病学、肿瘤与妊娠的相互影响、肾癌及相关组织器官疾病的孕期管理以及产前遗传诊断的实验室研究；对于妊娠前患者，作者介绍了利用辅助生殖技术对遗传性肾癌患者的生育进行孕前干预的可行性，从胚胎植入前的遗传学诊断和基因编辑阐述了其研究进展和应用前景，使遗传性肾癌患者有望实现优生。

本章内容涵盖了有关遗传性肾癌患者涉及生育的多方面内容，内容详尽而前沿，有助于促进相关肿瘤医师及妇产科医师的临床工作。

（左文莉）

述评专家信息

左文莉

北京大学第一医院

北京市西城区西什库大街 8 号

邮编：100034

E-mail：wenlizuo@sina.com

第七章

VHL 综合征

1904 年德国眼科专家 Eugene von Hippel 报道了家族遗传的视网膜病变，后将其命名为视网膜血管瘤病。1927 年瑞典病理学家 Arvid Lindau 等首次提出具有遗传性的中枢神经系统血管瘤，并发现中枢神经系统血管瘤与视网膜血管瘤和内脏肿瘤的发生相关。1964年，Melmon 和 Rosen 等使用 von Hippel 和 Lindau 两位教授的名字命名这类遗传肿瘤综合征为希佩尔 - 林道综合征（von Hippel-Lindau syndrome），简称 VHL 综合征。

第一节 | VHL 综合征简介、蛋白功能及通路基因特点

VHL 综合征是由 *VHL* 基因突变或启动子高甲基化导致的常染色体显性遗传病。目前认为，VHL 综合征表现为多器官肿瘤综合征，临床特征为多发的中枢神经系统血管母细胞瘤、视网膜血管瘤、肾细胞癌或肾囊肿、胰腺肿瘤或囊肿、嗜铬细胞瘤、内淋巴囊肿瘤、生殖系统肿瘤或囊肿等病变。

一、VHL 综合征的简介

（一）VHL 综合征的流行病学特点

VHL 综合征的发病率约为 1/36 000，患者 70 岁后外显率接近 100%。荷兰学者研究发现，95% 以上 VHL 综合征患者在 34 岁前出现首发症状。随着医学影像技术和其他诊断技术的进步，VHL 综合征患者初发临床症状的年龄有所提前。2014 年，北京大学第一医院龚侃等在国际上报告了 VHL 综合征患者中存在遗传早现现象，即患者家系中子代的发病年龄早于亲代的现象。随后，加拿大多伦多大学研究团队进一步研究发现，家系第一代成员的平均首发年龄为 32.5 岁，第二代为 22.5 岁，第三代为 12 岁，亦呈逐代减小的趋势。VHL 综合征遗传早现现象的发现，可为患者及家属筛查方案的制定提供指导。

VHL 综合征男性患者的预期平均寿命为 59.4 岁，而女性患者的平均寿命仅约 48.4岁，这种平均寿命差异的原因暂不明确。VHL 综合征患者死亡原因中，约 73% 为 VHL 综合征相关疾病导致的。中枢神经系统血管母细胞瘤和肾细胞癌是 VHL 综合征患者最主要的死亡原因。

（二）VHL 综合征的基因诊断

1993 年，Latif 等首次成功克隆了 *VHL* 基因，该基因定位于 3p25-26，包含三个外显子，在物种中具有高度保守性。VHL 综合征的发病机制符合 Knudson 提出的"二次打击"学说：*VHL* 基因的胚系突变导致患者所有的体细胞均携带有缺陷的 *VHL* 等位基因（第一次打击）；体细胞另一条等位基因的突变导致了肿瘤的发生（第二次打击或杂合性丢失）。

"二次打击"事件通常由等位基因缺失（49%）或野生型等位基因的高甲基化（35%）导致。大多数 VHL 综合征患者的家族史为阳性，即从父母双方中一方继承了胚系突变的 *VHL* 基因，从另一方继承一个野生型等位基因；然而，少部分患者并无疾病家族史。

VHL 基因最常见的突变类型是错义突变（27% ~ 38%）和无义突变（13% ~ 27%），其次常见的类型包括大片段缺失（9% ~ 20%）、小片段缺失（10%）和基因重排（25%），但插入或剪接位点突变等类型较为罕见。

VHL 综合征基因诊断最常用的方法是聚合酶链式反应（polymerase chain reaction，PCR）扩增后直接进行测序，但其仅能检测点突变、小片段的缺失或插入，而不能检测大片段缺失，致使其确诊率仅为 38% ~ 80%。随着基因检测技术的发展，普通测序联合半定量 Southern 杂交或通用引物荧光定量 PCR 等方法，可将 *VHL* 基因突变的检出率提高至接近 100%。然而，无疾病家族史患者的明确诊断仍是目前 VHL 综合征诊断中最具挑战性的问题，对于无疾病家族史患者的诊断应在基因诊断的基础上结合严密的临床检查及临床表现来综合分析。

（三）VHL 综合征的临床诊断

Melmon 和 Rosen 等于 1964 年首次提出了 VHL 综合征的临床诊断标准。之后随着对疾病认识的深入和临床病例的积累，Lamiell 和 Lonser 等进一步完善了 VHL 综合征的临床诊断标准。

目前 VHL 综合征的临床诊断主要依据家族史和临床表现两个方面对患者进行评估。可用来临床诊断 VHL 综合征的症状包括：血管母细胞瘤（中枢神经系统和视网膜）、肾癌、嗜铬细胞瘤、胰腺多发囊肿或神经内分泌瘤以及内淋巴囊肿瘤。当疑似患者符合以下条件时即可临床诊断为 VHL 综合征：①有明确家族史，只要出现以上肿瘤之一即可诊断；②无家族史，患者出现至少两个血管母细胞瘤，或者一个血管母细胞瘤加上以上肿瘤之一即可诊断。

二、VHL 蛋白功能及通路基因特点

VHL 基因编码的 VHL 蛋白（VHL protein，pVHL）包括两个亚型，较大的亚型为 $pVHL_{30}$，由 213 个氨基酸残基组成，分子量为 24 ~ 30kDa；较小的亚型为 $pVHL_{19}$ 分子量为 19kDa。pVHL 在人体组织中广泛分布，在细胞中定位于细胞核和细胞质（图 7-1）。

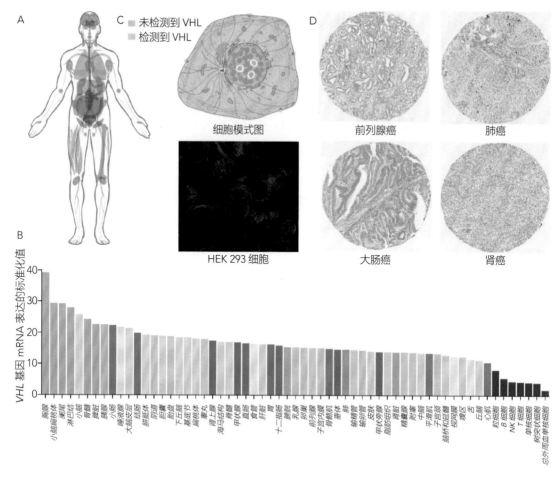

图 7-1 VHL 基因在人体、细胞及肿瘤中的表达情况

A 和 B：VHL 基因 mRNA 广泛表达于人体的多种组织器官及细胞中；C：VHL 蛋白在细胞核及细胞质中

表达；D：VHL 蛋白在肾癌组织中表达升高（数据来源于人蛋白质数据库 www.proteinatlas.org）。

　　pVHL 由两个紧密耦合的 α 和 β 结构域组成，作为一种 E3 泛素化连接酶，其 α 结构域可直接结合 elongin C，进而与 elongin B、Cullin2（CUL2）及 RING 指蛋白 Rbx1 结合形成 VCB-CR 复合体。参与组成 VCB-CR 复合体的 pVHL 在体内是稳定的，若 α 结构域中负责与 elongin C 结合的氨基酸发生突变，则 pVHL 的稳定性下降，可在蛋白酶体途径中被迅速降解。β 结构域具有与靶蛋白结合的作用，靶蛋白与 β 结构域结合后在 VCB-CR 复合体介导下发生泛素化，继而被蛋白酶体降解（图 7-2）。

　　缺氧诱导因子（hypoxia inducible factor，HIF）是 pVHL 最重要的靶蛋白，对 VHL 基因发挥抑癌功能至关重要。HIF 是一种核转录因子，是由一个不稳定的 α 亚基和一个稳定的 β 亚基组成的异二聚体。在细胞内氧含量充足且 VHL 基因正常情况下，HIF 在脯氨酸羟化酶的催化下发生羟基化，进而在 VCB-CR 复合体的介导下发生泛素化，后通过蛋白

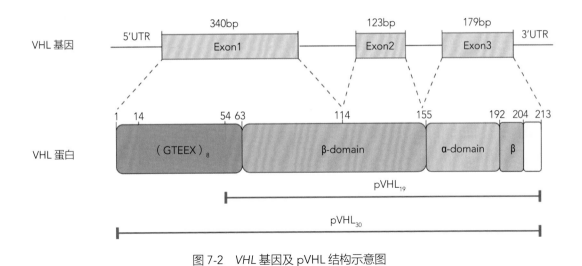

图 7-2　*VHL* 基因及 pVHL 结构示意图

酶体途径降解，以维持 HIFα 在细胞内处于一种低水平状态。

　　当 *VHL* 基因失活时，细胞质中 HIFα 降解障碍，导致细胞内 HIFα 水平升高，转入细胞核中与 HIFβ 结合形成具有生理学功能的异二聚体 HIF 分子。HIF 与靶基因启动子区 DNA 序列中的缺氧反应元件（hypoxia-responsive elements，HRE）结合，进而启动靶基因的转录表达。目前已知的 HIF 的下游因子主要有血管内皮生长因子（vascular endothelial growth factor，VEGF）、血小板源性生长因子（platelet-derived growth factor，PDGF）、转化生长因子 -α（transforming growth factor，TGF-α）、促红细胞生成素（erythropoietin，EPO）和碳酸酐酶 IX（carbonic anhydrase IX，CAIX）等（图 7-3）。这些细胞因子参与血管生长、能量代谢、细胞周期、细胞凋亡及免疫调节等病理生理过程。*VHL* 基因通过 HIF 分子调控一系列基因表达的作用称为 VHL-HIF 信号通路，该通路广泛参与肾细胞癌、视网膜母细胞瘤、中枢神经系统血管母细胞瘤、胰腺神经内分泌肿瘤等疾病的发生发展。目前，应用于晚期肾癌临床治疗的经典靶向治疗药物，如舒尼替尼、帕唑帕尼、阿昔替尼等所针对的靶点均为 VHL-HIF 信号通路下游分子；近期研究发现，HIF2α 抑制剂（如 PT2399 等）也具有抑制肿瘤生长作用，目前正在临床试验阶段。

　　虽然多数研究提示 HIF 可通过与靶基因启动子区 HRE 结合后启动基因的转录表达，然而有研究表明 HIF 与 HRE 结合后发挥抑制基因转录表达的作用。例如超氧化物歧化酶 2（superoxide dismutase 2，*SOD2*）基因、抗氧化蛋白酶 3（peroxiredoxin 3，*Prx3*）基因、过氧化物酶体增殖物激活受体（peroxisome proliferator- activated receptors，*PPARs*）基因和 BCL2 相关基因 X（BCL2 associated X，*Bax*）基因等，这些基因与细胞的氧化应激、炎症反应和抗凋亡等过程相关。

　　pVHL 亦可通过介导 HIF 之外的靶蛋白泛素化降解来调控细胞生理学过程，即 HIF 非

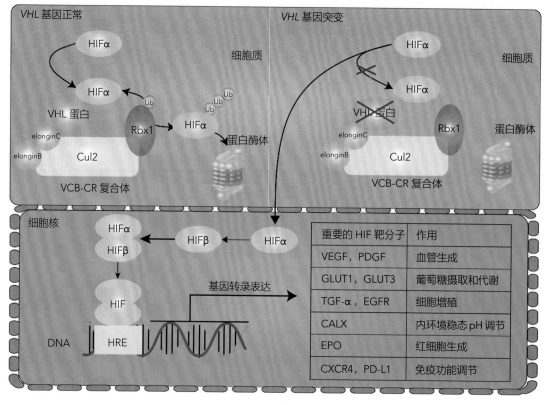

图 7-3　VHL-HIF 通路示意图

依赖的 pVHL 功能。以下对 pVHL 的 HIF 非依赖功能进行简要介绍。

（一）pVHL 与自噬

微管相关蛋白 1 轻链 3B（microtubule-associated proteins 1A/ I B light chain 3B，MAP1LC3B）依赖的自噬是肾癌生长所必需的。目前研究发现 pVHL 可通过两种方式抑制 LC3B 依赖的自噬发生。首先，通过 pVHL 正向调控 miR-204：miR-204 可直接结合 LC3B mRNA 以抑制 LC3B 的表达，进而抑制 LC3B 依赖自噬的发生。其次，pVHL 可通过直接介导 LC3B 的泛素化降解来抑制 LC3B 依赖的自噬。在 pVHL 缺失的情况下，miR-204 表达减少以致其对 LC3B 的转录抑制作用解除，pVHL 对 LC3B 的泛素化降解作用消失，以上两种机制导致 LC3B 依赖的自噬过度激活，进而导致肾癌的发展。

（二）pVHL 与基因组不稳定性

DNA 修复对于维持基因组稳定性至关重要，DNA 修复过程的缺陷会增加患癌风险。有研究表明，细胞因子信号转导抑制物 -1（suppressor of cytokine signaling 1，SOCS1）可介导 pVHL 发生 K63 泛素化，继而 pVHL 移位入细胞核与 ATM 协同激活下游 DNA 损伤通路，并在 DNA 损伤处参与募集 DNA 损伤修复因子，以维持基因组稳定性。若 pVHL

失活或在与 SOCS1 结合的位点发生改变，则可导致同源重组（homologous recombination，HR）缺陷，进而导致基因组不稳定，从而促进肿瘤的发生。端粒功能失调亦是上皮性肿瘤基因组不稳定性的重要来源。有研究利用 VHL 综合征患者及正常人外周血白细胞为研究对象，测定其相对端粒长度，分析后发现 VHL 综合征患者端粒长度显著短于正常人，这提示 VHL 基因可能调控端粒长度。在 VHL 基因突变时，端粒功能失调导致基因组不稳定性增加，可能是 VHL 基因通过调控基因组不稳定性促进肿瘤发生发展的另一机制。

（三）pVHL 与细胞衰老

细胞衰老是不可逆的生长停滞状态，是体内重要的抑制肿瘤发生机制。Kaelin 等研究发现，pVHL 可在体内外不依赖 HIF 引起细胞衰老，其机制是 pVHL 的缺失可抑制 p400，进而导致视网膜母细胞瘤蛋白（retinoblastoma protein，Rb）活化，引起细胞周期抑制因子 p27 升高，继而致使细胞衰老的发生。VHL 基因失活可导致小鼠胚胎成纤维细胞（MEF）的有丝分裂生长停滞和过早衰老，进一步分析发现细胞周期蛋白 B1（Cyclin B1）的表达显著降低，提示 VHL 基因可能通过调控 Cyclin B1 参与细胞有丝分裂及细胞衰老的调控，但其具体机制及作用尚无明确的结论。

（四）pVHL 与初级纤毛和微管稳定性

pVHL 可与微管结合并稳定微管，以保护微管免于解聚。这两种功能均取决于 pVHL 的 95～123 位氨基酸。与体内微管最显著相关的 pVHL 形式是 pVHL$_{30}$ 亚型。pVHL 的失活会破坏其稳定微管的功能，这种功能与 VHL 综合征中血管母细胞瘤和嗜铬细胞瘤的发病相关。糖原合酶激酶 3（GSK-3）的磷酸化可负调控 pVHL 对微管动力学的影响。微管稳定性与初级纤毛的形成和维持密切相关。初级纤毛是一种特定的细胞表面上的结构，在化学物质（例如生长因子）和机械信号的转导中发挥重要作用。pVHL 蛋白参与调控初级纤毛，许多囊性疾病都有初级纤毛的异常，部分解释了 VHL 综合征患者中多器官出现囊肿的原因。

（五）pVHL 对其他癌基因及抑癌基因的作用

pVHL 可介导锌指和同源盒蛋白 2（zinc fingers and homeoboxes 2，ZHX2）的泛素化降解，在 VHL 基因缺失的细胞中，ZHX2 蛋白水平升高进而促进核因子 kappa B（nuclear factor kappa B，NF-κb）信号转导来促进肾癌发生。原癌基因 MDM2 可泛素化降解抑癌基因 p53 编码蛋白，发挥癌基因作用；研究表明，pVHL 可抑制 MDM2 的功能，从而保护 p53 不被降解。当 pVHL 失活时，其对 MDM2 降解功能缺失，致使 p53 减少，启动肿瘤的发生发展。在 VHL、P53 及 Rb 基因同时敲除的转基因小鼠，出现肾透明细胞癌的表型；此外，VHL、PBRM1 基因同时敲除可先导致肾囊肿的发生，之后接近 10 个月时出现肾透明细胞癌的表现。以上研究提示 *VHL* 基因可与多种抑癌基因及癌基因相互作用，进而参与肿瘤的发生发展过程。

以上研究表明，pVHL 作为一种重要的 E3 泛素化连接酶，可通过 HIF 依赖及 HIF 非依赖的方式参与调控细胞多种生理过程。目前，对 pVHL 的 HIF 依赖功能的研究最为深入，以此为理论基础开发了一系列的肿瘤靶向治疗药物；但 pVHL 的 HIF 非依赖功能的研究则相对有限。进一步探索 pVHL 新的靶蛋白，对深入认识 *VHL* 基因功能，探明治疗新靶点，丰富 VHL 综合征及肾细胞癌患者的治疗选择、延长患者生存时间及提高生活质量具有重要意义。

（宁向辉）

编者

宁向辉

郑州大学第一附属医院

河南省郑州市二七区建设东路 1 号

邮编：450052

E-mail: ningxianghui@126.com

专家述评

von Hippel Lindau (VHL) is a critical tumor suppressor gene that is inactivated by either mutation or hyper-methylation in the majority of clear cell renal cell carcinoma (ccRCC), a lethal disease accounting for 85% of renal cancers and classically resistant to cytotoxic chemotherapy. pVHL functions as an E3 ubiquitin ligase component that promotes the degradation of its substrates, such as the alpha subunit of the hypoxia inducible factor (HIFα), controlled via HIFα hydroxylation on specific proline residues by a class of prolyl hydroxylases (EglNs). HIF-2α stabilization, as a result of VHL loss, is sufficient and necessary for promoting kidney tumor growth. Recent reports showed that the specific HIF-2α inhibitor PT2399 inhibits primary tumor growth and invasion of a subset of kidney cancer. Recent publication also showed that ZHX2 as a novel substrate for VHL. This book chapter provides a useful review of VHL regulated pathways in diverse setting, including autophagy, chromosomal instability, cilia formation. Deeper understanding of

VHL regulatory pathways will help elucidate new therapeutic avenues in the majority of kidney cancer.

（张　青）

述评专家

张青

UT Southwestern Medical Center

5323 Harry Hines Blvd, Dallas, TX 75390, USA

E-mail：Qing.Zhang@UTSouthwestern.edu

第二节 | VHL 综合征 "基因型 - 临床表型" 相关性研究

不同家系 VHL 综合征患者 *VHL* 基因发生突变的位置和突变的类型各不相同，因此，每个患者的 *VHL* 基因突变情况就像是该患者的一个特殊 "身份证"，称为该患者的基因型。VHL 患者的主要临床表现有中枢神经系统（脑、脊髓）血管母细胞瘤、视网膜血管母细胞瘤、肾癌或肾囊肿、胰腺肿瘤或囊肿、肾上腺嗜铬细胞瘤、内淋巴囊肿瘤和生殖系统囊肿等病变，但每个患者可能出现的病变不是完全相同的，各部位病变出现的时间也可能存在差异，因此，我们说每个 VHL 患者的具体临床表现也是各不相同的，这就成为了每个患者的临床表型。VHL 患者的基因型和临床表型之间是存在相关性的，这个相关性就称为基因型 - 临床表型相关性。

一、VHL 综合征基因诊断的方法和意义

基因诊断是目前确诊 VHL 综合征的 "金标准"，同时也是进行 VHL 综合征 "基因型 - 临床表型" 相关性研究的基础。VHL 综合征基因诊断是通过检测患者的 *VHL* 基因，发现 *VHL* 基因突变，从而确诊 VHL 综合征的诊断方法。

VHL 基因突变方式多样，包括：错义突变、无义突变、剪切位点突变、小片段缺失或插入、大片段缺失等。错义突变指 *VHL* 基因中单个碱基的改变，导致 VHL 蛋白（pVHL）中一个氨基酸的改变，例如某个 VHL 综合征患者的基因突变为 c.499C>T p.Arg167Trp 时，这说明此患者 *VHL* 基因第 499 位的胞嘧啶 C 突变为了胸腺嘧啶 T，导致 pVHL 中第 167 位的氨基酸由精氨酸 Arg 变为了色氨酸 Trp（图 7-4）；无义突变指 *VHL* 基因中单个碱基的

改变，导致 pVHL 的翻译发生了终止，例如 c.263G>A p.Trp88stop 代表 *VHL* 基因第 263 位的鸟嘌呤 G 突变为了腺嘌呤 A，导致 pVHL 的翻译在第 88 位发生了终止（图 7-5）；剪切位点突变指 *VHL* 基因突变发生在剪切位点上，其可能影响 VHL 蛋白的剪切连接；小片段缺失或插入指 *VHL* 基因发生了小片段的缺失或插入，例如 c.227-229delTCT p.Phe76del 代表 *VHL* 基因第 227 位到 229 位的碱基 TCT 发生了丢失，导致 pVHL 中第 76 位的氨基酸发生了丢失；大片段缺失指 *VHL* 基因发生了大片段的缺失，导致 pVHL 发生大片段缺失，例如 Exon 3 deletion 代表 *VHL* 基因 3 号外显子的碱基丢失，导致其编码的氨基酸丢失。

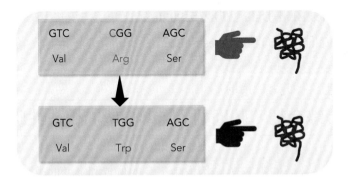

图 7-4　错义突变示例（c.499C>T　p.Arg167Trp）

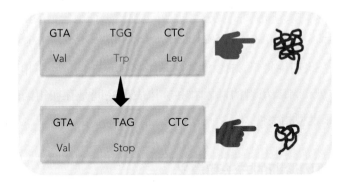

图 7-5　无义突变示例（c.263G>A　p.Trp88Stop）

目前 *VHL* 基因检测最常用的方法是 PCR 直接测序法。PCR 直接测序法能检测 *VHL* 基因的错义突变、无义突变、剪切位点突变和小片段缺失或插入，但它不能检测 *VHL* 基因大片段缺失。VHL 综合征患者群中大片段缺失患者的比例约为 11%～40%。近年来，国内外用于 *VHL* 基因大片段缺失检测的方法包括 Southern Blot、多重连接探针扩增（multiplex ligation-dependent probe amplification，MLPA）、实时定量 PCR（real-time PCR，RT-PCR）及通用引物荧光定量 PCR（universal primer quantitative fluorescent multiplex PCR，UPQFM-PCR）等。Southern Blot 和 MLPA 具有检测方法操作烦琐，价格昂贵，相对不适于临床推广应用的缺陷。RT-PCR、UPQFM-PCR 操作简单，较适合临床推广应用，但具有检测效率有限的缺点。临床应用中常采用 PCR 直接测序法联合大片段缺失检测方法来确诊 VHL 综合征患者。

虽然 PCR 直接测序联合大片段缺失的检测使 VHL 综合征确诊率大幅度提高，但仍有一小部分患者可能被漏诊，这可能与患者是嵌合体有关。嵌合体指一个生物体有两种以上的基因型。有时嵌合体患者虽符合临床诊断标准，但基因诊断可能出现阴性的结果，这是因为其外周血细胞不存在或只存在少量的突变细胞。对于此部分患者，可以使用限制性内切酶酶切以及计算其外周血 DNA 的嵌合比例的方法明确其是否为嵌合体。

VHL 基因诊断不仅能早期确诊已有症状的 VHL 综合征患者，还能用于筛查尚无症状的 VHL 综合征患者，即 *VHL* 基因突变携带者。VHL 综合征患者的早期诊断不仅能为患者各部位病变的监测提供指导信息，对决定患者各部位病变的最佳干预时机和制定最优化治疗方案至关重要，进而为患者的预后改善打下基础。

除基因诊断外，VHL 综合征也有临床诊断标准，主要是依据患者的发病部位和病变数目进行诊断。临床诊断标准：①有 VHL 疾病家族史的：单发的视网膜血管瘤或中枢神经系统血管母细胞瘤，同时伴有嗜铬细胞瘤、肾癌、胰腺、附睾等部位损害之一的即可临床确诊；②无 VHL 疾病家族史的：至少有两个视网膜血管瘤或中枢神经系统血管母细胞瘤，或一个血管母细胞瘤伴内脏实质肿瘤才可临床确诊。

临床诊断标准具有简单易行的特点，但依靠它来确诊 VHL 综合征患者，需要患者具备足够数目的病变，因此具有漏诊率高和诊断滞后的缺点。

二、VHL 综合征"基因型 - 临床表型"相关性研究的必要性

VHL 综合征不仅临床表现复杂，而且患者的临床表型具有多变性，不同患者的临床表型各不相同，即使同一家族的患者在表型上也存在较大的差异。而且，VHL 综合征的各部位病变没有固定的发病年龄，不同患者不同年龄的疾病外显率也各不相同。因此，寻找 VHL 综合征患者的表型预测因子一直是 VHL 综合征研究的一个热点。迄今为止，基因型是唯一确证与患者临床表型相关的因素，因此，VHL 综合征"基因型 - 临床表型"相关性研究对于 VHL 综合征患者临床表型预测因子的发现至关重要，同时也会对 VHL 综合征患者个体化的诊疗提供有用的信息。

三、VHL 综合征"基因型 - 临床表型"相关性研究现状

VHL 综合征是由 *VHL* 抑癌基因突变引起的。*VHL* 基因有不同类型的突变方式，主要

包括错义突变、无义突变、剪切位点突变、小片段缺失或插入和大片段缺失。检测发现 *VHL* 基因突变是确诊 VHL 综合征的"金标准",其不仅能确诊已有症状的 VHL 综合征患者,还能用于筛查尚无症状的 VHL 综合征患者,使患者得到早期诊断。同时,基因诊断也为 VHL 综合征"基因型 - 临床表型"相关性研究奠定基础。

国外对于 VHL 综合征"基因型 - 临床表型"相关性的研究已进行多年。目前最广为人知的成果是发现携带 *VHL* 基因错义突变的 VHL 综合征患者比携带其他突变的患者更易发生嗜铬细胞瘤。基于这些发现,国际上依据 VHL 综合征患者是否发生嗜铬细胞瘤将 VHL 综合征分为两型:Ⅰ 型(有中枢神经系统血管母细胞瘤、视网膜血管母细胞瘤和肾癌,但不伴有嗜铬细胞瘤)和Ⅱ 型(伴有嗜铬细胞瘤)。Ⅱ 型 VHL 综合征又依据是否伴有肾癌发生而被分为三型:Ⅱ A(中枢神经系统血管母细胞瘤、视网膜血管母细胞瘤和嗜铬细胞瘤,不伴有肾癌)、Ⅱ B(中枢神经系统血管母细胞瘤、视网膜血管母细胞瘤和嗜铬细胞瘤,伴有肾癌)和Ⅱ C(只有嗜铬细胞瘤)(表 7-1)。

表 7-1 VHL 综合征"基因型 - 临床表型"特征分类

VHL 综合征分类	临床特点
Ⅰ 型	中枢神经系统血管母细胞瘤
	视网膜血管母细胞瘤
	肾细胞癌
	胰腺肿瘤或囊肿
Ⅱ A 型	嗜铬细胞瘤
	中枢神经系统血管母细胞瘤
	视网膜母细胞瘤
Ⅱ B 型	嗜铬细胞瘤
	中枢神经系统血管母细胞瘤
	视网膜母细胞瘤
	肾细胞癌
	胰腺肿瘤或囊肿
Ⅱ C 型	嗜铬细胞瘤

注:内淋巴囊肿瘤和生殖系统囊腺瘤不用于 VHL 综合征分类。

国内对于 VHL 综合征"基因型 - 临床表型"相关性研究也有一定的报道,龚侃等通过对北京大学第一医院诊断的我国 VHL 综合征患者的基因突变进行研究，绘制了国人 *VHL* 基因突变分布图（图 7-6）和国人 *VHL* 基因突变类型比例图（图 7-7），通过对此部分患者的"基因型 - 临床表型"相关性分析，阐述了国人 VHL 综合征"基因型 - 临床表型"相关性，例如：错义突变患者更易发生嗜铬细胞瘤，截断性突变患者更易发生肾细胞癌，而大片段缺失患者更易发生视网膜母细胞瘤等。因此，不同突变类型 VHL 患者可依据其基因突变类型适当加强对易患病变部位的医学监测。

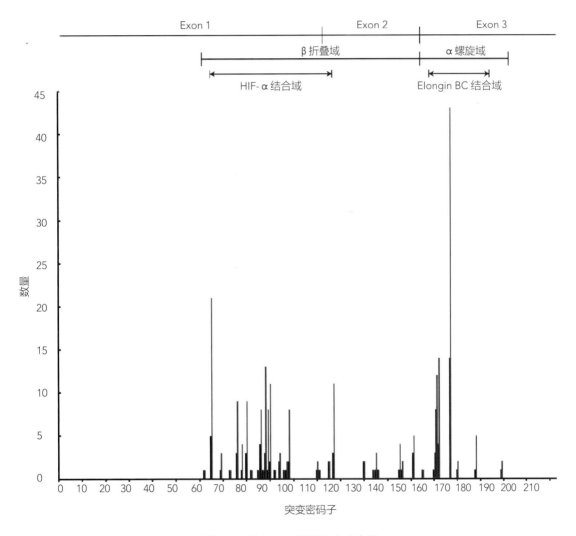

图 7-6　国人 *VHL* 基因突变分布图

X 轴代表 *VHL* 基因突变密码子，Y 轴上的深色线条代表突变的家系数，浅色线条代表突变的患者数。

图 7-7 国人 *VHL* 基因突变类型比例图

四、VHL 综合征"基因型 - 临床表型"相关性研究主要成果

（一）嗜铬细胞瘤的"基因型 - 临床表型"相关性

VHL 基因错义突变与 VHL 综合征患者嗜铬细胞瘤易感性的相关性是最早被人们发现，也是目前广泛得到各国研究证实的 VHL 综合征"基因型 - 临床表型"相关性。龚侃等的研究结果也证实了国人 VHL 综合征患者中，携带 *VHL* 基因错义突变的患者更易发生嗜铬细胞瘤。除了 *VHL* 基因突变类型与嗜铬细胞瘤发生相关性的研究外，该研究还首次分析了国人 *VHL* 基因突变区域和基因突变蛋白位点与嗜铬细胞瘤发生的相关性，发现发生在 *VHL* 基因 3 号外显子的突变与嗜铬细胞瘤的发生密切相关，发生于密码子 80 位密码子和 167 位密码子的突变与嗜铬细胞瘤的发生高度相关。Forman 等在 2009 年报道，发生在 pVHL 与延长因子 C 结合区的突变与嗜铬细胞瘤的发生相关，而 pVHL 与延长因子 C 的结合区就位于 3 号外显子。这个理论与龚侃等的研究结果是一致的。也有研究报道 pVHL 与延长因子 C 的结合区参与 p53 介导的凋亡，因此有理论提出这个功能区的突变可能是由于 p53 介导的凋亡过程出现障碍，从而引起嗜铬细胞瘤的发生。一些不在此功能区的突变也能引起嗜铬细胞瘤的发生，这可能是由于这些突变也破坏了 pVHL 与 p53 的结合。国外也曾有研究报道过第 167 位密码子的突变与嗜铬细胞瘤的发生相关，但第 80 位密码子的突变与嗜铬细胞瘤的发生高度相关是首次被报道。

VHL 综合征相关性嗜铬细胞瘤的发病机制尚不明确。有研究报道位于 pVHL 表面的错义突变比位于 pVHL 内部的错义突变和 *VHL* 基因的大片段缺失更易引起嗜铬细胞瘤。因此有人提出假说，引起嗜铬细胞瘤的突变是通过一个完整的、但改变了功能的 pVHL 引起的。这一假说与 II C 型 VHL 综合征患者的 pVHL 保留了调节 HIF 的功能这个发现一致，同时也阐明了 II C 型 VHL 综合征患者只发生嗜铬细胞瘤，而不出现中枢神经系统血管母细胞瘤和肾癌的原因。

（二）中枢神经系统和视网膜血管母细胞瘤的"基因型 - 临床表型"相关性

中枢神经系统血管母细胞瘤和视网膜血管母细胞瘤都是 VHL 综合征重要的临床表现。Maher E R、Wittstron E 和 Franke G 等的研究均发现并报道了 *VHL* 基因大片段缺失和截断性突变比错义突变更易引起中枢神经系统血管母细胞瘤。Frank G 发现 *VHL* 基因大片段缺失比其他突变更易引起视网膜血管母细胞瘤。龚侃等研究发现，中国 VHL 综合征患者中截断突变比错义突变更易引起中枢神经系统血管母细胞瘤，*VHL* 基因 2 号外显子的突变比其他外显子的突变更易引起中枢神经系统血管母细胞瘤，而大片段缺失患者更易发生视网膜血管母细胞瘤。

多数学者认为 VHL 综合征患者血管母细胞瘤的产生（包括中枢神经系统血管母细胞瘤和视网膜血管母细胞瘤）是由于 pVHL 不能正常降解 HIF，导致 HIF-1α 聚集，进而引起促红细胞生成素和血管内皮生长因子过表达，致血管母细胞瘤出现。Lee 等在对韩国 VHL 综合征患者的研究中发现，发生在 HIF-α 结合区的错义突变会使患者发生中枢神经系统血管母细胞瘤的风险增高。Clifford 等认为 HIF 降解异常和纤连蛋白连接缺失都与血管母细胞瘤的发生有关。有研究认为 *VHL* 基因大片段缺失会导致 pVHL 的完全缺失，而错义突变只是影响 pVHL 的稳定性，致使其稳定性减弱更易被降解，但却不影响其活性。

（三）肾癌的"基因型 - 临床表型"相关性

Ong 等曾报道过英国 VHL 综合征患者中，无义突变和移码突变（都属于截断性突变）比错义突变更易引起肾癌和血管母细胞瘤。Gallou 等对法国 VHL 综合征患者的研究中发现了两个错义突变丛与肾癌的发生密切相关，且报道了这两个错义突变分别位于 *VHL* 基因 74-90 位和 130-136 位。龚侃等研究发现中国 VHL 综合征患者中截断性突变比大片段缺失和错义突变更易引起肾癌。

一些学者认为 *VHL* 基因突变导致 HIF 降解异常引起了 VHL 相关性肾癌的产生。另一些学者认为发生在 pVHL 与延长因子 C 结合区的突变破坏了 pVHL 与 p53 的结合，进而影响了 p53 介导的凋亡，最终导致了肾癌的产生。截断性突变比大片段缺失和错义突变更易引起肾癌的原因尚不明确，这可能是由于截断性突变导致的 pVHL 保留了结合 HIF 的位点，但却失去了与延长因子 C 结合的位点，这样的 pVHL 与野生型 pVHL 竞争性结合 HIF，但它却不能通过延长因子 C 与 p53 相互作用。

（四）胰腺肿瘤或囊肿的"基因型 - 临床表型"相关性

国内外对于 VHL 综合征胰腺肿瘤或囊肿的"基因型 - 临床表型"相关性研究报道数量有限，龚侃等的研究发现中国 VHL 综合征患者中 *VHL* 基因大片段缺失和截断性突变比错义突变更易引起胰腺肿瘤或囊肿。在错义突变中，位于 1 号外显子和 2 号外显子的错义突变比位于 3 号外显子的错义突变更易引起胰腺肿瘤或囊肿。因此推测错义突变与胰腺肿瘤或囊肿低发生率相关，这可能是由于错义突变引起 pVHL 单个氨基酸的替换，从而会产生一个完整的、但却不同于正常 pVHL 的蛋白，这样的 pVHL 保留了降解 HIF 的能力，因此致使胰腺肿瘤或囊肿不易发生。位于不同外显子的错义突变引起胰腺肿瘤或囊肿的发生率不同，可能是由于这些突变使 pVHL 保留了不同程度降解 HIF 的能力。

VHL 综合征基因型 - 临床表型相关性研究一直是 VHL 综合征研究的一个热点。目前国内外的研究结果主要集中在不同基因突变类型对患者临床表型的预测上，即用基因突变类型作为患者的表型预测因子，虽然取得了一定的研究成果，但大多是基于将 *VHL* 基因突变类型分为错义突变、截断突变和大片段缺失三大基因突变类型进行的表型预测，因此这些预测因子的预测较为宽泛且局限。未来，研究者们可以基于更多的基因与临床数据，将 *VHL* 基因突变更加细分，以寻找更多、更加精准的表型预测因子，为患者提供更加个体化的医疗服务，这也是未来医学发展的必然方向。

（彭双鹤）

编者

彭双鹤

天津医科大学第二医院

天津市河西区平江道 23 号

邮编：300211

E-mail：shuanghep2009@163.com

专家述评

VHL 综合征的复杂性在于其终身外显率高、累及器官广、致病类型多、发病顺序不定以及年龄跨度大等。作为最常见的遗传性肾癌，其治疗策略不像散发性肾癌一样简单、清晰，对于罹患个体及家系成员进行终身密切随访、监控是为必需。

国外现有的临床分型标准主要基于 VHL 综合征的不同临床表现，但该分型方式对疾病亚型区分度、预知度有限，临床应用中仍有漏诊、误诊风险，难以满足终身监测、主动筛查的需求。

随着基因测序技术的进步，通过"基因型 - 临床表型关联分析"对 VHL 综合征进行更加深入的基因诊断和分子分型成为可能。本节内容重点介绍了国人本领域的研究进展，也为 VHL 综合征这类遗传性疾病的精准诊疗模式提供了一种可行的研究范例。相信在未来，基因诊断或将成为 VHL 综合征早期诊断、早期预警和针对性治疗中不可或缺的重要工具，这一点对当代的临床医生颇具借鉴意义。

（高　旭）

述评专家信息

高旭

海军军医大学第一附属医院（上海长海医院）

上海市杨浦区长海路 168 号

邮编：200433

E-mail：gaoxu.changhai@foxmail.com

第三节 │ VHL 综合征影像特征

VHL 综合征为一种累及包括中枢神经系统、泌尿生殖系统、消化系统等多系统、多器官的家族性常染色体显性遗传病，影像学对于该病的发现、病变的评估与随访起着重要的作用，同时对于无症状基因携带者的筛查及疾病监测也有着重要的意义。

一、影像学检查方法

VHL 综合征的临床表现多变，基本病变包括双侧或多中心视网膜血管母细胞瘤、中枢神经系统血管母细胞瘤、内淋巴囊肿瘤、肾囊肿及肾细胞癌、嗜铬细胞瘤、胰腺囊肿、附睾囊肿等。这些病变可通过不同影像学方法检出，最常用的检查方法包括超声、CT、MRI，核医学与血管造影亦有部分应用。临床医生应根据病变发生的部位，选择适宜的影像学检查方法。颅内病变主要依靠 CT、MRI 显示，脊髓病变则以 MRI 为最佳手段。目前，基于 MRI 有较高的软组织分辨率、为多参数成像、无辐射并且可多次重复检查的优势，已经成为 VHL 患者中枢神经肿瘤检查最重要的手段。肾脏及胰腺病变以超声和 CT 检查为宜。对于无症状患者或高危人群的筛查及监测，应以非侵入性检查为主，将超声和 MRI 检查列为首选，尽量避免有电离辐射的 CT 检查。随着 VHL 综合征的保守治疗被更广泛地接受，超声和 MRI 将会在疾病的随访监测中发挥更为重要的作用。

二、中枢神经系统、视网膜及内淋巴囊

VHL 综合征可引发多器官的病变，包括视网膜血管母细胞瘤（retinal angioma，RA）、中枢神经系统血管母细胞瘤（central nervous system hemangioblastoma）、内淋巴囊肿瘤（endolymphatic sac tumor，ELST）。血管母细胞瘤（hemangioblastoma，HB）为血管源性良性病变，由扁平上皮细胞排列形成，点缀以瘤巢样泡沫基质细胞和外膜细胞，伴有厚薄不一的胶原组织。大体上看，HB 边界清晰，但没有真正的囊壁，大多表现为囊性病变，囊性成分为黄色或黄褐色含蛋白的液体，在贴近囊的边缘可见红色富血供结节，镜下为大量毛细血管网和空泡样的基质细胞。少数 HB 亦可呈纯实性。肿瘤多位于小脑内环绕第四脑室分布，这可能与原始脉络膜在小脑发育时嵌入脑实质内有关。

（一）视网膜血管母细胞瘤

视网膜血管母细胞瘤过去亦称为视网膜血管瘤，会在 45%~59% 的 VHL 患者中出现，患者平均发病年龄为 25 岁，只有 5% 的患者在 10 岁以前被发现。单侧视网膜血管母细胞瘤患者随年龄增长有双侧发病倾向。病变常位于视网膜周围，也可直接累及视神经盘。肿瘤较小时可无症状，进一步增大可出现部分或全部视力丧失，并导致视网膜脱离、黄斑水肿、青光眼、白内障、眼色素层炎等并发症。

【影像学表现】

RA 临床诊断主要依靠眼底检查，病变早期影像学检查无阳性发现，当伴有出血或视网膜下积液可由 MRI 检出。较大的病灶在对比增强 CT 或 MRI 中可以显示。肿瘤最常位于视网膜的颞侧周边区，其营养和引流血管均发自和汇入视神经盘。病灶相较于周围玻璃体呈 T_1WI 稍高信号、T_2WI 低信号，增强扫描可见强化（图 7-8），但此时临床已经出现视野缺损或失明等症状。晚期病灶有时可见钙化灶，可通过 CT 检出，具有一定提示意义。

（二）中枢神经血管母细胞瘤

中枢神经血管母细胞瘤是 VHL 综合征最常见的表现之一，常为多发，发病平均年龄约 30 岁，预后较差。典型的发病部位有小脑（16%~69%）、脊髓（5%~22%）和马尾神经（13%~53%），少数可发生在幕上，如视交叉、脉络丛、垂体前叶和漏斗部。中枢神经血管母细胞瘤体积可随时间持续或间断增大，并出现瘤周水肿，因此需要对已发现的无症状肿瘤进行持续随访。

1. 小脑血管母细胞瘤 小脑血管母细胞瘤（cerebellum hemangioblastoma，CHB）占后颅窝肿瘤的 7%~10%，但仅有 30%~55% 的 CHB 与 VHL 综合征有关，其临床表现取决于肿瘤所在中枢神经位置，多引起头痛、共济失调等表现，可伴发梗阻性脑积水。

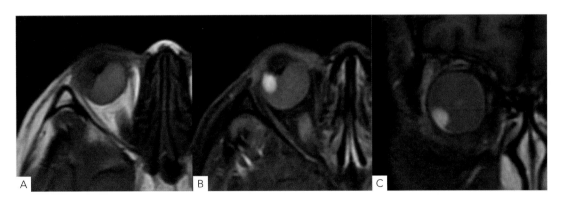

图 7-8　视网膜血管母细胞瘤（40 岁，女性 VHL 综合征患者）

A：轴位 T_1WI，可见右侧眼球内 T_1WI 信号增高，右前方可见一 T_1WI 稍低信号结节，边界清晰，右侧眼球正常晶状体信号未见显示；B 和 C：增强扫描轴位及冠状位 T_1WI 图像，可见结节明显强化。

【影像学表现】

CT：大多数 CHB 表现为伴有壁结节的囊性占位，边界清晰，增强扫描可见壁结节明显强化。

MRI：典型病灶表现为囊伴壁结节，其实性成分呈 T_1WI 等低信号、T_2WI 高信号。囊性成分因含有蛋白或出血，T_1WI 较脑脊液信号稍高，T_2WI 呈明显高信号。T_2 FLAIR 显示病灶呈高信号囊伴有瘤周水肿。当囊内伴有出血时，磁敏感加权像表现为混杂信号。增强扫描可见壁结节明显强化，囊性成分及囊壁无强化。少数完全实性结节仅表现为结节强化。肿瘤周围的供血及引流血管表现为管状流空信号，见图 7-9。

血管造影：瘤结节表现为毛细血管期持续均匀染色，病灶较大时可见到动静脉瘘及引流静脉提前显影。

2. 脊髓血管母细胞瘤　脊髓血管母细胞瘤（spinal hemangioblastoma，SHB）不同于 CHB，约 80% 的 SHB 与 VHL 综合征有关，可出现渐进性脊髓病变，表现为局部疼痛、下肢瘫痪以及肌肉萎缩。SHB 可发生于包括马尾神经在内的脊髓任何部位，最常见于颅颈交界区脊髓及脊髓圆锥，病灶可位于髓内或髓外，也可部分位于髓内部分位于髓外。

【影像学表现】　SBH 的影像学表现与 CHB 类似，表现为脊髓内的囊性病灶伴强化的壁结节，壁结节多发生于囊壁背侧。需要注意的是当未行增强检查时可能忽略较小的壁结节而误诊为脊髓空洞，或者病灶有较粗大的引流静脉时误诊为动静脉畸形。

（三）内淋巴囊肿瘤

内淋巴囊肿瘤（endolymphatic sac tumor，ELST）起源于前庭导水管外口旁硬膜内的内淋巴囊，内淋巴囊的功能与耳蜗和半规管内淋巴的产生和吸收有关。ELST 能长入桥小脑角而类似于该部位的其他肿瘤。其在病理上不同于 HB，而类似于附睾的乳头状囊腺瘤。对于可疑的 VHL 综合征的患者，双侧的 ELST 具有重要的提示意义。

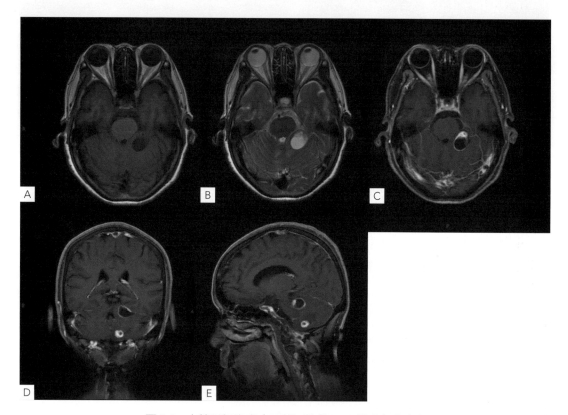

图 7-9　血管母细胞瘤（58 岁、女性 VHL 综合征患者）

A 和 B：为轴位 T_1WI、T_2WI 图像，可见左侧小脑半球囊实性占位，囊性部分呈 T_1WI 低信号、T_2WI 高信号，实性部分呈 T_1WI 稍低、T_2WI 稍高信号，边界清晰，第四脑室及脑桥轻度受压；C：轴位增强扫描可见囊壁边缘及壁结节明显强化；D 和 E：示冠状位及矢状位对比增强图像；A～C 所示病灶下方另可见一类似性质强化结节灶。

ELST 虽然是良性肿瘤，生长缓慢，但有局部侵袭性，可侵蚀前庭导水管包括内耳结构，也可引起岩骨骨质破坏，临床表现为平衡功能障碍和听觉减退或消失。当肿瘤较大（> 3cm）可累及面神经管，引起同层面神经麻痹，此时提示有外科介入指征，避免肿瘤进展引起听觉丧失。影像科医生应提高对 ELST 的认识，对于较小的病变避免漏诊。

【影像学表现】

CT：肿瘤与脑实质密度类似，其内可见局灶性低密度或高密度，可能与肿瘤内出血、含铁血黄素、胆固醇结晶等有关。肿瘤较小时以内淋巴管为中心，较大者可侵入岩骨。高分辨率 CT 可显示岩骨骨质破坏，呈虫蚀样改变，可见硬化边。肿瘤内骨可表现为网状或点状。同时可见前庭导水管、耳蜗、半规管扩大及骨侵蚀。

MRI：在 T_1WI 上呈均匀或不均匀高信号，代表出血或囊变区高蛋白液体。T_2WI 及 FLAIR 表现为高信号肿块。ELST 富血供，增强扫描可见肿瘤呈点状或条片状不均匀强化。3DMRI 能显示半规管、听神经、面神经和肿瘤的关系，见图 7-10。

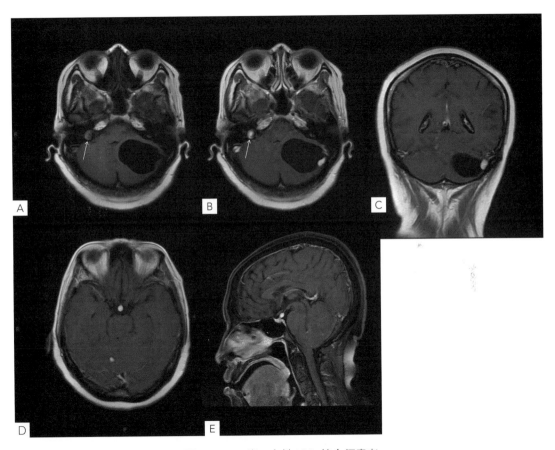

图 7-10　55 岁、女性 VHL 综合征患者

A：轴位 T_1WI 可见左侧小脑半球一巨大囊性占位伴壁结节；B 和 C：分别示轴位及冠状位增强图像，可见壁结节明显强化。图 A、B 右侧内耳部可见一 T_1WI 等信号结节（→），增强扫描可见明显强化，诊断为内淋巴囊肿瘤。D 和 E：为轴位及矢状位增强图像，可见小脑蚓右旁及垂体柄旁血管母细胞瘤，呈结节样明显强化。

三、消化系统

胰腺病变

VHL综合征消化系统病变主要累及胰腺，包括胰腺囊肿（50%～90%）、浆液性囊腺瘤（12%）以及神经内分泌肿瘤（5%～17%），囊腺癌罕见，病变可合并发生，但囊肿合并神经内分泌肿瘤较为少见。胰腺病灶可能为VHL患者腹部的唯一表现，并可早于其他临床表现数年。所以，早期发现胰腺病变可以为疑似VHL综合征的患者进行基因筛查及早期治疗提供帮助。

1. 胰腺囊肿 胰腺囊肿为VHL综合征患者最常见的腹部表现，具有家族性，典型者表现为多发单房囊肿代替正常胰腺实质，亦可单发。但是，由于在大多数人群中胰腺单发囊肿较为少见，且家族史可能会增加患病概率，所以单发囊肿的患者亦需行VHL综合征疾病筛查。

【影像学表现】

CT：囊肿表现为类圆形水样密度灶，边界清晰，增强扫描无强化，见图7-11。

MRI：囊肿表现为类圆形T_1WI低信号，T_2WI高信号，增强扫描无强化。同时MRI可帮助评价囊性灶与主胰管关系，用以鉴别分支胰管型导管乳头状黏液瘤，前者囊性灶与主胰管无交通，后者有交通。

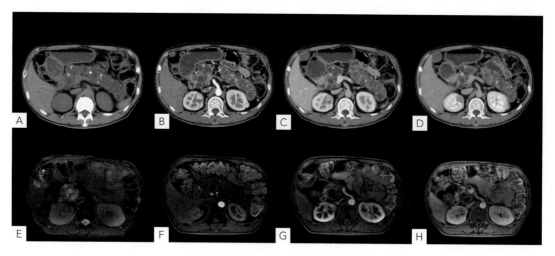

图7-11　38岁男性VHL综合征患者

A：CT平扫轴位图像可见胰腺弥漫多发类圆形水样密度灶，部分伴钙化灶；B～D：为增强扫描动脉期、门脉期及延迟期轴位图像，可见胰腺多发囊肿未见强化，边界更加清晰，右肾上极可见一类圆形结节，动脉期可见明显强化，强化程度类似于肾皮质，门脉期及延迟期强化程度减低，边界清晰，诊断为肾癌；E：轴位T_2WI可见胰腺囊肿呈高信号，右肾上极RCC呈不均匀稍高信号，边界清晰；F～H：轴位对比增强T_1WI示胰腺囊肿无强化，右肾上极RCC可见动脉期明显强化，门脉期强化程度减低；

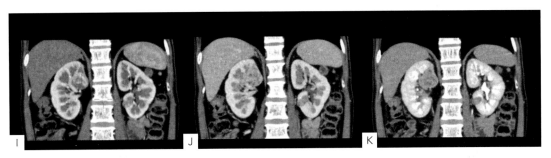

图 7-11（续）

I～K：冠状位增强 CT 各期图像，示右肾上极及左肾下极 RCC。

2. 微囊型浆液性囊腺瘤　浆液性囊腺瘤为良性肿瘤，常见于老年女性。VHL 综合征患者则多见于青年。大多数患者无症状，少数可由于肿瘤压迫胆总管继发黄疸。

【影像学表现】

超声：肿瘤形态多变，如低回声肿块（伴或不伴囊性成分）、多房囊肿或高低混合回声肿块。

CT：肿瘤呈微囊型，表现为多发簇状、边界清晰的小囊肿，伴或不伴中央纤维瘢痕钙化，增强扫描可更加清楚显示囊肿边缘，见图 7-12。

MRI：囊肿呈 T_1WI 低信号，T_2WI 明显高信号，囊肿周围纤维成分呈 T_1WI 等低信号，T_2WI 低信号，囊较小时则难以辨认纤维间隔，增强扫描可见肿瘤纤维成分强化，囊腔内无强化，从而进一步明确诊断。

3. 神经内分泌肿瘤　VHL 综合征患者的神经内分泌肿瘤表现为多发、无功能，并在随访中体积增大，部分患者亦可单发。功能型肿瘤发现较早，依照肿瘤细胞类型出现不同的临床表现和症状，主要有胰岛细胞瘤、胰高血糖素瘤、胃泌素瘤和舒血管肠肽瘤，多为良性，少数可恶变、转移。

【影像学表现】

CT：平扫肿瘤呈均匀等或稍低密度，神经内分泌肿瘤为富血供肿瘤，增强扫描动脉期可见病灶明显均匀强化，少数呈不均匀强化，延迟期进一步强化。肿瘤较大者内可见低密度坏死及高密度钙化，见图 7-13。

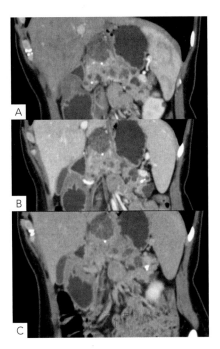

图 7-12　微囊型浆液性囊腺瘤（44 岁，女性 VHL 综合征患者）

CT 增强冠状位重建图像，可见胰颈部一类圆形占位，内可见簇状多发微囊样低密度灶，边界清晰，增强扫描可见纤维间隔强化，囊腔未见强化，另胰腺可见多发无强化囊肿及散在钙化灶。

MRI：磁共振对于发现、诊断胰腺神经内分泌肿瘤具有更高的特异性和敏感性，肿瘤 T_1WI 呈低信号，T_2WI 呈高信号，但低于囊肿。脂肪抑制动态增强 MRI 具有明显优势，可检出直径小于 1cm 病灶。

当肿瘤直径 ≥ 3cm，肿瘤体积倍增时间小于 500d 时，提示胰腺神经内分泌肿瘤有恶性倾向。

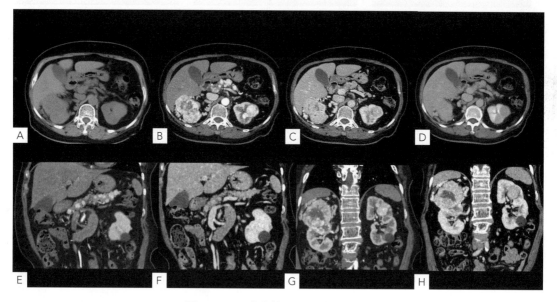

图 7-13　72 岁女性 VHL 综合征患者

A ~ D：CT 平扫轴位及增强各期图像；E ~ H：冠状位 CT 增强图像。胰腺可见多发神经内分泌肿瘤，表现为类圆形结节，动脉期可见明显强化，门脉期及延迟期肿瘤持续强化，高于周围正常胰腺实质。双肾上极可见 RCC，呈类圆形肿块突出于肾轮廓外，增强扫描可见动脉期病灶明显不均匀 / 均匀强化，强化强度类似于肾皮质，门脉期及延迟期强化程度减弱，呈相对低密度。右肾上极占位可见突入肾窦内，累及肾静脉，肾周可见多发纡曲扩张的肾静脉。

四、泌尿系统

（一）肾脏病变

约有 30% ~ 65% 的 VHL 综合征患者可出现肾脏病变，包括单纯或复杂囊肿、透明细胞型肾癌。其中以双肾多发囊肿最为常见，可类似于多囊肾。病灶可从单纯囊肿逐渐演变为同时含有囊性及实性成分的复杂囊肿，被认为是肾肿瘤的前体。尽管双肾可有多发囊肿，但患者肾功能可以保留。约有不到 50% 的 VHL 综合征患者出现肾细胞癌，大多数为透明细胞型肾细胞癌，其发病年龄较单纯肾癌早，且多为双侧发病，可由囊肿发展而来，亦可单独发生。肾癌是 VHL 综合征较为严重的病变，虽然有些患者无明显临床表现或者只表现为血尿、季肋部疼痛，但肾癌是 VHL 综合征患者的主要死因之一。

【影像学表现】

腹部增强 CT 作为诊断 VHL 综合征肾脏病变的"金标准"，能够评价囊肿及肿瘤的大小和数目，单纯囊肿表现为类圆形水样密度灶，边界清晰，无分隔及软组织密度，增强扫描无强化。简单囊肿多无症状，无须干预治疗，可通过超声进行随访观察以减少辐射对人体的潜在损害。对于复杂囊肿，CT 可见其囊壁增厚，部分伴有实性成分，但 CT 对于单纯囊肿及复杂囊肿的良恶性判断准确度较低，应对病灶进行定期复查，如病灶实性成分短期明显增加，伴增强扫描动脉期明显强化，提示恶变可能。肾透明细胞癌 CT 表现为圆形、类圆形或不规则肿块，多位于肾皮质，平扫多呈低密度，内可见更低密度或高密度，代表囊变坏死及出血，部分可见点状、线样钙化灶，有时肿瘤边缘可见假包膜形成。增强扫描皮髓质期可见肿瘤明显强化，强度类似于肾皮质，少数呈低强化，实质期强化减弱。晚期可见静脉瘤栓及远处转移。

MRI 主要用于年轻患者或者伴有肾衰的患者。常用的序列包括快速 T2 加权像和脂肪抑制对比增强 T_1 加权像。单纯囊肿表现为 T_1WI 低信号，T_2WI 高信号灶，增强扫描无强化。复杂囊肿或实性肿瘤对比增强扫描可见强化，T_2WI 有时可见周围有低信号假包膜形成。

（二）肾上腺病变

肾上腺嗜铬细胞瘤及肾上腺外副神经节瘤在 VHL 综合征患者中占大约 10%～20%，可以是 ⅡC 型 VHL 综合征患者的唯一表现。副神经节瘤可发生于腹主动脉旁、肾门、肠系膜根部等部位。肾上腺嗜铬细胞瘤通常双侧多发，平均年龄约在 30 岁。嗜铬细胞瘤多为良性，少数可发生恶变。大多数患者实验室检查正常，无明显症状，部分肿瘤可分泌儿茶酚胺，进而出现阵发性高血压、头痛、盗汗、心悸、面部潮红等症状。

【影像学表现】

CT：嗜铬细胞瘤典型表现为肾上腺实性或混杂囊性肿块，内可见散在坏死及出血区，故密度不均匀，部分病灶内可见钙化，增强扫描可见明显强化，内可有斑片状无强化区，见图 7-14。

MRI：肿瘤在 T_1WI 呈等或低信号，T_2WI 呈高信号，增强扫描可见肿瘤动脉期显著强化。

甲基碘苄胍 [I^{131}-MIBG] 闪烁摄影术：放射学核素扫描通过肿瘤对 I^{131}-MIBG 的选择性高摄取使病灶特异性显像，可用于临床有儿茶酚胺升高症状，但 CT 和 MRI 没有发现明确病灶的患者，亦可用于肿瘤转移灶的检出，并提供肿瘤的功能信息。

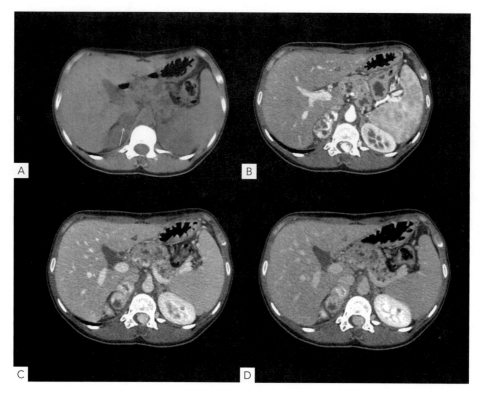

图 7-14　26 岁女性 VHL 患者

A：CT 平扫轴位图像，右侧肾上腺软组织密度结节（→），内可见小片状低密度灶，胰腺多发囊性水样密度灶；B～D：轴位增强扫描动脉期、门脉期及延迟期可见右侧肾上腺占位明显不均匀强化，内伴小片状无强化坏死区，诊断为右侧肾上腺嗜铬细胞瘤。另增强扫描脊髓内可见一脊髓血管母细胞瘤，表现为明显强化结节，边界清晰。

（三）附睾病变

附睾乳头状囊腺瘤在 VHL 综合征患者中发病率约 7%～20%，一般为单侧发病，在 VHL 综合征患者中则以双侧发病为特征。单纯附睾囊肿也常见于 VHL 综合征患者，但也可出现在部分正常男性中，不具有特异性。附睾乳头状囊腺瘤多位于附睾头部，也可包绕精索，直径在 1～5cm，多为 2～3cm。附睾乳头状囊腺瘤组织学上类似于内淋巴囊肿瘤及肾囊肿，无恶性倾向。肿瘤表现为阴囊内质地坚硬的"卵石"样肿块。

【影像学表现】

超声：表现为混杂回声，可同时见囊性及实性成分。部分病灶可见钙化及后方声影。其他表现包括睾丸内精曲小管扩张、睾丸萎缩，见图 7-15。CT 及 MRI 较少使用。

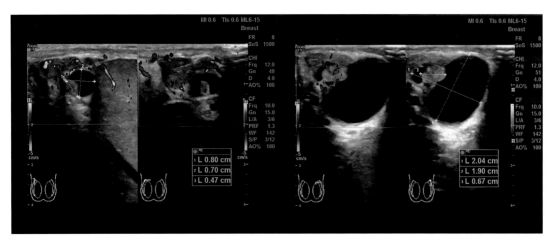

图 7-15 VHL 综合征相关附睾乳头状囊腺瘤

五、其他器官

除了上文介绍的 VHL 综合征相关疾病外，还有报道 VHL 综合征患者可出现其他的少见肿瘤，包括胰腺血管母细胞瘤、肺血管母细胞瘤、肝囊肿和海绵状血管瘤、脾血管瘤、膀胱血管母细胞瘤、子宫阔韧带囊腺瘤，这些肿瘤与 VHL 综合征的关系有待进一步证实。

对于影像科医生，需提高对 VHL 综合征累及脏器系统的综合认识，避免病灶的漏诊。发现中枢神经系统血管母细胞瘤患者，要常规检查胰腺、肾脏及肝脏，除外 VHL 综合征。对于可疑的 VHL 综合征患者应追问家族史，并对临床给予提示，使患者可在早期获得诊断，改善患者预后。对临床医生来说，如果临床诊断 VHL 综合征，则需要对高危器官进行评估，勿遗漏需要检查部位。

（邱建星　杨洁瑾）

编者

邱建星

北京大学第一医院

北京市西城区西什库大街 8 号

邮编：100034

E-mail：Qjx761225@126.com

杨洁瑾

北京大学第一医院

北京市西城区西什库大街 8 号

邮编：100034

E-mail：1491853695@qq.com

专家述评

VHL 综合征是一种罕见的、由 3 号染色体上的 *VHL* 抑癌基因突变引起的常染色体显性遗传性疾病。早在 1904 年，德国眼科医生 Eugen von Hippel 第一个描述了眼球内血管瘤的病例。1927 年瑞士病理学家 Arvid Lindau 描述了小脑及脊髓内血管瘤的病例。但直到 1964 年，Melmon 和 Rosen 总结了既往多篇临床报道，才正式将这种家族性癌症综合征命名为 "von Hippel-Lindau 综合征"。VHL 综合征表现为视网膜、小脑和脊髓血管母细胞瘤；内淋巴囊肿瘤；胰腺囊肿、胰腺囊腺瘤和神经内分泌肿瘤；肾囊肿和肾透明细胞癌；肾上腺嗜铬细胞瘤，以及附睾囊肿和附睾乳头状囊腺瘤等多系统、多器官良性和恶性肿瘤。

尽管确诊需要基因检测，但由于 VHL 综合征疾病谱广泛，临床表现缺乏特异性，疾病临床诊断主要依赖于家族史和影像学。各部位的肿瘤在超声、CT、MRI 和血管造影等不同的成像方法都可以显示。影像学在疾病筛查、评估和监测等方面都发挥着无可取代的作用。

一些 VHL 综合征疾病（如肾囊肿和胰腺囊肿）通常无明显临床症状，也无须处理。但有些肿瘤（如视网膜和中枢神经系统血管母细胞瘤、肾透明细胞癌等）可能导致患者出现相应的临床症状，影响患者生存率，需要及时治疗。因此，肿瘤的早期发现对于患者管理至关重要。影像科医生需要熟悉 VHL 综合征相关的各种肿瘤的影像学特征，尤其注意对高发肿瘤脏器的评估，避免病变漏诊，做到及时发现、及时提醒、及时治疗。此外，由于 VHL 综合征患者往往需要终生随访，影像科医生还需了解患者随访检查方案，对不同情况的患者、不同部位的肿瘤选择适当的影像学检查手段。

本节重点介绍了最常见、最重要的 VHL 综合征相关肿瘤的临床特征、病理学特点、超声、CT、MRI 和血管造影等不同影像学检查方法的诊断要点，以及不同肿瘤的最佳影像学检查手段，提供了较为系统全面的 VHL 综合征相关肿瘤影像学表现的内容，有助于影像科医生提高对 VHL 综合征相关肿瘤的系统认识，具有很好的参考价值。

（王建业）

述评专家信息

王建业

北京医院

北京市东城区东单大华路 1 号

邮编：100730

E-mail：wangjy@bjhmoh.cn

第四节｜VHL 综合征随访监测建议

早期识别和监测高危人群是降低 VHL 综合征发病率和死亡率的关键。有证据显示，对于有肾细胞癌或中枢神经系统血管母细胞瘤风险的 VHL 综合征患者，及时的纵向随访监测有助于降低相关器官病变和死亡率，延长患者生存时间。因此，积极开展针对 VHL 综合征患者及高危人群的随访监测，对于降低我国 VHL 综合征患者的死亡风险尤为重要。

一、随访监测人群的选择

（一）VHL 综合征确诊人群

经基因检测，确定有携带有 *VHL* 基因突变的患者。

（二）未经基因检测的人群

对于发现患有以下一种或几种疾病的患者，均应考虑到 VHL 综合征的可能，建议行 *VHL* 基因突变检测：①视网膜或中枢神经系统血管母细胞瘤；②家族性或双侧嗜铬细胞瘤；③家族性、多发性或早发性肾细胞癌；④内淋巴囊肿瘤。

（三）VHL 综合征家族史人群

对于有 VHL 综合征患者的家族内其他成员，应尽早行 *VHL* 基因突变检测，对于突变者，在症状出现之前尽早开始规律检查，除非被测家族成员由 DNA 检测确认无 *VHL* 基因突变。

二、VHL 综合征患者及高危人群常规随访监测方案

（一）常规监测方案

目前，美国、丹麦、荷兰等国家的学者相继提出了 VHL 综合征监测方案，这其中存在少数监测项目实施频率方面的分歧，如美国 VHL 联盟建议每年眼底检查应在 1 岁之后进行，而丹麦学者主张从出生即行眼底检查。又如丹麦版指南中要求相关高危人群应在 5 岁之后每年行 1 次听力检查以监测内淋巴囊肿瘤，但这在荷兰版方案中并未提及。

为此，在上述指南的基础上，结合文献中所报道的我国 VHL 患者的实际发病情况，临床医生可参考以下监测方案，见表 7-2。

1. 从出生至 1 岁，进行一次检眼镜检查。

2. 1～4 岁每年进行一次眼底镜检查（散瞳）；每年筛查是否出现神经功能障碍、眼球震颤、斜视、白瞳症、血压、视力和听力的改变，其中听力检查应包括纯音测听、言语测听、阻抗测听。

3. 5～15 岁每年进行一次常规体格检查和神经系统症状评估（检查项目如前所述），注意卧位和站立位血压；每年进行一次检眼镜检查（散瞳）；每年进行一次分段甲氧基肾上腺素检查，特别是血浆游离异丙肾上腺素和尿 24h 异丙肾上腺素；从 8 岁（或更早）开始每年进行一次腹部 B 超检查，如果生化检测有异常应进行腹部 MRI 或核素扫描；每 2～3 年行一次全面的听力评估，如果出现听力缺损、耳鸣或眩晕，应改为每年一次；对于复发性耳部感染，每 2～3 年应行增强 MRI 薄层扫描，排除内淋巴囊肿瘤。

4. 16 岁以后每年进行一次检眼镜检查（散瞳）；每年一次体格检查，一次详细的腹部 B 超检查，至少隔年一次 MRI 平扫（孕期除外）；每年进行一次分段甲氧基肾上腺素检查，特别是血浆游离异丙肾上腺素和尿 24h 异丙肾上腺素；每年进行一次腹部 B 超检查，如果生化检测有异常应进行腹部 MRI 或核素扫描；每 2～3 年行一次头、颈椎、胸椎和腰椎的 MRI 平扫和增强（MRI 不低于 1.5T），在后颅窝、内耳及岩突部应做薄层扫描以排除内淋巴囊肿瘤和神经轴的血管母细胞瘤；每 2～3 年做一次听力评估。

表 7-2　VHL 患者随访复查方案

时间	相关检查
出生～1 岁前	1 岁前进行一次检眼镜检查
1～4 岁	每年进行一次检眼镜检查 每年筛查是否出现血压、视力和听力的改变
5～15 岁	每年进行一次常规体格检查和神经系统症状评估 每年进行一次检眼镜检查（散瞳）

时间	相关检查
5 ~ 15 岁	每年进行一次分段甲氧基肾上腺素检查,特别是血浆游离异丙肾上腺素和尿 24h 异丙肾上腺素 从 8 岁(或更早)开始每年进行一次腹部 B 超检查,如果生化检测有异常应进行腹部 MRI 每 2 ~ 3 年行一次全面的听力评估,如果出现听力损失、耳鸣或眩晕应改为每年一次 对于复发性耳部感染,每 2 ~ 3 年应行增强 MRI 薄层扫描以排除内淋巴囊肿瘤
16 岁以上	每年进行一次检眼镜检查(散瞳) 每年一次体格检查,一次详细的腹部 B 超检查,至少隔年一次 MRI 平扫(孕期除外) 每年进行一次分段甲氧基肾上腺素检查,特别是血浆游离异丙肾上腺素和尿 24h 异丙肾上腺素 每年进行一次腹部 B 超检查,如果生化检测有异常应进行腹部 MRI 每 2 ~ 3 年行一次头、颈椎、胸椎和腰椎的 MRI 平扫和增强(MRI 不低于 1.5T),在后颅窝、内耳及岩突部应做薄层扫描以排除内淋巴囊肿瘤和神经的血管母细胞瘤 每 2 ~ 3 年做一次听力评估

(二)孕期管理

关于女性 VHL 综合征患者的孕期管理的方案依然存在着大量争议。美国国立卫生研究院的一项研究发现妊娠与新的血管母细胞瘤或瘤周囊肿的发展无关,他们认为妊娠期间不需要采取额外的预防措施。然而,法国的一项研究结果显示,妊娠一次以上的 VHL 综合征患者,其血管母细胞瘤的发生率明显较高。无独有偶,有研究证实妊娠对小脑血管母细胞瘤的生长有着显著影响,并导致并发症发生率高至 17%,另有一例患者出现嗜铬细胞瘤高血压引起的胎儿死亡。因此,妊娠期应特别注意嗜铬细胞瘤和小脑血管母细胞瘤的监测。

鉴于妊娠期妇女体内激素水平变化巨大,且 VHL 综合征所带来的器官病变对患者及胎儿均可造成重大影响,所以我们建议妇女在妊娠期可按照美国 VHL 联盟方案进行监测:①常规眼底检查;②在怀孕的早、中、晚期针对嗜铬细胞瘤检查以确认在孕期和分娩时无活动性嗜铬细胞瘤;③孕期第 4 个月,头部和脊髓的 MRI 平扫;④由于孕期本身会出现头痛、恶心、呕吐等症状,可能会掩盖头部和脊髓病变的相关表现,因此当上述症状持续时应尽快前往医院就诊以排除肿瘤出现或进展的可能。

由于 VHL 综合征为常染色体显性遗传模式,如果孕妇或其配偶中已确诊患有 VHL 综合征,则该突变的 *VHL* 等位基因有 50% 的概率遗传给下一代。因此,对于患有 VHL 综合征的孕妇来讲,在孕期除了应对其自身发病情况密切监测之外,还可应用产前检查的手段,对宫内胎儿进行基因检测,减少带有遗传缺陷的患儿的出生,达到优生优育的目的。

目前,对可能患 VHL 综合征胎儿的产前检查,可以在确定胎儿父母患病一方的 *VHL*

基因突变信息后，通过羊膜腔穿刺、绒毛活检或胎儿脐血管穿刺技术，获取胎儿 DNA 样本，结合 PCR、MLPA 等基因检测技术，明确胎儿 *VHL* 基因的序列。北京大学第一医院的龚侃等应用上述技术，率先在国内开展了多例 VHL 综合征患者的产前诊断，但目前产前诊断也存在一定的局限性。首先，目前绝大部分获取胎儿 DNA 的方式均为有创手段，具有一定的创伤性，有宫内出血、感染、胎儿损伤和母婴血液接触（Rh 血型者）等风险，严重者（约 0.5%）甚至可能可出现流产。相对于以上几种有创手段，近些年的技术进步也使产前无创检查逐步开展。通过分离抽提母体血液中的胎儿游离 DNA（cell-free fetal DNA，cffDNA），通过 PCR 或二代测序技术（next-generation sequencing technology，NGS），获得高质量的基因组信息，排除胎儿游离 DNA 中的突变为母体来源污染，进而确认胎儿的 *VHL* 基因突变情况。

然而，无论采用何种方式进行产前诊断，都会带来一定的伦理问题——如果发现胎儿携带有突变的 *VHL* 等位基因，究竟该保留胎儿还是终止妊娠？第一，对于 VHL 综合征患者，其发病年龄通常在青春期及以后，发病前和正常人群并无差异，并且发病后通过医疗手段的干预和监测，可降低疾病对患者生活和工作的影响。第二，胎儿是否具有出生权？任何生命都是伟大的，即便是个体罹患身体残疾、智力缺陷等先天疾病，生命的价值仍不可被忽视。第三，我们曾经认为是后天因素引起的疾病，在基因组技术飞速发展的背景下，被发现遗传因素也在其中，例如心血管疾病、肿瘤等，每个人从出生开始都携带了许多个遗传疾病基因突变。因此，面对如 VHL 综合征之类的遗传性疾病，我们在确诊胎儿携带突变基因后，需要作出多方面的考量，与患者积极沟通，尊重患者所作出的选择。

以上为适用于 VHL 综合征患者及高危人群的随访监测方案。需要特别指出的是，在 VHL 综合征患者及高危人群随访监测的过程中，医生起到了至关重要的作用。丹麦有调查结果显示，已确诊 VHL 综合征的患者及高危人群遵从临床指南进行监测和随访的比例极低。这就要求我们临床医务工作者在诊疗和咨询过程中，充分应用"医生导向＋患者参与"的模式，加强科普宣传教育，向 VHL 综合征患者充分讲解疾病的知识，遵从临床指南监测患者病情变化，对 VHL 综合征患者及高危人群的生活产生积极影响。

三、VHL 综合征肾癌术后的随访和监测

VHL 综合征相关肾癌是 VHL 综合征中最为常见的恶性肿瘤，与散发性肾癌类似，其病理学类型以透明细胞型为主。但 VHL 综合征肾癌与散发性肾癌不同的地方在于，患者整个肾脏散在多发微小癌灶。国外有报道显示，在 VHL 综合征患者的正常肾实质中可发现上千个仅在显微镜下可见的微小肾癌灶，以及附着在良性或非典型性的肾囊肿内壁上的透明细胞。鉴于此，VHL 综合征患者在一生中会经历多次肾脏手术。因此，为了尽可能

保存患者肾功能，同时又降低肾癌转移的发生，选择合适的监测方案尤为重要。

国外有研究发现，VHL 综合征相关肾癌生长速度缓慢，且病理学 Fuhrman 分级较散发性肾癌低，小于 3cm 的肿瘤转移风险较低，推荐对于 3cm 以下的肾癌，每年行 CT 检查随访监测。近年来国内也有研究提示，VHL 综合征肾癌患者的手术阈值可放宽至 4cm，在避免转移的同时更好地保护肾功能。主动监测至肿瘤大小 3 ~ 4cm 时采取手术干预，5 年无复发生存率可达 76%，8 年无复发生存率也可达到 20%。

对于 VHL 综合征肾癌术后的随访策略，目前国内外并没有针对性的指南可供参考，临床上可参照美国综合癌症网络（national comprehensive cancer network，NCCN）发布的散发性肾癌的术后随访方案予以实施。具体如下：

1. 对于 T1a 期并且接受了消融术后的患者，应进行每年一次的体格检查和实验室检查，术后 3 ~ 6 个月做腹部增强 CT 或 MRI，然后每年 1 次增强 CT、MRI（推荐）或超声检查直至 5 年。对于病理活检已证实的低危肾癌患者、未经诊断的活检或未经过活检的患者，每年 1 次 CT 或胸部 X 线检查直至 5 年。

2. 对于接受了肾部分切除术或肾癌根治术的 T1a 和 T1b 期的患者，除每年 1 次的体格检查和实验室检查外，术后 3 ~ 12 个月以内行腹部增强 CT、MRI（推荐）或超声检查，后续 3 年每年 1 次。每年 1 次胸部 X 线或 CT 检查至少 5 年。如果病理结果提示切缘阳性或不良病理特征 [如肉瘤样、高级别（3/4 级）]，则可考虑更为严格的影像学监测频率。

3. 对于临床分期为 Ⅱ 期或 Ⅲ 期的肾癌患者，术后前 3 年应每 3 ~ 6 个月询问病史和查体，之后 2 年每年 1 次。实验室检查方面，术后前 2 年应每 3 ~ 6 个月行血生化检查，之后 3 年每年 1 次。影像学检查方面，术后 3 ~ 6 个月行 CT（推荐用于胸部）或 MRI（推荐用于腹部）检查，随后 3 年，每 3 ~ 6 个月检查 1 次，之后改为每年 1 次直至 5 年。5 年后根据患者个体特征和肿瘤危险因素决定后续监测方案。其他检查（如骨扫描、头部影像学检查）应视患者症状而定。术前接受新辅助治疗的患者亦参照此方案进行随访监测。

4. 对于复发或 Ⅳ 期的肾癌患者，在接受全身治疗的同时应每 6 ~ 16 周行病史询问和体格检查，或依据临床指征和全身治疗的方案的调整而增加检查频次，并根据治疗药物的不同进行相应的实验室检查。影像学方面，在治疗前应进行 1 次腹部 CT 或 MRI 检查，之后每 6 ~ 16 周 1 次（由医生依据患者临床状况和治疗计划酌情而定）。根据病灶变化的速度和活性病灶的部位，增加或减少检查频次。另外，视临床指征，可考虑在治疗前行头部的 CT 或 MRI 检查，随后每年随访 1 次。脊柱 MRI 和骨扫描可视临床指征而定。

需要注意的是，VHL 综合征相关肾癌的生物学特征不同于散发性肾癌，在参照上述指南要求的同时，也需要充分考虑遗传性肿瘤的特点。例如，对于术后复发的 VHL 综合征肾癌患者，应密切观察病灶生长速度和部位，考虑其多发的特点，选择合适的手术时机，尽量保留患者肾功能。对于出现肾癌远处转移的患者，可考虑应用针对 VEGF、PDGF 的靶向药以及免疫检查点抑制剂进行治疗。但是，目前国内外有关 VHL 综合征患者随访监测方案的循证医学证据较少，未来亟须开展相关临床研究，优化随访监测方案，以期最大限度地延长患者发病后的生存时间，提高患者生活质量。

（周靖程　龚　侃）

编者

周靖程

北京大学第一医院

北京市西城区西什库大街 8 号

邮编：100034

E-mail：zhjc1021@126.com

龚侃

北京大学第一医院

北京市西城区西什库大街 8 号

邮编：100034

E-mail：gongkan_pku@126.com

第五节 │ VHL 综合征相关泌尿生殖系统病变

一、概述

VHL 综合征在泌尿生殖系统的表现相对复杂，临床上可表现为肾透明细胞癌、单纯或复杂性肾囊肿、肾癌与囊肿并存、附睾囊肿及囊腺瘤。VHL 综合征相关肾上腺嗜铬细胞瘤在本书另有章节描述，本节仅简要叙述。

二、病理特点与临床表现

（一）肾细胞癌与肾囊肿

肾细胞癌（renal cell carcinoma，RCC）是 VHL 综合征患者重要的临床表现之一，同时也是患者死亡的主要原因之一。据国内外文章报道，VHL 综合征患者 RCC 发生率约为

25% ~ 60%，平均发病年龄为 40 ~ 45 岁，比散发性肾癌平均发病年龄早约 20 年，且随着患者年龄的增长患者双侧肾脏会不断有新的 RCC 发生。与散发性肾癌相似，VHL 综合征相关 RCC 早期通常不引起特殊症状，患者肾功能和尿常规检查多为正常，多数通过影像学检查被发现（图 7-16）。晚期患者可出现血尿、疼痛、腹部肿块等症状体征。病理学上，VHL 综合征相关 RCC 常常表现为双肾多发，病理类型几乎全部为透明细胞癌，细胞分级大多为 I 级。免疫组化多表现为 CA9 强阳性，同时部分患者存在 EPO 和 EPOR 的共表达。

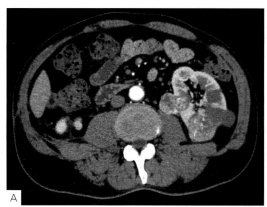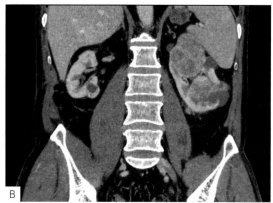

图 7-16　VHL 综合征患者腹部增强 CT 示双侧肾细胞癌

A：横断位；B：冠状位。

VHL 综合征相关肾囊肿多为双肾多发，病理学上分为单纯性肾囊肿、不典型增生性肾囊肿以及囊性肾透明细胞癌。有研究认为在 VHL 综合征中肾囊肿为肾细胞癌的癌前病变，有转变为 RCC 的可能。即使影像学提示为单纯肾囊肿，显微镜下仍可见囊壁存在肿瘤细胞。Walther 等报道了一例 37 岁的 VHL 综合征患者，其双侧肾脏约存在 600 个微肿瘤和 1 100 个微囊肿，且这些微囊肿内壁存在少量透明细胞。免疫组化提示，VHL 综合征相关肾囊肿具有与 RCC 相似的黏附分子、凋亡分子等表达谱，进一步提示肾囊肿的恶变潜能。

（二）嗜铬细胞瘤

VHL 综合征相关嗜铬细胞瘤（pheochromocytoma，PCC）或副神经节瘤的发生率约为 10% ~ 25%，平均发病年龄为 20 ~ 29 岁，约 5% ~ 7% 为恶性。90% 以上的 PCC 发生在肾上腺，其余可发生在颈动脉窦、迷走神经和腹主动脉旁。发生在肾上腺的 PCC，可在单侧肾上腺多发，也可发生于双侧肾上腺，双侧肾上腺的发生概率约为 44%（图 7-17）。

PCC 患者最常见的临床表现是血压升高，因为 PCC 能分泌过多的应激激素，包括肾上腺素和去甲肾上腺素，这些应激激素能使人在紧急情况下获得速度和力量。当 PCC 分泌过多的应激激素入血时，会导致患者的血压出现不同程度的升高。由于患者血压升高会增加患者心血管系统的负荷，PCC 患者也可能出现心脏损伤和卒中。PCC 患者可能出现的其他症状包括：头痛、心律失常、心悸、焦虑、恐惧和濒死感等；有些患者会出现潮热（或骤冷）、腹痛或不能解释的体重下降等。

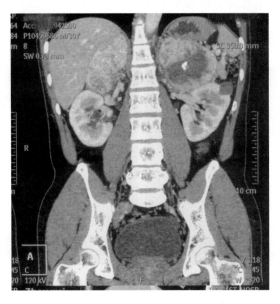

图 7-17　VHL 综合征患者 CT 示双侧巨大嗜铬细胞瘤

（三）附睾囊肿及囊腺瘤

附睾囊肿及囊腺瘤是男性 VHL 综合征患者的常见表现，可累及单侧或双侧，双侧受累是其与散发性附睾肿瘤鉴别的重要依据。国外文献报道的发生率为 25%～60%，平均发病年龄约 24 岁，尚无国内患者数据报道，一般不会影响患者的生育功能。

三、诊断与鉴别诊断

（一）肾肿瘤

VHL 综合征患者常表现为肾囊肿与肾肿瘤并存，也可能暂表现为多发囊肿，此时应与多囊肾相鉴别。成人型多囊肾为常染色体显性遗传病，同样表现为双肾多发囊性占位，其特征性的表现为双肾体积明显增大；双肾实质区域内可见形态各异、大小不等的囊性暗区，囊腔彼此间互不通联；可伴随有其他器官的囊性占位。必要时可通过基因检测以明确诊断。

在临床诊治过程中，若存在早发 RCC 且肿瘤表现为多中心性，或伴随有其他器官肿瘤，或有明确家族史的患者应高度怀疑 VHL 综合征。此时应对患者进行全身筛查，条件允许时应对患者及家属进行基因检测以明确诊断。对于无法接受基因检测 RCC 患者，临床中还需与以下疾病相鉴别：

1. BHD 综合征（Birt-Hogg-Dubé syndrome）　BHD 综合征同样是一种常染色体显性遗传病，临床上表现为皮肤的良性纤维瘤、肾脏和肺脏的囊肿形成及肾脏肿瘤，发病率约 1/20 万。BHD 患者一生中发展为肾细胞癌的概率约为 30%，可在同一肾脏中或不同肾脏中表现为不同的病理组织学类型，如肾透明细胞癌，嫌色细胞癌和嗜酸性细胞腺瘤等。其他系统伴随肿瘤的类别以及肾肿瘤病理类型是 VHL 综合征和 BHD 综合征相关肾肿瘤的主要鉴别要点。

2. 遗传性平滑肌瘤病和肾细胞癌（hereditary leiomyomatosis and renal cell carcinoma，HLRCC）　HLRCC 是一种常染色体显性遗传病，由胚系延胡索酸水合酶基因（*FH* 基因）突变引起。本病好发于年轻女性，患者易发生皮肤平滑肌瘤、多发性和早发性的子宫肌瘤以及早期发生的肾脏肿瘤。HLRCC 的诊断标准为：多处皮肤病变及至少一个经组织学证实的平滑肌瘤病变；另外，*FH* 基因检出胚系突变，即可明确诊断。HLRCC 的组织学特征是最初诊断该综合征的依据。通常，HLRCC 的病理学显示具有大量乳头状细胞聚集，细胞具有丰富的嗜酸性细胞质，大核和突出的包涵体样嗜酸性核仁，包括管状，管囊状，实性和混合在内的各种形态学模式。免疫组织化学检测若发现延胡索酸水合酶表达缺失具有一定的诊断效能。临床上这类肿瘤具有早期广泛转移倾向，即使小的肿瘤也可发生转移，预后较差。

3. 遗传性乳头状肾细胞癌（hereditary papillary renal cell cancer，HPRC）　HPRC 是 7 号染色体 *MET* 基因发生改变所导致的一种常染色体显性遗传疾病。与 VHL 综合征相关肾癌不同，HPRC 不会出现肾以外的器官受累，肾脏是该疾病唯一的受累器官。肾癌通常表现为双侧、多发病灶，甚至有上百个微小病灶的报道。晚期患者常常合并慢性肾衰竭，从而可出现尿毒症相关的一系列临床表现。组织形态学上，本病的肿瘤与散发性 I 型乳头状肾癌相同。大体标本通常有一层纤维性包膜，常伴有囊性病变。光镜下通常表现为乳头状 / 管状结构，被小且核仁不明显的卵圆形细胞包围。其他的镜下特点包括：乳头水肿、位于乳头核心的泡沫样巨噬细胞、沙砾样体、肾小球样乳头样结构、实性乳头样生长及小梁样生长结构。

（二）嗜铬细胞瘤

由于 II C 型 VHL 综合征患者可仅表现为嗜铬细胞瘤而不存在其他 VHL 综合征相关表现，临床医生在影像学发现单侧或双侧肾上腺区占位时应完善血尿儿茶酚胺检测，若为嗜铬细胞瘤应怀疑 VHL 综合征可能，特别是有家族史时。然而，VHL 综合征仅是遗传性嗜铬细胞瘤的一种，在完善基因检测前还需要与其他遗传性嗜铬细胞瘤鉴别，如 SDH 相关嗜铬细胞瘤，后者系统表现与 VHL 综合征不同，基因检测可明确诊断。

四、治疗与预后

（一）肾脏病变的治疗

1. 治疗原则　由于 VHL 综合征相关肾肿瘤具有双侧多发且不断新生的特点，治疗原则与散发性肾癌有较大不同。目前，VHL 综合征相关肾癌的治疗方式包括主动监测、肾部分切除术、根治性肾切除术、射频消融术和药物治疗等。有研究显示 VHL 综合征患者的肾脏可有 600 余个微小透明细胞癌病灶和 1 100 多个微小囊肿，保留肾单位手术无法达到治愈。而多次手术将显著增加手术难度和手术风险，对患者生活质量及经济承受能力均有较大影响。另外，针对患者的双肾肿瘤若过早实行双侧根治性切除术将使患者面临维持透析的各种急性和远期并发症，生活质量明显降低。因此，治疗的关键在于决定最佳干预时机以及尽可能保留肾功能：一方面需要及时干预避免肿瘤转移危及患者生命；另一方面需要尽可能延长患者的手术间隔时间，同时在可行的条件下尽量实行保留肾单位手术，以维持患者生活质量。

2. 肾部分切除术　近年来，保留肾单位手术（nephron sparing surgery，NSS）已经成为 VHL 综合征相关肾癌的标准治疗方式，由于 VHL 综合征患者一生可能经历多次肾脏手术，肾部分切除术的目标是在控制肿瘤进展的前提下尽可能保存正常肾组织。VHL 综合征相关肾癌手术干预的时机是临床医生的最大挑战，干预过早将增加治疗次数、增加手术风险和花费，同时会损失更多的肾功能；而干预过晚将增加保留肾单位的难度、增加肾切除的风险，同时可能会出现肾癌转移、危及患者生命。目前国际上多主张以最大实性肿瘤直径 3cm 为手术干预的界值，而部分学者认为以 4cm 为界值可有效延长患者手术间隔且不增加转移风险。研究表明肿瘤大小和肿瘤转移风险密切相关，对于散发性肾癌，3cm 以下转移率 2.4% ~ 2.6%，3.1 ~ 4.0cm 转移率 6% ~ 8.4%。而 VHL 综合征相关肾癌 3cm 以下基本未见转移，因此 3cm 一直是学术界比较公认的肾癌手术干预标准。依照该标准治疗，5 年无复发生存率达到 76%，8 年无复发生存率 20%。近年来，大量研究表明 VHL 综合征肾癌转移的肿瘤直径在 4.5 ~ 11cm，提示 3cm 标准可能并不是最佳干预界点。为了进一步减少患者手术次数，有学者提出将手术干预标准提高至 4cm。Jilg 等以肿瘤直径 4cm 为界值分析了 54 个患者的 97 次手术，发现至二次手术的中位时间为 149.6 个月，5 年二次手术率为 21%，10 年二次手术率 42%。与 3cm 标准相比，延长二次手术时间 27.8 个月。而且，4cm 标准并未影响患者预后，5 年肿瘤特异性生存率为 100%，10 年肿瘤特异性生存为 90.5%。北京大学第一医院龚侃等也回顾性地研究了国人 VHL 综合征的发病特点，得出了肿瘤直径超过 4cm 后生长速度会加快的结论。因此，在严密监测的前提下，肿瘤直径 4cm 可能成为 VHL 综合征相关肾癌治疗的新界值。

然而，肿瘤直径并不是影响肾癌转移的唯一因素，Jilg 等另一项研究表明肿瘤生长速度同样是肾癌转移的危险因子。Neumann 等发现散发性肾癌的生长速度约 0.26～0.52cm/年，而 VHL 综合征相关肾癌的生长速度为平均 0.44cm/ 年，但是具有很大的个体差异。有研究表明，在 VHL 综合征相关肾癌中，生长快的肿瘤（≥ 1cm/ 年）比生长慢的肿瘤侵袭性更高，细胞核分级多为Ⅱ级，且转移率高达 25%。因此，这部分肿瘤的手术干预应更为积极。根据北京大学第一医院龚侃等的研究，我国 VHL 综合征患者肾癌平均线性生长率为 0.49cm/ 年，与国外报道的接近，有相当一部分患者的肾肿瘤生长缓慢。同时，初始直径 < 4cm 的肿瘤线性生长率（0.36cm/ 年）显著低于初始直径≥ 4cm 肿瘤（1.38cm/ 年）。因此，在对 VHL 综合征肾癌患者观察监测的过程中，对于初始体积较小、生长缓慢的肿瘤可以适当延长影像学检查间隔，减少 X 线辐射对身体伤害，减轻患者的经济负担。

当肾肿瘤最大径达到 3～4cm 以上，而保留肾单位手术在技术上可行时首选肾部分切除术治疗，见图 7-18。当双侧均有肿瘤达到界值需要手术治疗时需要比较两侧的具体情况。通常说来，若一侧可行肾部分切除术而另一侧须行根治性肾切除术时，建议先行肾部分切除术，待术后 3 个月术侧肾功能恢复后再行对侧根治性肾切除术，以尽量避免对孤立肾行肾部分切除术而增加围术期肾功能不全及相关并发症风险。若两侧均可行肾部分切除术时，基于同样的原因，建议先处理手术较简单、丢肾风险小的一侧。

肾部分切除术要根据肿瘤的数量、大小和位置选择更合适的手术入路。比如在入路上可以选择经腹膜后和经腹腔途径，对于多数病例患者常规采取经腹膜后入路，其优势在于对腹腔干扰小、便于显露肾蒂、在气腹条件下阻断肾动脉后静脉回血少、切除肿瘤时视野更加清晰等。但对于肾脏前唇和下极内侧肿瘤，经腹膜后的腹腔镜手术常操作困难，宜选择经腹腔入路。此外在达·芬奇机器人手术中，经腹膜后的空间有限，机械臂的活动空间常受限，也多采用经腹腔途径。

在选择开放、腹腔镜或机器人手术的问题上，腹腔镜肾部分切除术因微创、价格适中而得到广泛应用；机器人手术具有操作稳定灵活的优势，在肾部分切除术肿瘤切除和创面缝合的过程中可以充分体现这种优势，尤其对 VHL 综合征患者多发肾肿瘤进行肾部分切除术时可以最大限度地发挥这种优势。当然，在部分切除难度较大或肿瘤多发，预计缺血时间超过 30min 的病例中，为达到尽量保留肾单位和保护肾功能的目的，开放手术仍有其价值，不能为单纯追求体表的"微创"而增加对肾脏功能的创伤。

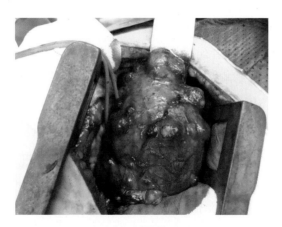

图 7-18　开放式肾部分切除术

　　规划手术时，对于多发肿瘤需要统筹兼顾，尽可能通过一次手术解决大多数较大肿瘤，以避免患者短期内肿瘤复发需要再次手术。术前需仔细阅读影像资料，掌握较大肿瘤的数量和位置，避免在切除多个肿瘤的手术过程中遗漏较大肿瘤。笔者团队在手术中尽可能地采取肿瘤剜除的方式，沿肿瘤假包膜剜除，尽量减少正常肾实质的损失。缝合时也要注意缝针边距和缝合深度，减少正常肾组织的缺血范围。由于多发肿瘤经常相距较近，为避免缝合前一个肿瘤后影响后续肿瘤的切除，也为了避免反复更换切除与缝合器械延长热缺血时间，通常先进行多个肿瘤的剜除，再一并对创面进行缝合。在缝合时要注意创面的形态，尽量沿张力小的方向进行缝合，对于相邻的创面可以设计好缝合方向一并缝合，以节约时间和减少缝合缺血范围。

　　在缝合材料的选择上，通常使用防回缩的倒刺可吸收缝线，具有缝合确实、不易松脱、可连续缝合避免打结的优点，在起止点用 Hemolok 固定缝线可以避免打结，进一步缩短热缺血时间。对于较深的创面通常需要缝合两层，先用 2-0 或 3-0 可吸收线缝合创面基底，尤其是切开的基底血管和肾盏要缝合确切，但又不能缝合过深以免影响肾脏血供；再用 0 号或 2-0 可吸收线连续缝合闭拢创面，当创面位于前后唇位置时可以采用环形缝合的方式而不用刻意追求闭拢创面。

　　在对 VHL 综合征多发肿瘤行肾部分切除术时热缺血时间通常会长于散发性肾癌手术，因此在术前就要依据需切除肿瘤的数量、大小和位置对手术难易程度作出预判，选择对患者综合损伤最小的手术方式，对于复杂病例仍可采用开放手术方式。对于预计热缺血时间超过 30min 的患者，可以采用冷缺血、免阻断或早期开放阻断等方式减少对肾功能的影响。具体来说，可以在阻断肾蒂或肾动脉后，肾周敷冰水降温 3 ~ 5min 降低肾核心温度后进行手术；或者先在阻断条件下完成较大肿瘤的切除和缝合，再松开阻断，完成浅表小肿瘤的切除缝合；或者在阻断条件下完成肿瘤的切除和深层缝合，再松开阻断，完成第二层缝合闭拢创面。也可以在免阻断的条件下结合术中射频消融等方式处理部分小肿瘤，以达到缩短缺血时间，保护肾功能的目的。

VHL 综合征相关肾癌由于双侧、多发、囊实性肿瘤比例高的特点，对术者的操作提出了较高要求，建议由熟练掌握肾部分切除术的术者选择熟悉的手术方式和路径进行手术。

3. 根治性肾切除术 考虑到 VHL 综合征患者需要尽可能保存正常肾组织，对于 $T_1 \sim T_2$ 期肾癌，根治性肾切除术只有在患肾已无功能或残余肾组织没有保留价值时才是推荐的手术方案，根治性肾切除术的手术适应证较散发性肾癌更加严格，只要条件允许，应尽量行保留肾单位的手术。临床中，对于肿瘤负荷过大、残余正常肾组织几乎无功能或肿瘤位置特殊、肾部分切除术风险过高的患者，根治性肾切除术是可选的手术方案，手术方式与散发性肾癌相同。在国内研究中，北京大学第一医院龚侃团队统计得出接受肾根治性切除术的 VHL 综合征患者肾多发肿瘤平均最大直径为 6.2cm，术后均未出现转移及死亡；也有肿瘤直径大于 7cm 的 VHL 综合征肾癌患者选择保留肾单位的手术，这些患者术后也均未出现肿瘤转移。因此，根据国内经验，对于初次诊断时肿瘤体积较大的 VHL 肾癌患者，直径在 7cm 以内，只要条件允许，应尽量实施保留肾单位手术；对于直径大于 7cm 的肾肿瘤，可以考虑实施肾根治性切除术。当然，除了考虑肿瘤的最大径，也同时要综合考虑多发肿瘤的数量、大小和位置，患者年龄和身体状况，对侧肾肿瘤负荷和肾功能，判断保留肾单位手术的可行性。同时也要注意肿瘤的分期，对于临床诊断 $T_3 \sim T_4$ 的患者，如果引起了肉眼血尿，也应采取根治性肾切除术。

4. 局部能量治疗 随着肿瘤的局部能量治疗（focal thermal therapy）技术日渐成熟，也成为 VHL 综合征相关肾癌的一种可选治疗方式，目前的常用能量方式包括射频、微波、冷冻和高能聚焦超声等。

由于 VHL 综合征患者往往预期需要接受多次手术干预，尽量减少手术次数、减少对肾周结构的干扰是局部能量治疗的显著优势之一。局部能量治疗中以射频消融术的相关研究较多。据文献报道，对于 T1a 期肾肿瘤，射频消融与肾部分切除术有相似的无病生存率，且有较少的并发症。根据北大医院泌尿外科研究所的经验，对于 3cm 以下的背外侧肾肿瘤，通过经皮超声或 CT 引导下的单期或多期射频消融治疗可以达到良好的肿瘤学控制，并对肾周结构基本不存在干扰，不增加后续手术难度。对于部分多发肾肿瘤的患者，可对部分行肾部分切除难度较高的内生型肿物行术中超声引导的肾肿瘤射频消融治疗（图 7-19）。由于射频消融术无须阻断肾动脉，因此并不增加肾脏缺血时间。

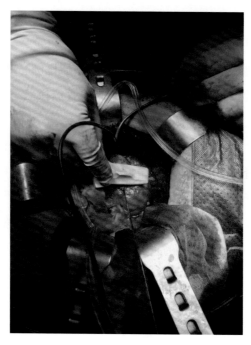

图 7-19　超声引导的肾肿瘤射频消融治疗

　　射频消融术常见的并发症以血尿、腰痛为著，通常症状程度较轻。对于部分完全内生型占位，因肿瘤与集合系统关系密切，术后可能会造成迟发性尿瘘，可通过术前留置 DJ 管进行预防。射频消融术的具体方案请参考本书第十八章的相关内容。

　　5. 药物治疗　VHL 综合征肾癌的药物包括了化疗、靶向治疗、免疫治疗等，其中抗血管生成的靶向治疗已经成为散发性的晚期肾癌的一线方案。而散发性肾癌和 VHL 综合征相关肾癌最重要的发病机制均是 VHL 蛋白失活导致缺氧诱导因子上调和促进血管生成因子表达升高。高达 80% 的散发性肾透明细胞癌存在 VHL 基因的失活（突变或启动子高甲基化）。而在散发性肾癌的靶向治疗中，VHL 蛋白失活的患者具有更高的客观反应率。因此，以血管生成为靶点的多激酶抑制剂（如舒尼替尼、索拉非尼等）理论上对 VHL 综合征相关肿瘤应有更好的效果。Anna Roma 等评估了舒尼替尼一线治疗 VHL 综合征相关肾癌的效果（转移性肾癌或多发肾癌），64.3% 的患者达到了部分缓解，2 年无进展生存率 71.4%。除了肾脏之外，患者肝脏、胰腺、肺、肾上腺以及卵巢占位均有一定程度的缩小。但是，所有的血管母细胞瘤均未见缓解。进一步研究发现肾癌比血管母细胞瘤具有更高的 VEGFR2 表达，且有更高磷酸化水平。这一差异可能是抗血管生成药物在肾癌和血管母细胞瘤中效果不同的分子机制。Jonasch 等报道了 15 例 VHL 综合征患者在接受 4 个周期的舒尼替尼治疗后的效果，按照 RECIST 标准，33%（6/18）的 RCC 病灶达到部分缓解，另有 55.6%（10/18）的病灶疗效评估为稳定。尽管不同研究中 RCC 客观缓解率有较大差异，但与散发性肾癌相比，疾病进展率明显较低。因此，研究认为舒尼替尼在 VHL 综合征相关肾癌中较散发性肾癌可能具有更好的效果。

在最新的一项单臂非随机 2 期临床试验中，31 名符合条件的 VHL 综合征患者接受了培唑帕尼治疗，客观反应率为 42%。肾细胞癌的器官特异性应答率为 52%，胰腺病变为 53%，中枢神经系统血管母细胞瘤为 4%。大多数患者在 24 周后选择继续治疗。有 4 名患者因 3/4 级副反应而退出研究，另有 3 名患者由于多种 1～2 级副反应而中断治疗。与治疗相关的严重不良事件包括阑尾炎和胃炎各 1 例。以上结果显示，帕唑帕尼对 VHL 综合征相关肾癌疗效确切。

来自北京大学第一医院龚侃团队的数据回顾分析了 32 例接受 TKIs 治疗的 VHL 综合征患者，治疗的中位时间为 22 个月，中位随访期为 31.5 个月。其中 31%（11/36）的肾肿瘤，27%（4/15）胰腺病变达到部分缓解。TKIs 治疗后，肾细胞癌、肾囊肿和胰腺病变均明显缩小。常见的副作用包括手足皮肤反应、腹泻、脱发、血小板减少和疲劳。因此，对国人来说 TKIs 在治疗 VHL 综合征相关肾肿瘤和胰腺肿瘤上具有明显的效果，且副作用是可控的。

不可耐受的副作用是影响 TKIs 等抗血管生成靶向药物治疗效果的重要因素。在已知的临床试验中，最常见的副作用是疲劳、黏膜炎、腹泻、高血压、手足综合征和粒细胞减少等。60% 左右的患者因为不可耐受 TKIs 的副作用而将其减量，患者耐受度良好，少数患者会因粒细胞减少而停止治疗。不同研究中副作用的程度有较大差异，这与入组患者的年龄和疾病严重程度相关。通过小样本量的比较，老年或者更严重的 VHL 综合征患者对 TKIs 等靶向治疗药物的耐受性更低，减量或停药的可能性更大。

除了靶向治疗之外，近些年免疫治疗异军突起，纳武单抗、伊匹单抗等免疫检查点抑制剂（immune-checkpoint inhibitors，ICIs）的批准上市给中高危肾细胞癌患者带来了新的曙光，各大临床研究结果得到的中位无进展生存期与一线方案相比，进一步增加了患者的无进展生存期和总生存期。ICIs 本质上是单克隆抗体，通过抑制免疫检查点通路，达到促进机体抗肿瘤免疫的效果。截至 2019 年 3 月，FDA 共批准六种 ICIs 用于临床，分别是抗 PD-1 抗体纳武单抗（nivolumab）、抗 PD-1 抗体派姆单抗（pembrolizumab）、抗 PD-L1 抗体阿替珠单抗（atezolizumab）、抗 PD-L1 抑制剂阿维鲁单抗（avelumab）、抗 PD-L1 抗体度伐单抗（durvalumab）、抗 CTLA-4 抗体伊匹单抗（ipilimumab）。

因为 ICIs 类药物问世较晚，目前资料有限，治疗肾癌的经验主要来自散发性肾癌，尚无 ICIs 用于 VHL 综合征相关肾癌的临床研究。ICIs 药物以单药或联合用药的形式，作为转移性或复发肾细胞癌的治疗方式。FDA 基于两项开放随机临床Ⅲ期研究（分别是 NCT01668784 和 NCT02231749）的结果，批准纳武单抗和纳武单抗联合伊匹单抗作为散发性转移性肾细胞癌的一线治疗。靶向药物阿昔替尼联合派姆单抗或阿替珠单抗也被认为是转移性或复发性肾细胞的治疗方式之一。

与化疗不同，ICIs 的药物不良反应可能影响全身多个器官系统，出现在全身多个部位，严重时可以危及生命。ICIs 的药物不良反应常累及皮肤、消化道、肺、内分泌、心血管、骨骼肌肉、神经和造血等器官或系统。其中，结肠炎、肺炎、肝炎和神经毒性是常见的致死原因。不良反应最常出现在开始 ICIs 治疗的几周或几个月内，但不良反应的发生率不会随治疗时间的延长而显著增加。因此，在临床工作中要密切注意新开始使用 ICIs 的患者，及时诊断并处理不良反应。

散发性肾癌患者中得出的结论或可推广到遗传性肾癌患者中。但要注意遗传性肾癌患者的治疗目标与散发性患者的不同，VHL 综合征相关肾癌应更加关注控制癌灶体积、控制转移、保护肾功能。目前，国内外尚无关于 ICIs 治疗 VHL 综合征相关肾癌的临床研究，笔者研究团队将基于多年积累的 VHL 综合征患者队列，开展免疫治疗在 VHL 综合征应用的探索性临床研究，以期为 VHL 综合征患者的治疗提供更多的选择。

6. 肾囊肿的处理　由于 VHL 综合征相关肾囊肿的囊壁和囊液中均可能存在癌细胞，囊肿恶性的概率高于散发性病例，因此需要仔细甄别并谨慎处理 VHL 综合征相关肾囊肿。术前需要依据增强 CT 等对肾囊性病变进行 Bosniak 分级，预测其恶性风险。对于囊实性病变、多发厚壁分隔的复杂囊肿、高密度囊肿等恶性风险较高的 Bosniak ⅡF～Ⅳ级囊肿建议按照恶性肿瘤进行肾部分切除术。对于 Bosniak Ⅰ级囊肿及部分体积较大、位置较深或邻近肾蒂的Ⅱ级囊肿可以选择进行囊肿去顶术。在进行去顶手术时须注意对手术野的保护，可以先用注射器吸净囊液后再进行去顶，去顶过程中注意用吸引器及时吸净囊液、避免外溢，去顶后要仔细检查囊壁内面，若发现囊壁结节者建议改行肾部分切除术，若未发现恶变征象也建议用单极或双极电凝器械对残留囊壁的内侧面进行电灼以尽量避免遗留肿瘤。手术结束后建议对术野进行反复冲洗，降低肿瘤种植风险。囊壁需要常规送病理检查，有条件时对吸出的囊液也要进行细胞病理学检查，见图 7-20。

7. 主动监测　由于 VHL 综合征患者肾脏肿瘤多发且不断进展的特点，患者一生可能经历多次肾脏手术，但反复手术对患者的生活质量、心理健康、肾功能保护都带来不利影响，同时也不断增加了手术难度、医疗

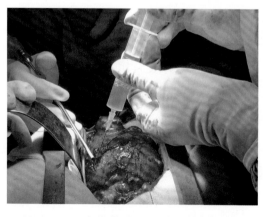

图 7-20　VHL 综合征肾癌患者术中抽吸囊液

风险和患者花费。临床中应在保证肿瘤可控的前提下尽可能减少患者的手术次数。研究表明 VHL 综合征患者肾癌平均线性生长率为 4～5mm/ 年，初始直径＜ 3cm 的肿瘤生长相对缓慢，3cm 以下的 VHL 综合征相关肾癌极少发生转移。因此，对于最大肿瘤直径小于3cm 的患者，推荐主动监测，待最大肿瘤直径超过 3～4cm 或临床判断有较大肿瘤进展风险时再进行治疗。

监测期间以影像学检查为主。B 超检查方便易行，但通常仅能描述最大肿瘤的径线，难以精确描述肿瘤数量和每个肿瘤的径线，不利于精确观察描述肿瘤生长变化情况。增强CT 和 MRI 检查更加清晰、具体和直观，对肿瘤数量、大小和位置的评判更加精准，且可作为客观资料留存便于前后对比。由于肾透明细胞癌的影像特点，平扫 CT 的价值有限，增强 CT 可作为影像诊断的"金标准"。但反复进行增强 CT 检查，需要考虑放射性损伤、造影剂肾损害等负面影响。平扫 MRI 也可以达到与 CT 检查类似的分辨率，且没有电离辐射和造影剂损害，可以作为增强 CT 检查的替代或补充。

监测期间影像学检查的间隔不应超过一年，推荐患者每年进行一次腹部增强 CT 或MRI 检查，对于最大肿瘤直径接近 3cm、既往肿瘤平均线性生长率＞ 5mm/ 年或肿瘤进展风险较高的患者应缩短复查间隔。

（二）嗜铬细胞瘤的治疗

PHEO 是 VHL 综合征相对少见的病变之一，其恶性概率低（约 7% 以下），肿瘤本身并不影响患者生命，但因肿瘤具有活跃的内分泌功能，可通过引起高血压等严重并发症导致患者死亡。临床中应根据肿瘤大小、功能、生长速率等特征采取不同的治疗措施，包括主动监测、手术、双侧切除术后的替代治疗等。

1. 主动监测 鉴于 VHL 综合征相关的 PHEO 双侧多发、切除后再发的特点，对于无症状且较小的嗜铬细胞瘤，可选择主动监测。采用主动监测的患者应密切监测血压，并定期复查 24h 血、尿儿茶酚胺检测及腹部增强核磁（1 次 / 年）。

即使 PHEO 具有明显的基因型 - 临床表型相关性，但目前的模型尚不能通过基因型准确判断患者 PHEO 的发病风险。因此，对于无 PHEO 病史的 VHL 综合征家系，同样需要积极筛查 PHEO，且现有证据支持将开始筛查年龄提前至 6～8 岁。

2. 术前药物准备 嗜铬细胞瘤手术是公认的高风险手术，因此，术前怀疑或确诊嗜铬细胞瘤的患者均要进行充分的术前准备和适当的围手术期处理，以提高手术安全性。对于 VHL 综合征患者，双侧嗜铬细胞瘤更多见，使手术风险进一步增加，需要更加精细的围术期处理。美国内分泌学会发布的 2014 版《嗜铬细胞瘤和副神经节瘤诊治临床实践指南》推荐有分泌功能的嗜铬细胞瘤患者术前应服用 α 受体阻滞剂 7～14 天以降低围手术期并发症。但未对肾上腺偶发嗜铬细胞瘤患者术前是否服用 α 受体阻滞剂做明确规定；也未

区分术前 α 受体阻滞剂的种类（选择性或非选择性）。

田杰等通过回顾性分析 2001—2018 年在北京大学第一医院行手术治疗的 80 例肾上腺偶发嗜铬细胞瘤患者的临床特征发现，此类患者术前未服用 α 受体阻滞剂是术中血流动力学不稳定的独立危险因素。因此，建议肾上腺偶发瘤患者，尤其是未能排除嗜铬细胞瘤的患者术前服用 α 受体阻滞剂以帮助改善术中血流动力学不稳定的情况。因此，如果 VHL 综合征患者伴有肾上腺肿物，即便未能确诊嗜铬细胞瘤，术前也应按嗜铬细胞瘤进行药物准备。通过对北京大学第一医院 102 例术前用酚苄明（非选择性 α 受体阻滞剂）和 132 例术前用多沙唑嗪（选择性 α 受体阻滞剂）单一药物的嗜铬细胞瘤患者分别进行回顾性分析，研究以患者术前血压状态调节达标后用药准备时间长度将患者分为 3 组，分别为用药时间小于 14 天、14 ~ 30 天和 30 天以上。对于酚苄明，本中心研究结果支持术前药物准备 2 周，进一步延长准备时间并未降低术中血流动力学波动和术后并发症发生的危险；对于多沙唑嗪单药准备，超过 30 天可能导致术中心动过缓，并导致更多的患者术后低血压的并发症。因此，不建议嗜铬细胞瘤患者术前服用多沙唑嗪超过 30 天。

3. 手术治疗 手术是 VHL 综合征相关嗜铬细胞瘤的重要治疗方式。有研究表明，对于双侧肾上腺手术的患者，即使保留少量的肾上腺皮质仍对术后患者管理和避免类固醇替代治疗具有重要价值。因此肾上腺部分切除术是该类患者的标准手术方式，尽量避免全肾上腺切除的使用。随着微创技术的发展，近年来腹腔镜或机器人手术相比传统开放肾上腺手术更简单、对患者的损伤更小，患者术后恢复更快，已成为肾上腺手术治疗的"金标准"。

由于 PHEO 具有明显的内分泌功能，术中和围手术期风险较大。因此，术前准备对于提高手术成功率，降低手术相关死亡风险尤为重要。一般需要在术前应用 2 ~ 4 周的 α- 肾上腺素受体阻断剂，并根据心率情况在术前 1 周酌情应用 β- 肾上腺素受体阻断剂（普萘洛尔等）。对于术前血压、心率控制不满意的患者，进行包括泌尿外科、内分泌科、心血管内科、麻醉科和重症监护等科室在内的多学科会诊，最大限度地保证手术安全，制定完整的术前、术中和术后治疗方案是必要的。

尽管双侧肾上腺部分切除术后患者发生皮质醇缺乏的概率大大减低，但同样应密切关注患者术后激素水平及临床症状，如出现皮质醇缺乏，应根据皮质醇检测水平调整激素用量，请内分泌科专科治疗。对于进行双侧肾上腺全切术的患者，应在术后长期进行皮质醇替代治疗，此时需注意骨质疏松等副作用。

4. 药物治疗 根据嗜铬细胞瘤的基因表达谱特征可将嗜铬细胞瘤分为 2 类。第一类为血管生成及缺氧诱导因子信号通路相关基因高表达；第二类为激酶信号通路，其特征是 MAPK 和 PI3K-AKT-mTOR 激活。VHL 综合征患者的嗜铬细胞瘤属第一类，因此，对于无法切除、不耐受手术或复发转移患者，可服用抗血管生成靶向药物。目前几项临床试验正在进行中，例如 FIRSTMAPPP 研究是一项随机双盲 2 期国际多中心研究，旨在评估舒尼替尼与安慰剂对进展性转移嗜铬细胞瘤患者的疗效；以及两项非随机 2 期研究，旨在评估肿瘤对舒尼替尼和阿昔替尼的客观反应率。

（三）附睾囊肿或囊腺瘤

VHL 综合征相关附睾囊肿或囊腺瘤为良性病变，大部分患者无临床症状，且不影响患者生育功能，因此临床上以保守治疗为主，每年进行一次生殖系统超声检查。对于无 VHL 综合征家族史的双侧附睾囊腺瘤患者，应高度怀疑 VHL 综合征的可能，建议患者行全身其他系统筛查，有条件者可行 *VHL* 基因检测。

（王江宜　蔡　林　张　争　李德润）

编者

王江宜

上海交通大学医学院附属第九人民医院

地址：上海市制造局路 639 号

邮编：200011

E-mail：wangjiangyi217@163.com

蔡林

北京大学第一医院

地址：北京市西城区西什库大街 8 号

邮编：100034

E-mail：drcailin@163.com

张争

北京大学第一医院

地址：北京市西城区西什库大街 8 号

邮编：100034

E-mail：doczhz@aliyun.com

李德润

北京大学第一医院

地址：北京市西城区西什库大街 8 号

邮编：100034

E-mail：liderun.vane@icloud.com

专家述评（一）

自 2005 年 12 月 20 日和 2016 年 1 月 20 日美国 FDA 相继批准索拉非尼和舒尼替尼治疗晚期肾癌，揭开了肾癌靶向治疗时代的序幕，至今历时 16 载，在肾癌领域已成功开发了 9 个靶向药物。靶向治疗将晚期肾癌的生存从细胞因子时代的 13 个月提高到了序贯抗血管生成的 30 个月左右，虽然近年来肿瘤免疫治疗在泌尿系统肿瘤领域蓬勃发展，免疫检查点抑制与抗血管生成靶向药物的联合方可取得更大的获益。因此，靶向治疗仍然在晚期肾癌的治疗中占据重要的地位。国内最早于 2006 年开展了索拉非尼治疗晚期肾癌的临床研究，目前亦已批准了 5 个靶向药物，除了索拉非尼，还包括舒尼替尼、培唑帕尼、阿昔替尼、依维莫司，彻底改变了晚期肾癌治疗的困境。

对于遗传性肾癌而言，虽然其发病机制较散发性肾癌更清楚，也寻找到了与发病相关的关键基因，但全面剖析遗传性肾癌发病的相关信号转导通路及其调节机制，以及关键驱动基因仍处于研究起步阶段，对应的靶向药物研发多处在临床前研究或临床Ⅰ、Ⅱ期研究，亟须新的突破。目前对于遗传性肾癌的靶向药物，与散发性肾癌相比并无特异性，仍为我们常用的靶向药物：TKI 类血管生成抑制剂或 mTOR 抑制剂。虽然对于遗传性肾癌如 VHL 综合征或结节性硬化症患者伴发的晚期肾癌患者，虽然有 VHL-HIF-VEGF 及其下游酪氨酸激酶信号通路的异常或基因 *TSC1* 和 *TSC2* 的突变导致的 mTOR 表达上调，但针对 VEGF 的 TKI 药物或 mTOR 抑制剂治疗，并不比散发性肾癌疗效更好，其原因值得继续探索和研究。其次遗传性肾癌患者的特点为往往双肾发病，对于肾原发病灶采用靶向药物治疗，大家尚需谨慎，要兼顾和平衡肿瘤疗效和长期使用靶向药物对患者肾功能损伤的副作用等因素。

遗传性肾癌往往具有明确的基因异常，虽然临床上少见，但更具研究价值，并有利于靶向药物的研发。多中心间联合、积累更多病例和标本显得尤为重要。

（周爱萍）

述评专家信息

周爱萍

中国医学科学院肿瘤医院

北京市朝阳区潘家园南里 17 号

邮编：100021

邮箱：zhouap1825@126.com

专家述评（二）

笔者这些年对 VHL 综合征肾癌积累了较为丰富的手术经验，由于需要在相对固定有限的时间内完成高难度手术，对术者的临床思维和手术技巧都是很大的考验。手术原则上要掌握"平衡"：尽可能切除视野内的肿瘤与最大化的保留有效肾功能，这经常是矛盾的、对立的。为最大化的满足这两个要求，肿瘤"剜除""剔除"而非"切除"可能更合适。

血管成像技术对个体化的手术方案设计很有帮助，所以术前反复再三仔细判读影像学图片非常重要。另外，术前与患者及家属的沟通尤为关键，应促使大家形成共识：患者的疾病特点以及多次治疗的必然性，使得我们的手术不能解决所有问题，只是在一个合适的时机，尽可能地去除掉对患者生命威胁最大的肿瘤，小肿瘤很可能残留。这种"减瘤术"对延缓患者病情发展与转移，仍然具有很重要的意义。

手术时有时会发现肿瘤遍布，整个肾脏呈蜂窝状，一个套着一个，数量上远多于术前影像检查所发现的。常常在创面下还能再发现肿瘤，总也挖不干净，挖的千疮百孔后剩下的皮质缝合起来后有效的肾功能保留并不佳。因此要有个体化的总体手术设计思路，要有所取舍，"有所为，有所不为"，残留小的病灶可以后期通过其他方式治疗（射频消融、靶向药物），避免盲目追求切净（实际上不可能）而使患者面临更大的风险。另外对于术中发现的肿瘤尽可能采取术中射频消融等方式术中尽可能解决。

当肿瘤较大、数量较多时，手术难度明显增加，需要在短时间内高效率的完成切除和缝合，需要达到肿瘤控制和保留功能的对立统一，对术者的心理和手技都提出了很高要求。术前估计阻断时间较长时，冷缺血下的开放手术、早期开放阻断等技术都是合理的选择，而选择性肾动脉阻断并不是一种可靠的办法。有时单纯的选择性肾动脉阻断会使术者处于"浴血奋战"的窘境。

我们团队近年来率先在国内开展了几十例 VHL 综合征肾癌机器人肾部分切除术，取得了理想效果。我们体会机器人稳定灵活、角度不受限的切除和缝合操作尤其适用于这类多发肾肿瘤部分切除术，可以达到更灵活剜除肿瘤、更灵巧缝合创面，有利于缩短热缺血时间。

对于大多数泌尿科医生来说，在职业生涯中能遇到的 VHL 综合征患者是非常有限的，但由于 VHL 综合征患者肾癌、肾囊肿和嗜铬细胞瘤的处理原则与散发患者有较大区别，因此了解 VHL 综合征、将这类患者从散发性肾癌患者中区分开来是至关重要的。对于最大径小于 3～4cm 的肾癌首选主动监测，3～4cm 以上的肾癌首选保留肾单位的手术，慎重选择根治性肾切除术。VHL 综合征患者的肾囊肿恶性概率较高，应慎重选择囊肿去顶术，避免肿瘤细胞随囊液外流播散。术中先用纱布保护术野后，先吸取囊液，送病理检查，然后行部分切除或完整取出囊壁。同时应注意对 VHL 综合征患者嗜铬细胞瘤的筛查监测和适时治疗。充分的术前准备，与麻醉科的沟通可以最大限度地保证患者的术中术后安全。

靶向药物的治疗在理论上应该对 VHL 综合征相关肾癌的效果最佳，但笔者团队这些年通过对 VHL 综合征肾癌患者的靶向药物治疗的数据总结，发现与散发性肾患者相比并未出现明显的疗效差异，未来需要我们积极探索其背后的原因和机制。

（龚　侃）

述评专家信息

龚侃

北京大学第一医院

地址：北京市西城区西什库大街 8 号

邮编：100034

E-mail：gongkan_pku@126.com

第六节 │ VHL 综合征中枢神经系统病变

一、概述

中枢神经系统血管网状细胞瘤也称血管母细胞瘤（hemangioblastoma，HB），是一种由密集血管丛和肿瘤基质细胞所组成的良性血管性肿瘤，起源于中胚叶细胞的胚胎残余组织，为真性血管性肿瘤。分为散发性和家族遗传性两种，两者之比约为 3∶1，其中后者是 VHL 综合征最常见的表现之一。近 72% 的 VHL 综合征患者可能出现中枢神经系统血管网状细胞瘤，通常好发于小脑半球（16%～69%）、脑干（5%～22%）、脊髓（13%～53%）、马尾（11%）、幕上（1%～7%）。中枢神经系统的症状是 VHL 综合征所累及各系统中最常见的，往往也是最早出现的。尽管中枢神经系统血管网状细胞瘤属于良性病变，却是造成 VHL 综合征患者最常见的外显疾病和最常见的死亡原因之一。

二、病理特点

血管网状细胞瘤是一种良性的、高度血管化的肿瘤，在 WHO 分类中归类于起源未明的 I 级肿瘤。实质性血管网状细胞瘤大体呈明亮的红色或者肉红色，边界清楚，有完整包膜，质地柔软，血供极其丰富，可有棕黄色的含铁血黄素沉积于囊壁和肿瘤结节内。瘤结节周围常可见怒张纤曲的粗大引流静脉，是血管网状细胞瘤与其他中枢神经系统肿瘤鉴别的主要影像学特征之一。囊性血管网状细胞瘤特别是小脑血管网状细胞瘤。通常呈现"大囊小结节"影，囊内含草黄色或淡黄色透明液体，蛋白含量较高，囊壁平滑，白色或黄褐色。囊内可见一个或者多个瘤结节，呈粉红色或黄色，瘤结节大小与囊腔大小无关。囊壁由压缩的脑组织和增生胶质细胞组成，不含有肿瘤成分。镜下所见，肿瘤由大量不规则的毛细血管和基质细胞构成，血管架构主要为新生毛细血管，部分为粗大的血管和血窦，管内充满红细胞。基质细胞大小不一，形态各异，胞质丰富，内含不等量脂质，呈泡沫状。瘤细胞内可出现细胞核的异型性变，细胞核增大并有多核巨细胞的存在。如细胞核分裂加剧，相对血管成分减少，常提示肿瘤恶性变。依据常规病理所见可将血管网状细胞瘤分为 4 型：①毛细血管型：毛细血管为主，常伴囊肿；②基质细胞型：常为实质性肿瘤；③海绵型：由管径大小不同的血管或血窦形成，血运丰富；④混合型：以上几种类型的混合，其中毛细管型约占 50%。免疫组化方面，内皮细胞通常表达Ⅷ因子（100% 胞质强阳性）、von Willebrand 因子（vWF）、血小板内皮细胞黏附分子（PECAM/CD31）和 Weibel-Palade 小体的存在（电子显微镜）。基质细胞通常表达 S-100β（80% 细胞质和细胞核强阳性）、抑制素 -α、神经元特异性烯醇化酶、巢蛋白和一些神经肽（突触、羟色胺、P 物质、血管活性肠肽、神经肽 Y、神经降压素和亮氨酸脑啡肽）。

三、临床表现

中枢神经系统血管网状细胞瘤通常呈现生长和静止两个状态交替进行的跳跃性生长模式（约 72%），也有部分呈线性（6%）或指数（22%）增长模式。一般血管网状细胞瘤生长极其缓慢，特别是实质性血管网状细胞瘤可数年处于静止状态而无症状。当观察大于 5 年时，超过 50% 的血管网状细胞瘤增大。其临床症状取决于肿瘤所在的部位、大小及是否伴有囊肿、水肿，因而无特异性。此外，临床表现与病理分型有关，毛细血管型和混合型肿瘤容易发生囊变，病程短，进展快，颅内压增高症状出现较早。基质细胞型肿瘤多为实质性肿瘤，病程进展较缓慢，症状发生晚。海绵型肿瘤常伴有瘤内出血倾向，病程较短，症状波动性较大，常可突发病情恶化。血管网状细胞瘤常可伴发红细胞增多症，发生率在 9%～49% 之间。主要表现为红细胞计数及血红蛋白增高，肿瘤切除或放疗后 2～4 周后红细胞计数恢复正常，肿瘤复发红细胞也随之升高，其主要与肿瘤分泌促红细胞生成素有关，所以测定外周血红细胞及血红蛋白对 HB 的诊治和预后有一定的参考价值。另外，妊娠可促使血管网状细胞瘤生长，使无症状血管网状细胞瘤的患者出现症状。

依据肿瘤所在不同部位，可以引起不同的临床症状和体征：

1. 小脑血管网状细胞瘤　好发于小脑和近中线部位，主要表现为间断枕下痛，60% 的患者有恶心、眩晕和复视，肿瘤影响脑脊液循环可产生脑积水而出现颅内压增高的表现。

2. 脑干血管网状细胞瘤　多见于延髓，其次是脑桥，表现为感觉迟钝、共济失调、吞咽困难、反射亢进、头痛、食欲缺乏等。

3. 脊髓血管网状细胞瘤　多位于后根区，表现为肢体感觉减退或疼痛、乏力、共济失调、反射亢进等。

4. 幕上血管网状细胞瘤　可有不同程度的偏瘫、偏身感觉障碍、偏盲等症状，少数出现癫痫发作。

四、影像学检查

1. 头颅 CT　囊性肿瘤平扫时显示为类圆形低密度占位，密度较脑脊液高，可见高密度结节突向囊腔内，增强后呈现为"大囊小结节"影像，囊壁多无强化，瘤结节呈现均匀增强。实性肿瘤平扫时呈等密度或高密度类圆形影像，呈明显均匀强化。肿瘤周围可见低密度水肿带。如肿瘤影响脑脊液循环，还可出现梗阻性脑积水的表现。

2. 头颅 MRI　由于 MRI 成像不受后颅窝骨伪影的影响，对病变的检出率高于 CT，即使 2mm 的小病灶也可被发现，增强磁共振是诊断和监测中枢神经系统 HB 的金标准。囊性部分常呈现长 T_1、长 T_2 信号，瘤结节呈现为等 T_1、长 T_2 信号，"大囊小结节"影像更加突出，瘤结节明显强化，瘤周常可见水肿带或小的血管流空影，见图 7-21～图 7-24。

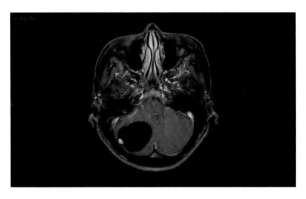

图 7-21　VHL 综合征相关的小脑血管母细胞瘤的特点，增强核磁提示右侧小脑半球囊实性占位，瘤结节明显强化，呈现"大囊小结节"影像表现

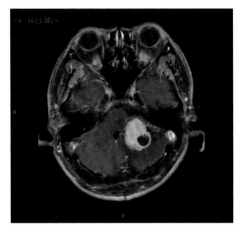

图 7-22　VHL 综合征相关的小脑血管母细胞瘤，增强核磁提示左侧小脑半球实性为主混杂信号灶，内有部分囊性成分，增强扫描明显强化，脑干受压向右侧移位。右侧小脑半球靠近中线处可见一类似信号结节，强化明显

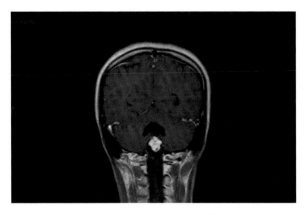

图 7-23　VHL 综合征相关的延髓及腰椎血管母细胞瘤的特点，增强核磁提示延髓及颈髓交接区实性占位，边界清晰，肿瘤明显强化。

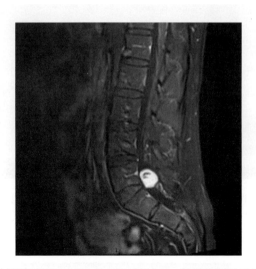

图 7-24　VHL 综合征相关的延髓及腰椎血管母细胞瘤的特点，腰椎增强核磁提示 $L_5 \sim S_1$ 处可见一类圆形实性占位，边界清晰，明显强化

3. 脑血管造影　是目前诊断血管性肿瘤最重要的手段，可清晰显示肿瘤病理血管或血管网，实质性肿瘤可见"花瓣状"血液循环，并能显示供血动脉及引流静脉，必要时可以做供血动脉栓塞或肿瘤部分栓塞治疗，可减少术中出血，有利于手术切除。

五、诊断和鉴别诊断

根据好发年龄和好发部位，结合典型的影像学特征，一般可作出临床初步诊断，尤其是对于散发性、无家族史的患者。对于 VHL 综合征，现在仍采用 Glasker 等提出的诊断标准：患者存在中枢神经系统血管网状细胞瘤以及视网膜血管瘤、肾细胞癌、嗜铬细胞瘤或附睾囊腺瘤；或任何一级亲属表现 VHL 综合征的损害；或基因检测结果阳性。

1. 囊性血管网状细胞瘤的鉴别诊断　①毛细胞星形细胞瘤：多见于青少年，好发于小脑、视觉通路和下丘脑。可呈多发小囊或单一大囊，可伴钙化，其壁结节可大可小，结节内及周围无血管流空信号，增强后壁结节和瘤壁均可强化。②囊性转移瘤：中老年人多见，多有原发肿瘤史，位置表浅，结节病灶边缘常规则，瘤周水肿明显，增强呈结节或环形强化。③脑脓肿：有感染史，且脓肿壁可环状强化，脓肿壁虽然可厚薄不一，但内侧壁光滑是其特征，无瘤结节，水肿较明显。④蛛网膜囊肿：为脑外占位，密度低，增强后不强化。⑤表皮样囊肿：常位于桥小脑角区，T_1WI 为低信号，T_2WI 和 DWI 为高信号。

2. 实性血管网状细胞瘤的鉴别诊断　①转移瘤：多有原发肿瘤史，病灶多表浅，多呈类圆形，瘤周水肿明显。②脑膜瘤：为脑外肿瘤，极少发生囊变，多数增强 MRI 可见"脑膜尾征"。③室管膜瘤：一般瘤周无蚯蚓状流空的供血动脉，增强时强化程度不及 HB

明显。④髓母细胞瘤：多见于儿童，为实体性，边界常清楚，血供丰富、占位效应明显，增强时强化程度不及血管网状细胞瘤明显，肿瘤周围水肿明显。

六、治疗

显微外科手术为中枢血管网状细胞瘤首选治疗方式，肿瘤结节全切除可达局部根治。鉴于 VHL-HB 主要呈现生长和静止两个状态交替进行的跳跃性生长模式，因此目前国内外公认的 VHL-HB 手术策略是"无症状不手术"原则。过早手术治疗无疑增加患者手术风险，因为这些肿瘤可能在相当时间内并不产生临床症状。

囊性血管网状细胞瘤和实质性血管网状细胞瘤的手术方式有所不同。囊性病变手术目标并非单纯行囊肿切开引流减压，暂时缓解高颅压症状，而是切除囊内瘤结节，囊壁常是被压缩的胶质组织，不必要切除，因此相对于实性病变一般更易于切除。但遇瘤结节小、多个或嵌在囊壁内时，术中应仔细寻找，必要时用术中超声定位，以免遗漏瘤结节而致囊肿短时内复发，见图 7-25 ~ 图 7-26。

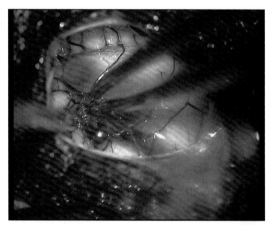 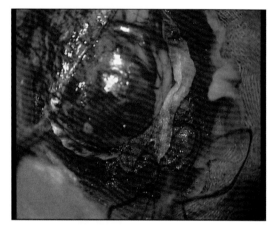

图 7-25 小脑半球表面可见一囊性占位，侧方可见一实性结节，周围伴有较多纡曲血管，考虑为"大囊小结节型"血管母细胞瘤

图 7-26 小脑半球可见一囊实性肿瘤，周围伴有纡曲血管，为供血动脉

实质性血管网状细胞瘤，尤其是症状性肿瘤，常位于脑干、脊髓等重要功能区，且血运丰富，手术较囊性肿瘤困难。术中应先阻断肿瘤供血动脉，必要时沿外边的正常脑组织切开分离，尽量避免直接触及肿瘤表面，找到肿瘤供血动脉后予以电凝切断，再沿肿瘤包膜游离肿瘤，最后处理回流静脉，并将肿瘤尽可能整块切除。实质性血管网状细胞瘤禁忌行穿刺或者活检，以免发生难以控制的大出血导致死亡。实质性肿瘤尤其是肿瘤较大或与

脑干关系密切时手术难度较大，不可勉强全切以免造成大出血和／或脑干损伤。此类肿瘤可以考虑采用术前栓塞，术中电生理监测以及供血动脉控制的情况下可以考虑分块切除等综合措施，最大限度的保护神经功能，见图 7-27 ～图 7-28。

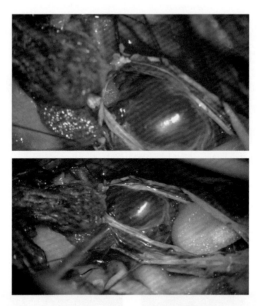

图 7-27　L5 背侧可见一囊实性肿瘤，周围血管增多纡曲，肿瘤紧贴神经根

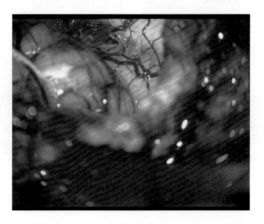

图 7-28　延髓栓部可见一实性肿瘤，局部可见纡曲血管

　　血管网状细胞瘤放射治疗目前尚存在争议，立体定向放射或脑脊髓放疗仅应用于不适合手术的患者。许多回顾性研究认为立体定向放射是一种治疗中小型实质性血管网状细胞瘤的有效方法。但是由于忽略了血管网状细胞瘤的自然史，用总体生存率、短期肿瘤控制率等不足以证实立体定向放射治疗有效。考虑到血管网状细胞瘤生长模式的不可预测性，这种短期结果可能是由于肿瘤处于静息期，而不是实际的治疗有效。另外，许多肿瘤的初

步影像并不能预示症状产生，这就预示该治疗方式使用的局限性。放射治疗也可能导致暂时性增加肿瘤周围水肿和加剧肿瘤相关症状的产生，因此建议不应当把放射治疗作为预防性治疗无症状血管网状细胞瘤的首选手段，而是仅作为一种难以外科切除肿瘤的辅助治疗选择之一。

目前尚无治疗该病的特效药物。一些肿瘤抗血管生成药曾尝试于血管网状细胞瘤的临床治疗，但多为个案或者回顾性报道。如：SU5416 在治疗多发性血管网状细胞瘤的案例中取得了一定的疗效；贝伐珠单抗和雷珠单抗已经开始运用于治疗视网膜 HB。另外一些抗肿瘤药物如沙利度胺可作为控制脑脊髓 HB 进展的治疗。Rogers 等用厄洛替尼治疗 1 例复发性 VHL-HB，随访 6 个月，发现其中小脑病灶缩小了 50%，脑桥病灶缩小了 25%，其他软脑（或脊）膜病灶保持稳定。

七、预后和随访

尽管 VHL 综合征中枢血管网状细胞瘤完整切除可以获得局部根治，但是鉴于此病由于基因缺陷导致肿瘤多发和新发的特性，局部肿瘤全切除后再发或新发率在 16%～31%，无症状间隔时间平均为 4.5 年。再发或新发相关因素有：初诊年龄较轻（< 30 岁）、多发性肿瘤、实质性血管网状细胞瘤和其他不同的病理组织类型（基质细胞型复发率在 20%～25%，而毛细血管型复发率在 5%～10%）。囊性血管网状细胞瘤术后死亡率在 5% 以下，实质性血管网状细胞瘤死亡率较囊性高 3 倍，主要原因一方面是手术中止血困难导致难以纠正的失血性休克，另一方面是肿瘤切除操作影响到脑干及第四脑室的神经结构与功能。随着术前供血动脉栓塞术及术中电生理监测等技术的广泛运用，手术难度和术后合并症发生率将逐步降低，将有助于提高实质性肿瘤手术全切率和降低术后死亡率。

由于 VHL 综合征呈现多样性临床表现，且伴有恶性肿瘤倾向，对生命造成潜在威胁，至今没有任何有效的临床措施来预防和治疗 VHL 综合征，需要终生随访和监控，尤其是对中枢神经系统、眼睛和肾脏的检查是必要的。大多数 VHL 综合征相关肿瘤可以通过有效的医学随访或复查，及时发现其早期临床表现和避免并发症发生。此外，VHL 综合征为常染色体显性遗传，其患者子女有 50% 的风险遗传该病。兄弟姐妹、父母及远房亲戚都是 VHL 综合征的高危人群。对于那些 VHL 综合征最初确诊患者，对其亲属进行基因检测是有意义的，美国临床肿瘤协会已建议对所有高危人群进行基因检测，明确 VHL 综合征诊断的高危人群必须严密随访和监控，没有遗传性 *VHL* 基因突变的人群可免除烦琐和昂贵的年度检查。

（李　良）

编者

李良

北京大学第一医院

北京市西城区西什库大街 8 号

邮编：100034

E-mail：lidoct@163.com

专家述评

VHL 是一种常染色体显性遗传肿瘤综合征。由德国眼科医生 von Hippel 于 1985 年及瑞典病理医生 Lindau 于 1962 年先后报道，称部分视网膜和小脑的血管母细胞瘤具有相关性。1964 年，Melmon 等总结前人研究成果并概括，将发生于神经系统或视网膜的血管母细胞瘤、肾脏透明细胞癌、嗜铬细胞瘤以及肝、肾、胰腺、附睾等多发囊肿或肿瘤命名为"von Hippel-Lindau syndrome"，简称 VHL 综合征。自此确立诊断依据。1993 年，Latif 等首次在肾透明细胞癌中鉴定出抑癌基因 *VHL*，奠定了 VHL 的遗传基础。自此 *VHL* 抑癌基因检测用于该病辅助诊断拉开序幕。至今，VHL 的基础研究及衍生科研成果取得了高水平发展。William Kaelin 等研究发现 pVHL 以某种方式参与了对缺氧反应的控制。Ratcliffe 和 Semenza 及其研究小组随后证明了机体在正常氧浓度下对 HIF 的降解需要通过 pVHL 与 HIF-1α 发生物理相互作用实现。这一研究成果使他们获得了 2019 年诺贝尔生理学或医学奖。

在临床诊疗方面，该病的认识水平还有极大发展空间。由于其病发病率低，在小脑血管母细胞瘤患者中，仅约 30% 的经系列深入分析最终诊断为 VHL，在引起临床觉悟这一关似乎就有较高壁垒。部分患者初诊时临床表现单一，家属史回顾不详均为筛查带来困难。有研究数据提示此类患者约有 20% 没有家族史。针对此类人群的基因检测的选择策略还有待进一步扩展，目前主要用于确诊后追踪。即便选择了基因检测，也有部分患者难以早期诊断，如嵌合体现象、复杂的基因型 - 表型关系等可以造成临床提示机制失灵。基于不甚翔实成熟的基础研究，该疾病预防、药物治疗亦尚处于探索阶段。

由于其在中枢神经系统表现最常见，神经外科可能为这类患者首诊科室。就诊时，患者可以处于该病的不同阶段，例如部分肿瘤显而易见，部分肿瘤还太小，容易忽略。故在治疗策略选择、手术入路设计、术中风险预判、术中辨识要领等诸多方面均应做到个性化考虑、专业全面客观分析。

在这一背景下，本节内容为大家系统地介绍了 VHL 的发病机制、临床诊断与鉴别、病理特点、治疗及随访策略，并重点阐述了中枢神经系统 VHL 目前的主要治疗方法，对于临床医生来说，通过本节内容的阅读可以比较系统全面地认识 VHL，提高 VHL 的诊疗水平。

（贾桂军）

述评专家信息

贾桂军

首都医科大学附属北京天坛医院

北京市丰台区南四环西路 119 号

邮编：100070

E-mail：jgjttyy@yahoo.cn

第七节 | VHL 综合征眼部病变

VHL 综合征眼部的主要表现为视网膜血管母细胞瘤又称视网膜毛细血管母细胞瘤（retinal capillary hemangioblastoma，RCH）。RCH 是 VHL 综合征特征性的眼部改变，其表现及组织学特点与中枢神经系统的血管母细胞瘤相近。VHL 综合征其他较为少见的眼部异常包括双生血管、视网膜血管增生（retinal vascular proliferation）/纤维血管增生（fibrovascular proliferation）、视网膜血管错构瘤（vascular hamartoma）等。约 84% 的视网膜毛细血管母细胞瘤为 VHL 综合征所致，而 VHL 综合征患者中 50%～70% 会出现 RCH。尽管 RCH 并不是 VHL 综合征最常见的肿瘤，但却经常是最早发现的肿瘤。

VHL 综合征的发病机制不再赘述，其基因型与眼部表型间的关系仍有争议。有研究对 335 例合并 RCH 的 VHL 综合征患者进行基因检测，结果显示导致 VHL 蛋白功能完全丧失的突变类型发生 RCH 的概率最低（14.5%），视力预后最好。另有研究对 183 例 VHL 综合征患者分析发现，胚系突变对 VHL 综合征眼部异常的严重程度没有影响。组织学上，RCH 表现为薄壁的毛细血管增生，伴有不同数量、具有泡沫状胞质的基质细胞。这些毛细血管通常紧密地结合在一起，大小不等。基质细胞具有深染的细胞核，以及 PAS 阳性、耐淀粉酶的细胞质颗粒，没有坏死，有丝分裂象少见。免疫组化显示在基质细胞中，抑制素、S-100 蛋白和神经元特异性烯醇化酶表达呈现出不同程度的变化，而血管内皮生长因子（VEGF）表达常阳性。

一、临床表现

RCH 是 VHL 综合征典型表现，平均发病年龄 25 岁（1～68 岁），较其他器官的症状出现更早，因此常为 VHL 综合征的首发表现。患者常因为出现视力症状而首诊于眼科，或因其他眼部问题就诊眼科时偶然发现。RCH 常双眼发病，约一半的患者双眼同时存在病变，且患眼可同时存在多个 RCH。合并 RCH 的 VHL 综合征患者平均血管瘤数量为 1.85～3 个，RCH 的数量与患者年龄无关。

RCH 可出现在患者视网膜的任何部位，根据出现的部位，可以分为周边型和近视盘型。周边型生长在周边视网膜上（图 7-29A），较为常见；近视盘型生长在视盘上（图 7-29B）或视盘周围，较为少见。近视盘型 RCH 的 VHL 综合征患者通常发病更早，常多发，且常双眼发病。RCH 会对视力产生不同程度的影响。患者早期可以没有症状，随病情进展可能出现不同程度的视力下降，甚至失明。视力情况取决于 RCH 的位置、大小及并发症情况。周边 RCH 可无症状，仅在眼科检查时发现，当 RCH 长在视盘上，或引起黄斑水肿、黄斑前膜、渗出性或牵拉性视网膜脱离时，可导致视力严重下降。

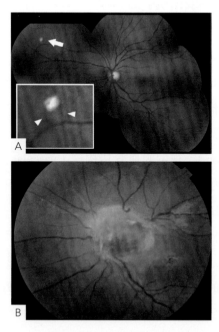

图 7-29 不同位置的视网膜毛细血管母细胞瘤（RCH）

A：周边型 RCH，鼻上方视网膜可见约 1/3PD 大小黄白色肿物（箭头），肿物旁可见较细的滋养和引流血管（三角），周围视网膜无出血渗出等；B：近视盘型 RCH，视盘红色占位性隆起，周围可见视网膜前膜，黄斑区隆起，色素改变。

根据RCH的生长特点在临床上可分为外生型和内生型两种类型。外生型的RCH表现为血管瘤在视网膜内或视盘内生长，其瘤体表面的视网膜血管可见。内生型的RCH表现为血管瘤主要向玻璃体内生长，其瘤体遮挡视网膜血管。临床上RCH大多为内生型，眼底检查时表现为单个或多个凸起的橘红色、圆形病灶，通常可见粗大扩张的滋养和引流血管；也可为轻微灰黄色改变而难以发现。瘤体周围视网膜可有出血、水肿、渗出，瘤体表面可见纤维血管增生。视网膜出血和胶质增生的程度可能反映病变的严重程度。

RCH通常生长缓慢，但随着病变进展，可能引起黄斑水肿、玻璃体积血、新生血管性青光眼、渗出性视网膜脱离，或因胶质增生导致牵拉性视网膜脱离，前节并发症如继发性青光眼或并发性白内障少见。RCH引发的渗出和对视网膜的牵拉，可以导致严重的视力下降，大的肿瘤更容易引发牵拉性视网膜脱离和广泛渗出。最终5%~8%的VHL综合征患者会出现严重视力下降甚至失明。患者视力预后差的危险因素有：发病年龄早、双眼发病及基因检测结果为错义突变。

除RCH外，VHL综合征还可能合并一些罕见的视网膜病变，包括：双生血管，即成对出现的视网膜小动脉和小静脉；视网膜血管错构瘤，即平坦血管丛形成的动静脉吻合；以及视网膜血管增生/纤维血管增生等。Wong等报道视网膜血管增生为VHL综合征的一种少见眼部异常，表现为视盘旁浅表的细小血管，通常合并纤维血管增生和视网膜前膜形成。这些增生的血管由正常的血管灌注，且不含有血管瘤成分。这种病变主要发生于视盘旁，与血管增生性视网膜病变不同，这种病变的进展与视网膜缺血无关。Elborgy等进一步研究发现，视网膜纤维血管增生除了发生在视网膜后极部，也可见于周边部。此外，视网膜纤维血管增生仅见于存在RCH的患眼中，而双眼RCH的患者更容易出现。纤维血管增生可表现为单一的纤维血管网，也可表现为致密的纤维血管膜，从而引起对黄斑的明显牵拉，或导致牵拉性视网膜脱离。有学者认为纤维血管增生的发生与患者既往曾接受过对RCH的治疗有关。

二、眼科检查

对可疑VHL综合征的患者，应常规进行散瞳眼底检查及彩色眼底照相。此外，常用的眼科辅助检查方法有：荧光素眼底血管造影（fundus fluorescein angiography，FFA）、光相干断层成像（optical coherence tomography，OCT）及光相干断层扫描血管成像（optical coherence tomography angiography，OCTA）等。这些检查方式有各自的优势和不足，在VHL综合征患者的诊治过程中，需要选择适当的检查方法以及合理联合不同的检查。

FFA是针对VHL综合征的一项基本检查方法，在疾病诊断、判断病情严重程度及治疗效果等多个方面均有重要作用。FFA不仅可以显示出RCH渗漏的程度，还能显示出黄斑水肿等异常，并能够发现常规眼底检查难以发现的血管瘤。视盘旁 RCH 的瘤体在动脉期迅速充盈呈现强荧光，在动脉期及静脉早期显示清晰的瘤体形态，静脉期瘤体荧光持续增强，晚期部分呈现"冲刷"现象，即瘤体内荧光扩散到周围组织中，形成瘤体内相对弱荧光，而周围组织因荧光染色呈相对强荧光。近年来广角及超广角 FFA 已应用于临床，与传统造影或眼底检查相比，超广角 FFA 检查能够发现更多的 RCH，更有助于 VHL 综合征患者的诊断及治疗（图 7-30）。

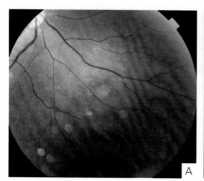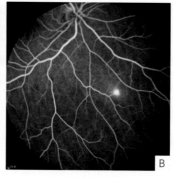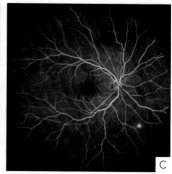

图 7-30　荧光眼底血管造影检查（FFA）

A：彩色眼底照相，见右眼鼻下方视网膜黄白色病灶，直径较小，易被忽视；B：FFA 显示病灶呈明显强荧光，易被发现；C：同一患者的广角 FFA 像，广角造影一次成像范围更广，配合眼球转动可探测到极周边视网膜，更不容易遗漏病灶。

OCT 作为一种无创的检查方法，具有不需散瞳、快捷方便等优点，病情需要时可随时检查。在 OCT 图像上，RCH 瘤体处视网膜呈现高反射的隆起，凸向玻璃体腔，并可测量瘤体的直径与隆起高度，便于观察肿瘤大小变化。此外，OCT 能够精确显示视网膜水肿、黄斑水肿、视网膜前膜、视网膜牵拉以及视网膜脱离等并发症，并能判断其严重程度及变化情况（图 7-31）。

OCTA 是在 OCT 基础上衍生而来的一种新型血流成像技术。与 FFA 相比，OCTA 快速、无创，可以随时检查，且不受血管管壁渗漏影响，可以清楚地显示出 RCH 瘤体内部的血管形态，并能够定位血管瘤在视网膜内所处的层次。因 OCTA 可直接检测瘤体内的血流信号，故可用于判断激光等治疗后瘤体内血管封闭的情况，在判断治疗效果等方面有良好的应用前景。OCTA 也可发现常规检查无法发现的 RCH，但 OCTA 和 OCT 检查主要适合视盘及后极部的 RCH，对周边部病变难以成像（图 7-32）。

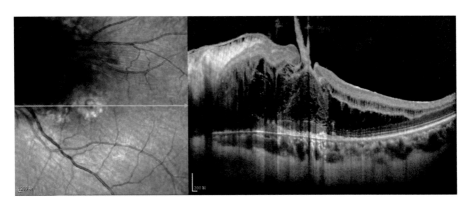

图 7-31 光相干断层成像检查（OCT）

OCT 可精确反映出 RCH 瘤体周围视网膜情况，图为视盘 RCH 患者 OCT 图像，显示
左眼视盘隆起，黄斑区视网膜隆起，层间劈裂，中心凹处内层结构缺损伴视网膜前膜。

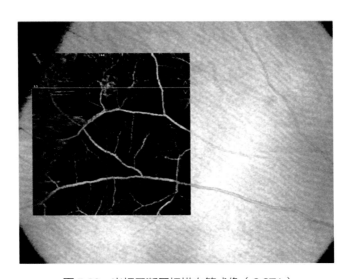

图 7-32 光相干断层扫描血管成像（OCTA）

患者的 OCTA 图像，通过探测 RCH 内部血流信号，可显示出肿瘤内部清晰的血管结构，其滋养与引流
血管也清晰可见。

三、诊断与鉴别诊断

RCH 可不合并 VHL 综合征而单独发病，Singh 等发现 RCH 中有 46% ~ 64% 的病例
属于 VHL 综合征；另一部分则是不具遗传性的散发病例。一般合并 VHL 综合征者发病时
间会更早，视力预后更差。对于 RCH 患者应仔细询问病史及家族史，并且行相应检查明
确有无合并中枢神经系统血管瘤和内脏病变，必要时行基因检测，以及时明确是否为
VHL 综合征。

周边部的 RCH 应与 Coats 病、视网膜海绵状血管瘤、视网膜大动脉瘤等疾病鉴别：① Coats 病：与 RCH 均可导致视网膜渗出和脱离，但 Coats 病多见于男性青少年，多单眼发病，眼底检查见大量的脂类物质渗出并可见胆固醇结晶，视网膜血管瘤样扩张而非肿瘤，且不存在异常滋养血管。②视网膜海绵状血管瘤：青少年发病，多单眼发病。典型表现为葡萄串样外观，无滋养血管，荧光素眼底血管造影有特殊的"帽状荧光"表现。③视网膜大动脉瘤：血管瘤多位于视网膜动脉二、三级分支，无滋养血管，无其他组织或器官受累。

视盘 RCH 还应与表现为视盘隆起或边界不清的疾病相鉴别，如视乳头水肿、视神经乳头炎、视盘玻璃膜疣、视盘海绵状血管瘤、视网膜和视网膜色素上皮联合性错构瘤等。

四、治疗

目前尚无治疗 VHL 综合征相关 RCH 的标准方案，治疗需要根据 RCH 的位置、大小及相关并发症等的情况制定不同的方案。

对于视乳头旁 RCH，以及位于周边、不伴渗出或视网膜下液、直径小于 500μm 的 RCH，一般建议进行积极监测，密切随访；而对于较大的、活动性的 RCH，应给予治疗。可选择的治疗方法包括视网膜激光光凝、视网膜冷凝、抗 VEGF 药物治疗、光动力治疗、经瞳孔温热疗法、放射治疗及玻璃体视网膜手术治疗等。此外，其他一些全身因素可能影响病变进展，例如怀孕可能促进 RCH 生长，因此对于妊娠的 VHL 患者应密切随访，并可在瘤体尚小时进行预防性治疗。

（一）视网膜激光光凝 / 冷凝治疗

视网膜激光光凝和视网膜冷凝是治疗 RCH 的最基本方法。视网膜激光光凝多用于治疗较小的 RCH，而冷凝多用于治疗极周边的、直径大于 3mm 的 RCH。

视网膜激光光凝可采用绿光或黄光，直接光凝瘤体表面或其滋养血管。多数文献报道激光光凝治疗直径小于 1.0 ~ 1.5DD 的 RCH 可以达到良好的封闭效果。有研究显示，单独应用激光光凝，可以封闭直径 1DD 以下的全部 RCH，以及 73% 较大的 RCH；而联合使用视网膜冷凝，可以使较大 RCH 的封闭率达到 94%。因此 99% 的 RCH 可经过激光光凝和冷凝封闭。然而，激光光凝会非选择性地破坏瘤体及周围组织，因此并不适合治疗视乳头旁 RCH。

（二）抗 VEGF 药物治疗

肿瘤细胞异常分泌的 VEGF 可能促进 RCH 的形成和生长，并导致瘤体血管的通透性增加而引起渗出。抗 VEGF 药物可能通过抑制 VEGF，抑制肿瘤生长、减少渗出，从而达到控制疾病的作用。目前关于全身或局部使用抗 VEGF 药物治疗 VHL 综合征相关 RCH

的研究，多为个案报道或小样本回顾性分析，且结论仍有争议。药物的有效剂量、给药频率、长期治疗效果仍需要更大样本量的临床研究。

Chelala 等采用玻璃体腔注射雷珠单抗治疗视盘 RCH，单次注射后随访 6 个月，瘤体瘢痕化，瘤体内血管减少，渗漏减轻。ACh 等报道对一位中周部、进展性 RCH 患者进行 9 次贝伐珠单抗玻璃体腔注射治疗后，病变停止发展。Campos Polo 等使用阿柏西普玻璃体腔内注射治疗一位合并视网膜下出血及色素上皮脱离的患者，经过连续 4 次注射，患者色素上皮脱离及出血均消失。这些研究提示，对于视盘旁 RCH 等不宜行激光治疗的病灶，可考虑抗 VEGF 药物治疗，以控制病变进展，减轻视网膜水肿及渗出形成等，且该方法不会对 RCH 周围的正常组织造成损害。然而 Wong 等对 5 例合并 RCH 的 VHL 综合征患者进行每月玻璃体腔注射雷珠单抗，平均随访 47 周，患者视力平均下降 9 个字母。作者认为该治疗对多数合并 RCH 的 VHL 综合征患者效果不佳。这可能与给药方式、给药剂量等因素有关，将来可能需要与其他治疗方法联合使用。除玻璃体腔给药外，有研究报道全身应用抗血管生成药物治疗 RCH。Knickelbein 等应用苹果酸舒尼替尼，一种小分子多靶点受体酪氨酸激酶抑制剂，来治疗 VHL 综合征相关的 RCH，结果显示药物未能提高视力或缩小肿瘤，且药物的副作用也较严重。

（三）光动力治疗

光动力治疗（photodynamic therapy，PDT）对位于视盘上的 RCH 及不适合激光治疗的患者，不失为一种方法。Bhattacharjee 等对一位 18 岁男性 VHL 综合征患者左眼的一处多种治疗方法无效的血管瘤进行光动力疗法，治疗后肿瘤消退，而无并发症出现，治疗后随访 15 个月视力稳定，因此认为 PDT 是治疗 VHL 综合征视网膜血管瘤的一种有效方法。作者也曾对一例 VHL 综合征患者视盘上的 RCH 进行 PDT 治疗，术后半年复查，视盘上 RCH 瘤体明显缩小（图 7-33）。

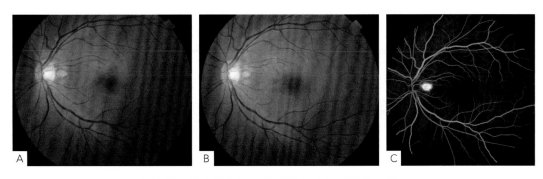

图 7-33　VHL 综合征视盘型 RCH 应用 PDT 治疗前后

眼底 OCT 照相显示视盘旁 RCH，A 为 PDT 治疗前，B 为一次 PDT 治疗后半年，RCH 明显缩小，C 为治疗前 FFA 显示血管瘤强荧光，

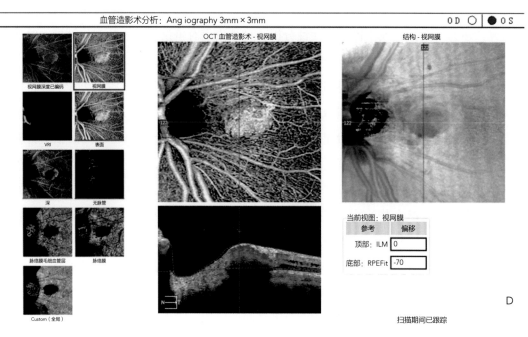

图 7-33（续）

D 为治疗前 OCTA 显示血管瘤不同层面血流信号。

（四）手术治疗

当 VHL 综合征患者 RCH 直径大于 5mm，或出现视网膜前膜、渗出性或牵拉性视网膜脱离等情况时，可考虑手术治疗。根据视网膜情况，可选择巩膜扣带术，玻璃体切除联合眼内激光光凝或巩膜外冷凝，或玻璃体切除联合 RCH 切除术。

对于视网膜血管增生牵拉导致的视力下降，手术解除牵拉可起到良好的效果。van Overdam 等报道，对 2 例继发性视网膜脱离的 VHL 综合征患者进行玻璃体切除手术治疗，术中切除了引发视网膜脱离的 RCH，获得了良好的视力预后和解剖学复位。因此对于应用激光光凝或冷凝无效的 RCH，玻璃体手术切除 RCH 是一种有效治疗病灶较大、合并牵拉性和 / 或渗出性视网膜脱离的方法，并可能作为存在早期渗出和 / 或牵拉征象的 RCH 的一种治疗方案。

然而，选择手术治疗时应充分考虑可能的风险和可能引起的并发症。Van Overdam 报道一名患者术后 3 个月在血管瘤切除部位出现视网膜前膜引起视网膜牵拉，而再次行手术治疗。因此强调手术中应注意对滋养血管及引流血管进行有效封闭，并完全清除后玻璃体及视网膜前膜，以避免术后玻璃体积血及增生性玻璃体视网膜病变。Krzystolik 等发现，在对已经发生牵拉性视网膜脱离的 VHL 综合征患者进行玻璃体切割术后，所有患者均出现广泛的纤维血管增生，或血管增生膜覆盖的大血管母细胞瘤，以及明显的周边视网膜牵拉。术后新 RCH 的形成和纤维血管增生的进展，是视力下降的重要原因。与未行视网膜切开的患者相比，行视网膜切开的患者术后视力提高比例较低，术后新发 RCH 的数量更多，且新的 RCH 更易出现在视网膜切开处，因此他们猜测视网膜切开可能会促进 VHL 综合征 RCH 病变的进展。

（五）β 受体阻滞剂

Albiñana 使用普萘洛尔 120mg/d 治疗 7 例合并 RCH 的 VHL 综合征患者，在 1 年随访期内，肿瘤大小保持稳定，没有新的 RCH 出现，且有 2 例患者渗出吸收。因此认为 β 受体阻滞剂可能作为治疗 RCH 的一种选择。

（六）联合治疗

根据 VHL 综合征患者眼部 RCH 大小、位置及并发症情况，可联合使用多种治疗方式。

Ziemssen 等使用贝伐珠单抗联合 PDT 治疗 RCH，结果显示肿瘤变小、渗出减轻。认为联合抗 VEGF 药物可能减少使用 PDT 的频率，并减少对周围组织的损伤。

Pastor-Montoro 等对一位存在黄斑前膜、黄斑区视网膜增厚及牵拉的 29 岁女性 VHL 综合征患者行激光光凝治疗。随后因玻璃体视网膜增生导致血管牵拉扩张、视网膜渗出而行玻璃体切除联合视网膜前膜剥除、激光光凝、经巩膜外冷凝及雷珠单抗玻璃体腔注射治疗。术后仍不断出现新的 RCH 而进行多次激光光凝及雷珠单抗注射治疗。6 年后患者出现牵拉性视网膜脱离而行巩膜环扎联合玻璃体切除、增生膜剥除、雷珠单抗注射及膨胀气体填充术。患者视力维持在 0.1。作者认为，由于 RCH 及其并发症的复杂性，应尽早对 RCH 进行治疗。

五、预后

VHL 综合征眼部相关疾病整体预后仍有待大样本量的研究阐明，其预后可能与 RCH 病变大小、位置以及渗漏程度等相关。一般认为，早期诊断和合理治疗可以改善视力预后，尤其是对于周边 RCH 患者。尽管如此，许多患者的视力预后仍然较差。黄永盛等随访了 9 例 VHL 综合征患者的视力预后，平均随访时间为 9.1 年，结果显示 66.7% 的患眼最佳矫正视力维持不变，5.6% 提高，27.7% 下降。作者认为 VHL 综合征患者 RCH 早期病变治疗效果好，晚期病变及时治疗仍可维持部分视功能。临床上有待多学科共同合作，制定合理有效的随访策略和治疗方案，早期发现，及时治疗。

六、典型病例

患者女性，32 岁，无眼部不适，因其姐姐确诊为 VHL 综合征而行眼科检查。眼科检查：双眼矫正视力 1.0，双眼前节未见异常。散瞳查眼底：右眼颞上方周边部视网膜可见一 1.5PD 大小橘红色肿物，周围可见粗大的滋养及引流血管，肿物周边未见出血渗出等，余处视网膜未见异常；左眼视网膜未见异常。OCT 示肿物相应处视网膜隆起，周围视网膜无水肿。FFA 示动脉期肿物迅速充盈，并持续增强，晚期呈明显强荧光。全身检查未见其他肿瘤。基因检测结果：*VHL* 基因三号外显子存在点突变（c.499C>T，p.Arg167Trp）。诊断：VHL 综合征，右眼 RCH。患者右眼 RCH 虽无渗漏，但瘤体较大，故予激光光凝治疗。患者 7 年后随访见原肿瘤稳定，但黄斑中心凹颞上方及颞侧周边视网膜可见点片状强荧光灶，可疑为早期新发 RCH，予密切随访观察；对侧眼仍无阳性发现（图 7-34）。

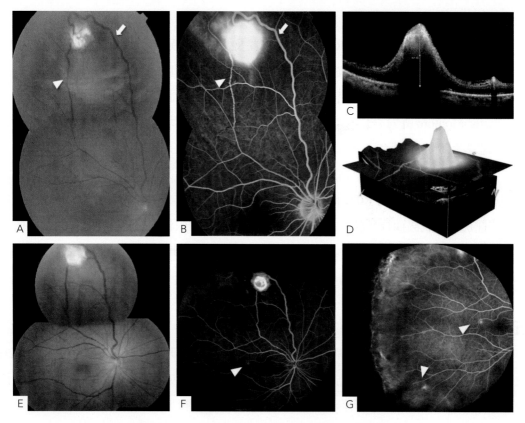

图 7-34 VHL 综合征伴 RCH 一例多模式影像检查

A：眼底检查示颞上方视网膜 1.5PD 橘红色 RCH，突出视网膜表面，周围可见粗大的滋养血管（三角）及引流血管（箭头），周围视网膜无出血渗出等改变，余处视网膜未见病灶；B：FFA 示动脉期瘤体迅速充盈，晚期强荧光；C、D：OCT 见病变呈典型的内生型生长，瘤体周围视网膜无明显水肿等改变；E：视网膜激光光凝治疗后 7 年随访，原肿瘤稳定；F：广角 FFA 瘤体瘢痕化，荧光较前明显减弱，晚期组织染色，黄斑旁可见出现新的病灶（三角）；G：广角 FFA 能够观察到极周边视网膜，图片显示广角 FFA 检测到的周边部病灶（三角）。

（杨柳赵亮）

编者

杨柳

北京大学第一医院

北京市西城区西什库大街 8 号

邮编：100034

E-mail：liu-yang@bjmu.edu.cn

赵亮

北京大学第一医院眼科

北京市西城区西什库大街 8 号

邮编：100034

E-mail：ophthaliang@sina.com

专家述评

2019 年诺贝尔生理学或医学奖揭晓获奖，颁发给了 William G. Kaelin 教授、Peter J. Ratcliffe 教授以及 Gregg L. Semenza 教授。他们的贡献就是基于在对 VHL 综合征的发病机制研究中，阐明了缺氧时 HIF-1α 与 *VHL* 基因相互作用机制。通过对 VHL 综合征发病机制的研究，他们发现了至关重要的氧气感知通路，为理解氧水平如何影响细胞代谢和生理功能奠定了基础，也为抗击贫血、癌症等许多疾病铺平了道路。VHL 综合征可以累及全身多个器官，如眼部、脑部以及肾上腺、肾脏、胰腺、生殖器系统、脊柱等，有很高的致残率和致死率。VHL 综合征在眼部表现为视网膜毛细血管瘤（RCH），视网膜毛细血管瘤无论是在视网膜周边还是近视乳头生长，都可以引起严重的视力损害。周边型 RCH 经常发现较晚，发现时瘤体大，而近视乳头型 RCH 因位于视乳头上或其周围，导致治疗十分棘手。VHL 综合征是一种系统性疾病，因此，无论是全身其他部位发现这种血管母细胞瘤病变，还是眼部首先发现了 RCH，均应进行眼部和全身的排查，以防漏诊。本文着重介绍了 VHL 综合征眼部的临床表现，详细介绍了 RCH 的检查，如眼底血管造影、超广角眼底照相等。治疗方面，作者全面介绍了激光、抗 VEGF、光动力疗法以及手术在 RCH 治疗中的适应证和临床价值，通过本节的学习，对于我们系统了解 VHL 综合征在眼科的临床表现和诊疗进展有重要参考价值。

（陈有信）

述评专家信息

▼

陈有信

北京协和医院

北京市东城区帅府园一号

邮编：100730

E-mail：chenyouxin@medmail.com.cn

第八节 │ VHL 综合征相关胰腺病变

胰腺是 VHL 综合征患者易被累及的腹部器官之一，约有三分之二的患者在长期随访过程中发现存在胰腺病变，其中多数为囊性病变，包括真性胰腺囊肿和胰腺浆液性囊腺瘤（serous cystadenoma，SCN），部分表现为实性肿瘤，通常为具有恶性潜能的胰腺神经内分泌肿瘤（pancreatic neuroendocrine neoplasms，pNENs）。VHL 综合征相关胰腺病变多为良性，通常不是危及患者生命的主要原因。然而部分患者可能会出现相应的临床症状，部分 pNENs 具有恶性潜能，如未获得及时正确地处理，会进展为致命的转移性疾病。因此 VHL 综合征患者长期随访中应重视对胰腺病变的诊治，及时发现并存的胰腺病变并根据具体情况制定最佳的治疗策略。

一、VHL 综合征相关胰腺病变的类型及流行病学特征

约 60% 的 VHL 综合征患者在影像学检查时发现存在至少一种胰腺病变。VHL 综合征相关胰腺病变类型主要包括胰腺单纯性囊肿、SCN 和 pNENs 等。VHL 综合征相关的血管母细胞瘤或肾细胞癌转移到胰腺的病例较少见，仅见于少数个案报道。在 12% 的初诊 VHL 综合征患者中，胰腺是唯一受累的腹部器官。VHL 综合征相关胰腺病变在女性中更为常见，男女比例约为 1 : 1.1 ~ 1 : 1.6。

在 VHL 综合征相关胰腺病变中，囊性病变最为常见，总体发生率平均为 47%（7% ~ 72%）。其中，多数为胰腺单纯性囊肿，发生率约为 36%；其次为胰腺 SCN，发生率约为 11%。约 86% 的胰腺单纯性囊肿为多发病灶，可遍布整个胰腺，任何年龄均可发病，多不伴有临床症状，一般不需手术治疗，极少数患者表现为上腹部包块或梗阻性黄疸。VHL 综合征相关 SCN 常为多发病灶，好发年龄为 20 ~ 40 岁，而散发 SCN 患者的高发年龄通常为 60 岁左右。目前尚无 VHL 综合征相关 SCN 恶变的报道，除少数患者合并上腹不适

或包块，或病变压迫胆总管造成梗阻性黄疸需要处理外，多数患者不需治疗。根据形态特点一般将 SCN 分为微囊型、寡囊型、混合型及实性型，其中以微囊型最为常见，囊壁菲薄，内含浆液，囊泡叠加排列，内部有呈辐射状的分隔，典型患者可见中央钙化（图 7-35）。实性型 SCN 由多发微小囊肿组成，影像学检查易被误认为实性肿瘤，因此常被误诊。单发的胰腺囊性病变好发于胰腺体尾部。部分患者可同时表现为胰腺单纯性囊肿和 SCN，有时仅通过影像学检查难以对二者进行准确鉴别，但这并不改变患者的治疗策略。

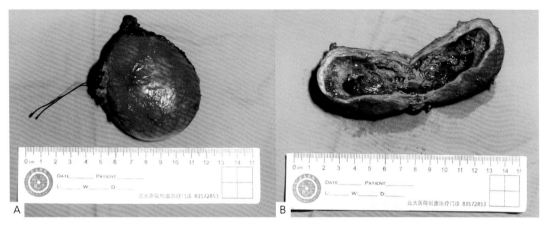

图 7-35　VHL 综合征相关胰腺浆液性囊腺瘤

A：切开前；B：切开后。

　　VHL 综合征相关的胰腺实性病变通常是 pNENs，总体发病率约为 15%（9%～17%），其中超过半数呈多发病灶。单发的 pNENs 则多（约 60%）位于胰头部及胰腺钩突部。目前已报道的 VHL 综合征相关 pNENs 病例中，除少数个案报道为异位 ACTH 综合征外，其余均为无功能性 pNENs。目前尚未明确 pNENs 发生率与 *VHL* 基因突变类型之间是否存在相关性。研究表明血型似乎与 VHL 综合征患者的胰腺病变发生率存在相关性，O 型血的 VHL 综合征患者更易累及胰腺，尤其是 pNENs 的发病率显著高于其他血型 VHL 综合征患者。散发型 pNENs 可表现为囊性病变，然而目前尚无 VHL 综合征合并囊性 pNENs 的报道。最年轻的 VHL 综合征相关 pNENs 患者确诊年龄仅为 13 岁，因此对 VHL 综合征患者胰腺的常规影像学筛查应该在 12 岁开始。VHL 综合征相关 pNENs 患者的中位确诊年龄是 33～35 岁，发病率最高的年龄段是 35～39 岁，而散发型 pNENs 的中位确诊年龄为 56 岁。Weisbrod 等对 87 例 VHL-pNENs 患者进行中位时间长达 4 年的随访观察，发现约 60% 的患者胰腺病灶缓慢生长，约 20% 的患者病灶大小稳定，其余 20% 的患者病灶逐渐缩小，而所有患者的病灶数量均随着时间延长呈增多趋势。然而目前尚不能确定何种因素影响病灶的生长。

pNENs的分级和分期：pNENs病灶需按病理组织分化程度和细胞增殖活性进行分级。增殖活性分级推荐采用核分裂象数和/或Ki-67阳性指数两项指标，具体分级标准见表7-3。pNENs的病理分期采用AJCC胰腺神经内分泌肿瘤的TNM分期。

表7-3　消化系统神经内分泌肿瘤的分类和分级标准

分类/分级	分化	分级	Ki-67阳性指数/%	核分裂计数/(/10HPF[a])
神经内分泌瘤（NET）				
NET G1	分化好	低	<3	<2
NET G2	分化好	中	3～20	2～20
NET G3	分化好	高	>20	>20
神经内分泌瘤（NEC）				
小细胞NEC	分化差	高	>20%	>20
大细胞NEC	分化差	高	>20%	>20
混合型神经内分泌-非神经内分泌肿瘤（MiNEN）	分化好/差	不定	不定	不定

注：$10HPF^a=0.196mm^2$。

同散发型病例相比，VHL综合征相关的pNENs患者发病年龄更早，且更多地呈现多发病灶（约达53%），恶性潜能更低。VHL综合征相关pNENs的恶性（局部浸润、发生区域淋巴结和/或远处转移）比例为7.5%～26%，远低于散发型pNENs。尽管pNENs具有恶性潜能，但威胁VHL综合征患者生命的最主要原因通常不是恶性pNENs，而是中枢神经系统血管母细胞瘤和肾细胞癌。Blansfield等在对108例VHL综合征相关pNENs患者长达53个月的随访中发现，由pNENs导致的特定疾病死亡率仅为1.9%。因此对VHL综合征相关pNENs患者制定治疗方案时应充分考虑肿瘤的惰性生物学行为以及手术可能带来的风险。另外，研究显示VHL综合征相关pNENs进行根治性手术切除后无复发生存期较散发型pNENs明显延长，提示即使VHL-pNENs具有恶性潜能，积极的手术治疗仍可致生存获益，对于多发病灶，即使残留一些较小胰腺肿瘤也不影响患者预后。

二、VHL综合征相关胰腺病变的诊断

（一）血清标志物

目前尚无用于诊断胰腺囊性病变的血清标志物。由于VHL综合征相关pNENs多为无

功能性病变，通常无法通过检测相应激素水平进行肿瘤监测。嗜铬粒蛋白 A（CgA）是诊断或监测 pNENs 的重要血清标志物，血清中 CgA 水平与 pNENs 患者的肿瘤负荷相关，并有助于监测根治性切除术后 pNENs 是否有复发或转移。然而目前尚缺乏 CgA 在 VHL 综合征相关 pNENs 患者中诊断价值的相关性研究，用于诊断此类患者的血清 CgA 上限值也缺乏统一标准。另外，血清 CgA 升高也常见于嗜铬细胞瘤患者，因此对同时患有嗜铬细胞瘤和 pNENs 的 VHL 综合征患者，血清 CgA 升高的诊断价值有限。尽管如此，动态监测血清 CgA 水平仍然具有一定临床意义，尤其对手术切除后的 pNENs 患者，如术前血清 CgA 升高，术后 CgA 的变化情况是评估疗效、监测 pNENs 是否有复发或转移的重要工具。血清神经元特异性烯醇化酶（NSE）对散发型 pNENs 的诊断及随访亦有重要价值，但其在 VHL-pNENs 中的应用价值尚待评估。

（二）影像学检查

腹部增强 CT 和 / 或增强 MRI/MRICP 是监测 VHL 综合征患者胰腺病变（囊性或实性）的主要影像学检查。在 CT 扫描中，胰腺囊性病变呈现低密度病灶，增强扫描时囊液无强化（图 7-36A、B）；SCN 的 CT 表现为薄壁伴分隔的囊性肿物，典型者可见中央钙化。MRI 对胰腺囊性病灶的诊断价值更大，T_2 加权像上囊液显示为均匀的高信号病灶（图 7-36C、D）；同时可行磁共振胰胆管显影（MRICP）检查，其对胆管及胰管梗阻状况的显示更具优势。而 pNENs 在平扫 CT 上表现为边界清楚的低密度肿块，增强扫描时早期均匀强化，随后造影剂迅速排出（图 7-37A）。动态增强薄层 CT 扫描对大于直径 3cm 的 pNENs 病灶诊断灵敏度高达 94%，而小于 1cm 的小病灶则通常难以显示。MRI 扫描对胰腺实性病灶的诊断价值与 CT 相似，pNENs 病灶在 T_1 加权像中一般为低信号，T_2 加权像呈略高信号，但低于囊性病灶信号强度（图 7-37B），增强扫描时，亦表现为早期强化、边界清楚的占位病变。CT 与 MRI 在 VHL 综合征相关胰腺病变中均有诊断价值，但 CT 检查不建议应用于 18 岁以内的患者。需强调的是，SCN 是一种胰腺囊性肿瘤，包括微囊型、寡囊型和实性型等几种类型。实性型比较少见，其本质上虽然还是囊性肿瘤（由很多微小的囊泡组成），但因其影像检查时很容易被误诊为实性的，故命名为"实性型"。

除 CT 和 MRI 检查外，内镜超声（endoscopic ultrasound，EUS）检查在检测小的实性胰腺肿瘤方面灵敏度更高。尤其对实性型 SCN，EUS 可在"实性肿块"中发现密布小的低或无回声阴影区，即微小囊泡的征象，从而可能避免不必要的手术治疗。此外，由于 VHL 综合征患者肾脏病变治疗后可能出现肾功能不全，需要尽量避免使用造影剂进行增强 CT 或 MRI 检查时，EUS 更具优势。少数情况下，当需要确定胰腺实性病灶性质时，还可在 EUS 引导下对病灶进行细针穿刺（FNA）活检，以获得组织学诊断。然而 EUS（尤其同时行 FNA）为有创检查，需要由有经验的内镜医师实施，通常需要进行全身麻醉，应谨慎应用。

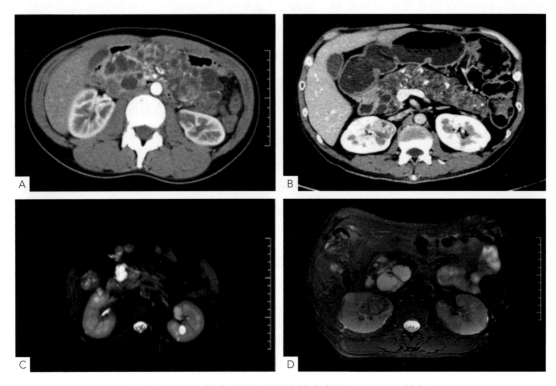

图 7-36　VHL 综合征相关胰腺囊性病变的 CT 及 MRI 特点

A：增强 CT 示胰腺实质内多发囊性病变伴囊壁强化；B：增强 CT 示胰腺实质内遍布多房囊性病变，右肾可见实性占位病变（肾癌）；C：MRI（T_2 加权像）见胰腺颈部不规则囊性病变，双肾可见多发囊肿；

D：MRI（T_2 加权像）见胰头、尾部多发囊性病变，右肾上极可见实性占位（肾癌）。

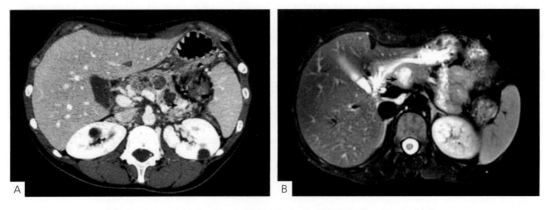

图 7-37　VHL 综合征相关胰腺神经内分泌肿瘤的 CT 及 MRI 特点

A：腹部增强 CT 示胰腺体尾部多发囊性病变，胰尾部（箭头处）可见高强化结节（神经内分泌肿瘤），双肾多发囊肿；B：腹部 MRI（T_2 加权像）可见胰腺颈部（箭头处）边界清晰的实性结节（神经内分泌肿瘤）。

功能性 PET-CT 显像技术，包括 ^{18}F-FDG PET-CT、^{18}F-DOPA PET-CT、^{68}Ga-DOTATATE PET-CT 等，主要应用于 pNENs 的术前诊断评估和术后随访，可作为常规影像学检查的补充，尤其对恶性 pNENs，能够发现应用常规 CT 或 MRI 难以发现的淋巴结转移或远处转移。研究显示 ^{18}F-FDG PET-CT 有助于区分微囊性 SCN 和 pNENs，对于胰腺转移性恶性肿瘤（如肾细胞癌胰腺转移）的诊断也极有帮助。^{18}F-DOPA-PET-CT 可发现常规影像学检查忽略的 VHL 综合征相关胰腺病变，并有助于检测胰腺外 NENs 病灶，包括肾上腺嗜铬细胞瘤等。Kitano 等通过前瞻性研究，比较 CT、MRI、^{18}F-FDG PET-CT 和 ^{18}F-DOPA PET-CT 在 40 例 VHL 综合征相关胰腺病变中的检查价值，提示 4 种检查手段诊断 pNENs 的灵敏度分别是 96%、54%、44% 和 11%。利用铟 111（^{111}In）- 奥曲肽或镓 68（^{68}Ga）- DOTATATE 作为示踪剂的奥曲肽受体显像技术，有助于显示奥曲肽受体阳性的 pNENs。研究显示在 VHL 综合征相关的 pNENs 中其灵敏度低于散发 pNENs 病例，且 ^{68}Ga-DOTATATE PET-CT 对 VHL 综合征相关 pNENs 的检查优于 ^{111}In- 奥曲肽显像，尤其对分化较好的 G1、G2 级 pNENs，可以帮助确定远处部位的转移病灶。对于恶性程度高、分化差的神经内分泌癌患者，^{18}F-FDG PET-CT 的诊断价值更大。

三、VHL 综合征相关胰腺病变的治疗策略

（一）VHL 综合征相关胰腺囊性病变的治疗策略

1. 定期随访及内科治疗　无症状的胰腺囊性病变均无须手术治疗，可以定期随访观察。尽管散发 SCN 存在一定的恶性比例（约 1%），然而目前尚无 VHL 综合征相关胰腺 SCN 恶变的报道。部分 VHL 综合征患者可能同时存在两种或两种以上胰腺病变，胰腺囊性病变患者也可能在随访过程中发现实性肿瘤，因此建议对合并胰腺囊性病变的患者每 2～3 年进行一次影像学评估，作为 VHL 综合征腹部定期检查的一部分。随着囊性病变的逐渐增多，正常胰腺实质会逐渐减少，部分 VHL 综合征患者会因此出现胰腺的内外分泌功能不全症状。胰腺内分泌功能不全将出现胰岛素依赖性糖尿病，而外分泌功能不全的症状包括腹泻、消瘦、腹胀和脂肪消化不良（脂肪泻）等。出现上述内外分泌功能不全症状时应予药物（胰岛素或胰酶制剂）治疗。随访过程中如患者出现腹部包块或上腹痛、梗阻性黄疸等症状时，可考虑手术治疗。

2. 胰腺囊性病变的外科治疗　约 8%～18% 的 VHL 综合征相关胰腺囊性病变患者需要手术。囊性病变压迫导致局部胆管、胰管或邻近结构的梗阻是最常见的手术指征，部分患者则由于囊肿造成的上腹不适 / 疼痛或腹部包块接受手术治疗。少数情况下，患者可能由于微囊性 SCN 被误诊为胰腺实性肿瘤（pNENs）而被建议手术切除。

当胰头部囊性病变压迫胆管造成梗阻时，可采取囊肿切除（有时需行胰十二指肠切除

术）或胆肠吻合术解除梗阻，前者手术创伤大且术后并发症较多，应审慎选择。经内镜胆管支架引流术适用于无法耐受手术治疗的梗阻性黄疸患者，由于长期放置胆道支架易发生支架堵塞、结石形成，应选择可更换的塑料支架或覆膜金属支架。尽管有报道采用经皮或EUS引导下抽吸囊液以减轻囊腔内压力、缓解胆道梗阻，但最终仍会出现囊肿复发，不应作为常规治疗手段。其他部位的巨大胰腺囊性病变伴有相应临床症状时，可采取胰腺部分切除如胰体尾切除术、胰腺中段切除术、肿瘤剜除术等，术中应注意尽量保留有功能的胰腺实质。

除少数接受了全胰腺切除术的患者外，各种胰腺部分切除术后患者仍应每2～3年进行影像学随访观察，以监测可能出现的胰腺实性病变。

（二）VHL 综合征相关 pNENs 的治疗策略

1. 定期随访观察 尽管约 17% 的 VHL 综合征患者在随访过程中发生 pNENs，但其中至少 40% 的患者因肿瘤体积很小或随访过程中无明显增大而无须处理。研究显示只有不到 20% 的 VHL 综合征相关 pNENs 是恶性的（发生局部浸润和／或区域淋巴结或远处转移），因此，对 VHL 综合征相关 pNENs 患者进行长期主动监测是很重要的。

VHL 综合征相关 pNENs 通常无症状，多于影像学检查时发现。当 pNENs 病灶最大直径小于 2cm，且无其他恶性征象时，可以定期行影像学随访观察。对于胰腺病变的筛查应从 12 岁开始，没有发现实性占位病变时一般每 2～3 年一次，如随访过程中发现胰腺实性病灶，应依据 pNENs 诊治原则对肿瘤大小、病灶部位、局部浸润、远处转移等情况进行评估，对没有手术指征的 pNENs 病灶应每年进行一次影像学评估。需要注意年龄低于18 岁时应避免行 CT 检查。

随访过程中如果病灶进展具备手术指征，应考虑手术切除。大多数 pNENs 患者病灶长期稳定，监测 4～5 年后如果病灶大小保持稳定，那么监测间隔时间是否可以延长尚无定论。有研究表明，对病灶长期稳定的患者每 2～3 年进行一次 CT/MRI 评估可能是一个很好的长期随访策略。事实上，长期影像学检查评估的频率常常受 VHL 综合征相关的其他器官病变（如肾细胞癌等）影响。

2. VHL 综合征相关 pNENs 的手术治疗 由于 pNENs 病灶均具有恶性潜能，因此对有手术指征的患者应积极进行手术治疗。术后需根据病理结果进行密切随访。

（1）手术指征：潜在的恶性风险是 pNENs 患者接受手术切除的重要指征。由于尚无确切的预测 pNENs 病灶可能为恶性的危险因素，多数学者支持对最大径超过 2～3cm 的pNENs 病灶予以手术切除。研究显示 VHL 综合征患者中 36%～64% 的 pNENs 实施手术治疗，而最终病理结果证实的恶性比率低于 20%。有学者提出当胰体尾部的 pNENs 最大直径 ≥ 3cm 时应行手术切除，因为这类病变恶性（淋巴结／远处转移、复发等）的风险较

高；而当胰头部的病灶最大直径 ≥ 2cm 时就应考虑手术切除，因为此时肿瘤通常距离主
胰管比较远，有可能通过局部切除（剜除术）得到治疗从而避免行胰十二指肠切除术。
Blansfield 等通过对 108 例 VHL 综合征相关 pNENs 进行研究，认为可用于辅助判断病灶
的恶性可能以及手术指征的危险因素包括：肿瘤直径 ≥ 3cm、肿瘤倍增时间 < 500 天、
VHL 基因发生 3 号外显子突变。另外，怀疑存在淋巴结转移、局部浸润和 / 或远处转移的
pNENs 患者亦应积极手术治疗。尽管部分患者可能无法行根治性手术，在技术可行且能
够切除肿瘤负荷 90% 的前提下，亦可考虑手术切除后综合治疗。

尽管临床罕见，但功能性 pNENs 患者均应积极手术治疗。此外，部分患者可能表现
出 pNENs 病灶相关的局部症状，如腹痛、消化道出血、腹部包块等，此时亦应考虑手术
切除病灶以缓解症状。

（2）手术方式：治疗 VHL 综合征相关 pNENs 需要根据病灶部位、与主胰管的关系等
进行合理的术式选择，目前最常用的手术方式是肿瘤剜除术（36%～41%），其次是远端
胰腺切除术（32%～36%）、胰十二指肠切除术（24%～28%）和全胰切除术（5%～9%）。
由于 VHL 综合征患者往往伴随或将会出现其他类型的胰腺病变（如囊性病变），因此术中
应尽可能保留更多的胰腺实质以降低胰腺内外分泌功能不足的发生率。为了保留更多的胰
腺实质，只要条件可行，应尽量选择肿瘤剜除术或保留器官的胰腺部分切除术（图 7-38、
图 7-39）。不论采取何种术式，条件许可时均应行区域淋巴结清扫以明确肿瘤分期。目前
证据表明肿瘤剜除术和各种解剖性切除术式在 VHL 综合征相关 pNENs 的治疗效果上没有
差别。在进行肿瘤剜除术前，应完善磁共振胰胆管成像（MRCP）检查以准确评估肿瘤与
主胰管的距离及位置关系。当病灶位于胰头且靠近主胰管时，可在经内镜逆行胰胆管造影
（ERCP）引导下经内镜置入胰管支架，便于术中判断主胰管位置以减少误伤。上述各种术
式既可在腹腔镜下施行，亦可开腹完成。

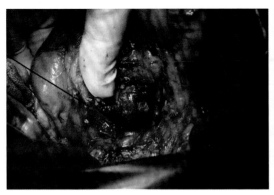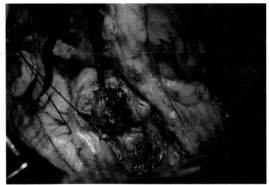

图 7-38　VHL 综合征相关 pNENs 局部切除（胰腺钩突部肿瘤）

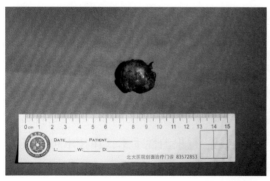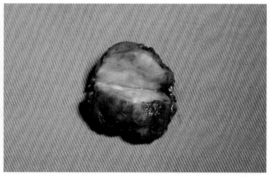

图 7-39　VHL 综合征相关 pNENs 局部切除标本

一项长达 9 年的随访研究表明，具备手术指征的较大 pNENs 病灶被切除后，残留在胰腺组织中、直径较小的 pNENs 病灶并不继续生长。因此，尽管病灶常为多发，术中对于剩余胰腺组织中直径 ≤ 1.5cm 的 pNENs 病灶可以不予处理，多数 pNENs 患者可避免行大范围的胰腺切除甚至全胰腺切除术，以最大限度保留有功能的胰腺组织，提高远期生活质量。

（3）术后随访策略：因 pNENs 接受手术治疗的 VHL 综合征患者，应该根据肿瘤组织病理学结果评估 pNENs 分期和病理分级来制定个体化随访策略。对于 WHO 分级 G1、G2 级同时 TNM 分期 1 ~ 2 期的患者，术后第一年每 6 个月随访一次，以后每年随访一次，5 年后酌情延长随访间隔（参照散发型 pNENs 患者的定期观察策略）。而对恶性 pNENs（局部浸润 / 区域转移或远处转移，TNM 分期Ⅲ ~ Ⅳ期）或 WHO 分级为 G3 级的患者，根治术后第一年应每 3 个月复查一次，第二年每 6 个月一次，之后每年复查一次。部分恶性 pNENs 患者可能无法行根治性手术（R1 或 R2 切除），此时可酌情采取积极内科治疗，同时定期（一般每 2 ~ 3 个月一次）进行随访观察。pNENs 术后随访内容一般包括定期进行 CT 和 / 或 MRI 检查，监测血清 CgA 水平，特别是术前 CgA 升高的患者。定期进行 ^{68}Ga-DOTATATE PET-CT 或 ^{18}F-FDG PET-CT 扫描可能有助于监测 pNENs 术后是否复发 / 转移，对于 G1、G2 级的 pNENs 患者推荐 ^{68}Ga-DOTATATE 检查，而 G3 级肿瘤分化差，一般不表达或仅低表达生长抑素受体，更适合行 ^{18}F-FDG PET-CT。

3. VHL 综合征相关 pNENs 的内科治疗　仅少数合并恶性 pNENs 的患者可能由于局部广泛浸润或无法切除的转移灶，无法行根治性手术治疗，此时可根据病理情况进行内科治疗。对于分化较好的 G1、G2 级以及少数高表达生长抑素受体的 G3 级 pNENs 患者，长效生长抑素类似物（SSA）可增加患者无进展生存期（PFS），并有助于控制功能性 pNENs 带来的临床症状。研究表明靶向药物舒尼替尼（一种多靶点酪氨酸激酶抑制剂）和依维莫司（一种口服的 mTOR 抑制剂）对分化较好的 G1/2 级转移性 pNENs 具有较好的疗效，可显著延长无法根治性切除的 pNENs 患者总生存期，但目前尚无针对 VHL 综合征相关 pNENs 患者的研究数据。在少数个案报道中，对 VHL 综合征相关肾细胞癌和 pNENs 的患者使用舒尼替尼治疗，获得了长期（＞5 年）生存。此外，化疗药物如链脲霉素、卡培他滨、氮烯唑胺、5- 氟尿嘧啶、阿霉素、替莫唑胺等，已被用来作为单药或联合药物治疗 G1、G2 级转移性 pNENs。尽管 G3 级（低分化）pNENs 在 VHL 综合征患者中较少见，但其治疗方式和散发型 pNENs 患者一样，可应用依托泊苷和顺铂联合治疗。

总之，VHL 综合征相关胰腺囊性病变均为良性疾病，除少数有临床症状的患者需行手术治疗外，绝大多数患者定期随访观察即可。而 VHL 综合征相关 pNENs 多为无功能的实性病灶，可与胰腺囊性病变合并发生，虽有恶变倾向，但恶性程度较散发型 pNENs 低，预后亦较好，因此需要谨慎处理。VHL 综合征相关 pNENs 的手术指征同散发型 pNENs，手术方式应尽可能保留有功能的胰腺实质。对无法根治切除的恶性 pNENs 患者，积极的内科治疗仍可能使患者获得长期生存。

（杨尹默　田孝东）

编者

杨尹默

北京大学第一医院

北京市西城区西什库大街 8 号

邮编：100034

E-mail：yangyinmo@263.net

田孝东

北京大学第一医院

北京市西城区西什库大街 8 号

邮编：100034

E-mail：tianxiaodong976@139.com

第九节　VHL 综合征耳部病变

VHL 综合征患者可在耳部形成内淋巴囊肿瘤（endolymphatic sac tumor，ELST），占全部 VHL 综合征患者的 6%～15%。双侧内淋巴囊肿瘤仅见于 VHL 综合征患者，被认为是 VHL 综合征的特征性表现。

内淋巴囊肿瘤发病率不高，是近些年才认识到的罕见疾病。1984 年 Hassard 医生在内淋巴囊减压手术中首次发现这种肿瘤，1989 年 Heffner 总结了 20 例 ELST，并正式命名为"内淋巴囊低度恶性腺瘤"。近些年，随着对 VHL 综合征认识的加深，越来越多的文献及报道证实了其二者的关联性。因此也有学者认为，ELST 是 VHL 综合征的耳部表现。

一、病因

ELST 起源于前庭导水管上皮，VHL 综合征伴发的 ELST 主要致病原因是 *VHL* 基因突变。VHL 综合征为一种常染色体显性遗传病，60 岁时的基因外显率可超过 98%，但临床表现差异较大。*VHL* 基因属于肿瘤抑制基因，其致病机制符合肿瘤发生机制 Knudson 二次突变学说，生殖细胞遗传带来第一次突变，二次突变发生在体细胞。体细胞突变事件致染色体 3p 上含野生型 *VHL* 等位基因的片段缺失，而两个野生型 *VHL* 等位基因失活最终导致 *VHL* 基因的失活。*VHL* 基因编码由 213 个氨基酸组成、分子量约为 30kDa 的 VHL 蛋白，该蛋白负性调控血管内皮生长因子（VEGF）mRNA 的表达。*VHL* 基因突变可造成该蛋白功能缺失，VEGF 表达升高从而发生富含血管的肿瘤。

二、病理

ELST 是乳头状囊腺瘤，由于其具有侵犯骨质的特性，也被称为内淋巴囊起源的低度恶性腺瘤。ELST 特征性的病理表型为乳头状的腺体结构，可表现为以乳头状结构为主或以富含胶质的囊性结构为主两种类型（图 7-40）。前者腺体中可见大量被覆无纤毛的单层矮柱状立方上皮的乳头结构，可具有毛细血管纤维结缔组织轴心，类似于脉络丛乳头状瘤。后者腺体中以囊性结构为主，可在囊腔内见到粉染的凝胶状物，类似于甲状腺组织。此外，部分病例腺体中还可见到透明细胞，类似于前列腺癌和肾透明细胞癌。

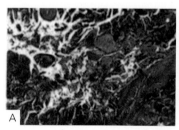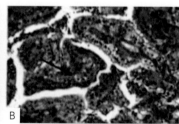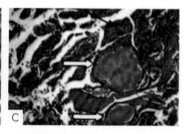

图 7-40　ELST 特征性的病理类型为乳头状的腺体结构

A：以乳头状结构为主的类型；B：乳头状结构表面被覆无纤毛的单层立方 - 柱状上皮；C：以富含胶质的囊性结构为主的类型。

内淋巴囊来自神经外胚层，故免疫组化检测上皮膜抗原、神经特异性烯醇酶等染色阳性具有诊断意义。此外，肿瘤细胞还可表达多种上皮性标记物，如EMA、CAM5.2、CK7、CK8、CK19（图7-41）。值得重视的是，ELST中血管内皮生长因子（VEGF）强阳性表达，提示VEGF在ELST血管发生中起重要作用，此特点与VHL综合征中其他肿瘤有相似性。

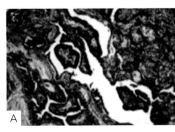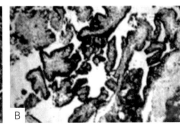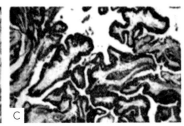

图7-41　ELST免疫组化显示（EnVision法）

A：NSE（+）；B：CK5/6（+）；C：CK8/18（+）。

三、临床表现

ELST早期位于内淋巴囊内，后期可破坏周围颞骨骨质，侵犯至后颅窝从而进入小脑脑桥角，其临床症状与肿瘤的位置及大小直接相关。肿瘤早期位于内淋巴囊内时，可由于肿瘤的直接压迫、囊内出血、内耳积水，引发与梅尼埃病相似的症状，包括听力下降、耳鸣及眩晕，出现症状的时间约9.3~10.6岁。后期随着肿瘤的生长增大，可侵犯听神经、面神经造成听觉障碍和面神经麻痹，侵犯颅内可引发小脑失调、头痛等颅内高压症状。

其中听力下降为ELST最常见的临床表现，95%~100%的患者以听力下降为主诉，多表现为进行性加重的感音神经性聋，也可表现为突发性耳聋。耳鸣（77%）及前庭症状（62%）也是常见的临床表现，耳鸣多为持续不间断的高频耳鸣，偶尔也可表现为搏动性耳鸣，眩晕表现为阵发性眩晕，非常类似于梅尼埃病的发作。面神经为最常受累的脑神经，8%的患者可出现面瘫。此外，Ⅳ、Ⅴ、Ⅵ、Ⅶ对颅神经也可受到侵犯，表现为吞咽困难、声音嘶哑、饮水呛咳、舌肌和胸锁乳突肌萎缩等。

四、辅助检查

ELST的影像学检查主要包括颞骨高分辨率CT和内听道增强MRI，传统的内听道X线片、颞骨岩部断层片诊断价值有限，现已很少采用。ELST的常见CT表现为"蜂窝状"溶蚀样改变（软组织窗），即肿瘤内部可见斑块状和粗刺状骨性结构，边缘呈"虫蚀样"（骨窗）。一般认为肿瘤内的骨样结构代表了活动性骨破坏的结果，而其溶蚀性骨破坏区和"地图状"不规则边缘反映了肿瘤生长速度较慢。Mukherji 等认为 CT 中肿瘤后缘的薄层钙化可作为 ELST 的重要诊断依据。CT 可用于显示内淋巴囊的破坏和骨质侵蚀，特别是对于破坏前庭导水管的较小肿瘤诊断也十分敏感，但对于内听道内的或直径不超过 5mm 的肿瘤，即使增强 CT 亦常常漏诊。

MRI 是目前诊断内淋巴囊肿瘤最敏感、最有效的检查。微小的 ELST 肿瘤，在增强核磁的 T_1 加权像上，与对侧相比较，也会出现信号高低的细微差别，目前使用增强 MRI 已能发现小至 1mm 的内淋巴囊肿瘤。ELST 肿瘤的典型表现为 80% 的肿瘤在 T_1WI 图像上可显示高信号影，其中小肿瘤（直径 < 3cm）为特征性高信号影，大肿瘤（直径 > 3cm）瘤体内散在斑点状高信号影，增强扫描呈现不均匀强化。囊变坏死区呈现长 T_1 信号。由于肿瘤富含血管，增强 MRI 检查常会出现"胡椒盐征"（图 7-42）。

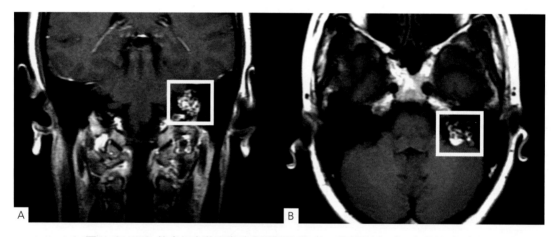

图 7-42　VHL 综合征内淋巴囊肿瘤增强核磁 T_1WI 冠状位（A）、水平位（B）

ELST 是富含血管的肿瘤，血供主要来自咽升动脉和茎突乳突动脉，小脑前下动脉也可参与供血，其数字减影血管造影（DSA）表现不具有特征性。

VHL 综合征除可累及内淋巴囊外，还常侵犯眼底、胰腺、肾脏等全身多个部位。因此，ELST 患者应进行详细的全身检查。

五、鉴别诊断

依据病史、临床表现、影像学检查、家族史可以诊断 ELST，病理及免疫组化可以帮助确诊。ELST 应注意与以下疾病相鉴别：

1. 听神经瘤　听神经瘤是较常见的耳部良性肿瘤，约占桥小脑角区肿瘤的 70%，同样多以感音神经性听力下降、耳鸣等为主诉，与 ELST 的鉴别具有一定难度。鉴别要点包括：听神经瘤的特异性听性脑干反应（ABR）波 I ~ V 间期延长，ELST 多无此现象；全身多发的其他部位肿瘤及相关家族史可协助诊断 ELST；组织病理、免疫组化以及 *VHL* 基因检测均是鉴别 ELST 与听神经瘤的可靠方法。

2. 颈静脉球体瘤　临床表现多为传导性听力下降，搏动性耳鸣，而 ELST 多表现为感音神经性聋及高频性耳鸣。颈静脉球体瘤侵犯颈静脉球体窝可造成不规则骨破坏，主要位于迷路下，而 ELST 主要位于迷路后，CT 的特异性"蜂窝状"改变可帮助鉴别。

3. 中耳腺瘤与中耳癌　中耳腺瘤较少见，严格局限于中耳腔，一般不侵犯或很少侵犯骨质，与内耳无关，血供不丰富，临床表现为传导性听力下降，体格检查可见鼓膜后团块状新生物。中耳癌为起源于中耳腔内的鳞状细胞癌，多有长期中耳炎病史，常见的临床表现包括血性耳溢、脓性耳溢、剧烈的耳痛及头痛、周围性面瘫等。体格检查可见外耳道或中耳腔内的肉芽或肿物，质脆易出血。CT 显示中耳腔内软组织团块，伴周围骨质明显破坏，呈现非乳头状生长，较少侵犯迷路后，通过临床表现、体格检查及影像学检查，与 ELST 不难鉴别。

4. 颞骨转移癌　发病率极低，血行转移最常来源于乳腺癌，其次为肾及肾上腺癌，第三位为支气管癌，此外还有结肠癌、前列腺癌等。也可来源于鼻咽癌的直接侵犯。颞骨转移癌最常位于中耳和内听道，恶性程度一般较高，肿瘤生长迅速，骨质破坏严重，病理检查因原发灶不同差异较大。

5. 颈静脉孔神经鞘膜瘤及脑膜瘤　较为罕见，也可引起颞骨岩部后方占位性病变和后组脑神经功能障碍，但一般无感音神经性听力下降、耳鸣及眩晕。CT 和 MRI 也可有不均匀强化伴囊性改变，但其局部骨质破坏呈膨胀性压迫性改变，无明显"虫蚀样改变"。

6. 脉络丛状乳头状瘤　为生长在硬膜外的良性肿瘤，很少引起颞骨岩部骨质破坏。

7. 梅尼埃病　以波动性听力下降、阵发性眩晕、耳闷及耳鸣为主要表现，早期 ELST 常被误诊为梅尼埃病，往往数年以后才得以确诊。对有家族史或全身其他部位肿瘤的梅尼埃病，早期进行影像学检查可帮助诊断。

六、治疗

对于单独发生于内淋巴囊的肿瘤，手术切除是目前公认的 ELST 首选治疗方法。文献资料统计显示，进行肿瘤全切术的患者，术后复发率在 3% 左右。除了缓解听觉及前庭系统症状之外，大多数患者术后可保存残余听力。手术切除的适应证包括：①进行性感音神经性听力损失；②反复发作的前庭症状；③压迫面神经引起面瘫；④其他的肿瘤局部压迫症状。一旦确诊 ELST，推荐早期切除，以缓解前庭症状以及尽可能多地保留现有的听力。常规放疗及化疗对肿瘤无根除作用，可用于无法完整切除的术后姑息治疗。

ELST 内富含血管，因此术中出血较多，术前可行血管栓塞，以减少术中出血、缩短手术时间以及减少并发症。其供血血管多来自颈外动脉的分支，如咽升动脉、耳后动脉等，以及椎动脉的分支，如小脑前下动脉，可根据 DSA 的具体情况选择合适的栓塞血管。ELST 的原发病灶位于迷路后，一般采用耳后入路手术，病变范围广泛者也可行耳-颈部联合入路手术。手术中先行乳突开放术，切除乳突后方骨壁，暴露肿瘤、乙状窦及后颅窝硬脑膜。外耳道未受累者可保留骨性外耳道后壁，病变侵犯外耳道者应予以切除并封闭外耳道。必要时可考虑颞骨次全切术式。对于并发面神经麻痹的较大 ELST，有病例表明，术中同步进行面神经减压术可以改善面神经功能。如面神经已受肿瘤侵犯，术中应予以切除，可取耳大神经或舌下神经行面神经吻合术。如肿瘤侵犯至硬脑膜，不易分离时应考虑切除受累硬脑膜，可采用颞肌筋膜修补。病变范围较大的 ELST 术后可并发脑脊液耳漏，术中应注意仔细修补，术腔可应用颞肌、胸锁乳突肌或脂肪填塞，并放置负压引流装置。

VHL 综合征出现内淋巴囊肿瘤时，患者可能出现全身多个脏器的肿瘤，术后复发率也较高，因此要慎重确定是否需要手术治疗。

七、典型病例报告

郑某，女，48 岁。31 年前出现反复发作的眩晕伴左侧耳鸣、听力下降，偶伴视物黑矇，偶有晕厥发作，持续 2～3min。15 年前再次发作晕厥后出现左侧听力丧失，测听结果显示为极重度听力损失。13 年前发现右侧卵巢黏液性囊腺瘤，于外院行腹腔镜下右侧卵巢肿物剥除术。10 年前体检时发现胰腺多发囊肿，部分实变，双肾多发囊肿。经询问病史，其父亲及姑母患有"梅尼埃病"。此外，患者有严重的大蒜过敏史，严重时可致眩晕甚至晕厥。体格检查双侧外耳道畅洁，鼓膜完整，标志清。全身未触及肿大浅表淋巴结。化验检查提示有轻度贫血，CA125：38.30（<35.00U/ml），CA153：35.51（<25.00U/ml），CEA、CA199、CA72-4、CA242 均大致正常。尿、便常规，肝功、肾功正常。

对患者进行的影像学检查如下：

腹部、盆腔平扫+增强（2007-05-29）：多系统多脏器受累、多种形态类型病变并存的特征：胰腺多发囊肿，胰头前下方占位考虑囊实性乳头状瘤或囊腺瘤，胰头后上方占位考虑胰岛细胞瘤；双肾多发囊肿，右肾下极占位考虑错构瘤或肾癌；左肾上腺结节考虑腺瘤；双侧附件区结节不除外囊腺瘤复发。综合上述病变，考虑 von-Hipple-Lindau 综合征可能性，尚需结合临床其他检查进一步明确，如图 7-43 所示。

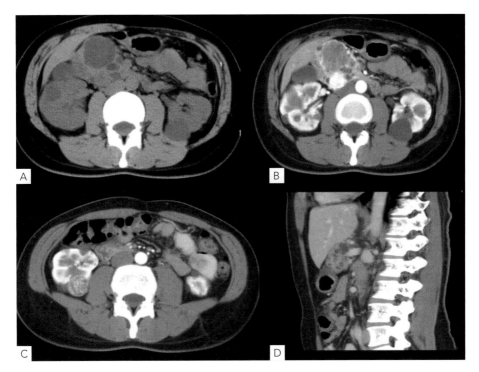

图 7-43 A~D：VHL 综合征患者的腹部、盆腔 CT 图像

胸部 CT 平扫（2007-06-05）：纵隔内多发小淋巴结，建议追查；T12 高密度小结节，建议骨扫描检查；建议腹部检查。

眼底检查（2007-06-08）：双眼底视盘及视网膜未见明显异常。

头颅 MRI（2007-06-13）：左侧内淋巴囊肿瘤，如图 7-44。

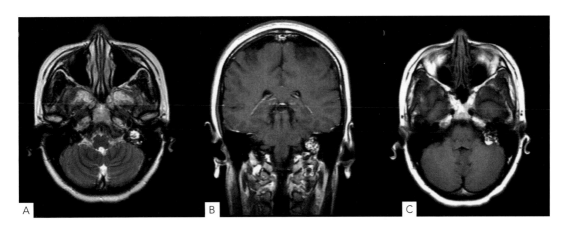

图 7-44 A~C：患者头颅 MRI 检查图像

全身 MRI+ 全脊柱 MRI 平扫（2007-11-15）：①胰腺、两侧肾脏多发囊肿；②胰头囊

实性肿块，结合 CT，考虑为囊性肿瘤；③右肾下极结节，结合 CT 考虑肿瘤；④全脊柱未见明显异常；⑤子宫多发小肌瘤。

内听道 MRI 平扫＋增强（2007-12-25）：左侧岩骨内后部见不规则混杂信号影，并呈膨胀性改变，T_1WI 及 T_2WI 上其内均可见散在高信号灶及低信号灶，增强扫描病变有明显不均匀强化，左侧内听道后壁略受累及，左侧面、听神经在内听道口处略受压，如图 7-45 所示。

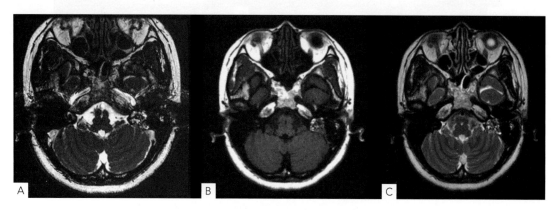

图 7-45　A~C：患者内听道 MRI 平扫＋增强

双侧内听道轴位 CT 平扫（2007-12-27）：左侧岩骨内后部可见不规则骨质破坏区，并呈膨胀性改变，边界欠清晰，内密度不均匀，可见斑点状高密度影，左侧颈静脉球窝、内听道后壁及后半规管受累，左侧耳蜗、前庭形态尚可，左侧中耳结构未见异常；右侧内、中、外耳未见异常，如图 7-46 所示。

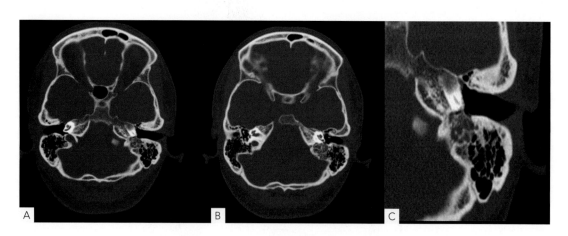

图 7-46　A~C：双侧内听道轴位 CT 平扫

基因学检测：*VHL* 基因的第 451 位碱基由鸟嘌呤突变为胸腺嘧啶，从而导致第 151 位氨基酸从异亮氨酸变为苯丙氨酸，如图 7-47 所示。

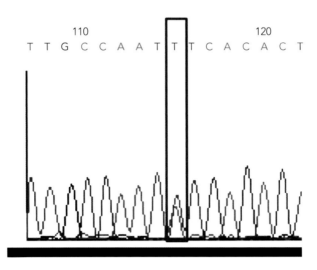

图 7-47　患者基因检测结果

依据病史及相关辅助检查，该患者患有多发肾囊肿、胰腺囊肿及内淋巴囊肿瘤，有相关可疑家族史（"梅尼埃病"家族史），基因学检测证实了 *VHL* 基因突变，依据 VHL 综合征诊断标准，可以得出该诊断。

本例患者就诊主要想解决的问题是耳部情况，全身其他各处囊肿和肿瘤多于体检时发现，平素无明显症状，于相关科室就诊，影像学检查未发现肿瘤恶变证据，故采取定期随访观察。

针对这例患者，我们选用克拉霉素（每天 1 次 500mg，口服 3 个月后转为每天 1 次口服 250mg，共服药 24 个月），并进行了为期 5 年的随访。在用药及此后五年期间，包括肾囊肿及胰腺囊肿在内的数个肿瘤，体积变化不大，耳部症状控制满意，听力稳定。期间曾停药一段时间，胰腺及肾脏肿瘤有增大趋势，恢复口服克拉霉素后，肿瘤大小似未再长大（表 7-4）。

表 7-4　患者服用克拉霉素后各肿瘤病灶变化

时间	胰头最大病灶	胰头后方	右肾上极囊肿	右肾下极囊肿
2007.5.30	4.5cm × 3.7cm × 3.4cm	2.6cm × 1.9cm	5.0cm × 4.3cm	2.6cm × 2.4cm
2008.7.2	4.0cm × 4.3cm × 3.7cm	2.6cm × 1.9cm	unchanged	1.9cm × 1.8cm

时间	胰头最大病灶	胰头后方	右肾上极囊肿	右肾下极囊肿
2009.2.13	4.3cm × 3.7cm × 4.0cm	unchanged	5.3cm × 4.8cm	1.9cm × 1.6cm
2009.9.3	4.3cm × 4.1cm	2.7cm × 2.0cm	5.2cm × 5.0cm	1.8cm × 1.6cm
2009.11.19	4.7cm × 4.4cm	2.8cm × 2.1cm	5.7cm × 5.3cm	1.8cm × 1.6cm
2010.3.9	4.7cm × 4.4cm	2.8cm × 2.1cm	5.7cm × 5.4cm	1.8cm × 1.6cm
2010.9.10	4.8cm × 4.6cm	2.8cm × 2.1cm	5.9cm × 5.1cm	1.8cm × 1.6cm
2011.3.18	5.0cm × 4.8cm	2.8cm × 2.1cm	5.7cm × 5.1cm	1.8cm × 1.6cm
2012.1.4	5.3cm × 5.0cm	2.9cm × 2.2cm	1.8cm × 1.2cm	1.6cm × 1.5cm
2012.5.8	5.3cm × 5.0cm	2.9cm × 2.2cm	2.8cm × 2.6cm	1.6cm × 1.5cm
2012.10.9	5.3cm × 5.0cm	2.9cm × 2.2cm	3.5cm × 3.0cm	1.6cm × 1.5cm
2013.4.17	5.8cm × 5.3cm	3.1cm × 2.5cm	4.0cm × 3.5cm	1.5cm × 1.5cm

本例患者中应用克拉霉素治疗 VHL 综合征的可能机制包括以下几点：

（1）抑制肿瘤血管生成。

（2）免疫调节作用。

（3）增强细胞因子的抗癌活性。

（4）抑制肿瘤细胞黏附。

动物实验已证实，给予小鼠腹腔注射克拉霉素达一定剂量，可抑制血管内皮细胞管样化，减少癌组织血管内血红蛋白含量、微血管面积和密度，且作用强度与剂量呈正相关。大环内酯类抗生素参与调控的细胞因子中许多与血管生成密切相关，克拉霉素作为肿瘤血管生成抑制剂成为了近年来研究的热点。本例 VHL 患者应用克拉霉素治疗，取得了满意的疗效，为 VHL 的治疗提供了新的思路。但是由于临床病例不多，还需要进一步的研究。

需要说明的是，长期使用克拉霉素，可能导致肠道菌群失调。因此，推荐调整患者的菌群，比如通过饮食，服用酸奶、活菌饮料；或者通过药物，可口服整肠生、双歧三联活菌，应注意服用活菌制剂时水温不可超过 40℃。

八、随访及展望

随着分子生物学的发展，*VHL* 基因的检测已逐步应用于临床，成为更有效的诊断方法，可以从基因水平进一步确定诊断。内淋巴囊肿瘤与 VHL 综合征关系极其密切，对于临床上发现的内淋巴囊肿瘤，应积极进行 *VHL* 基因检测及多系统脏器检查。此外，也推荐对 VHL 患者家族成员进行基因检测，对于基因检测阴性者可免于临床监测，从而减轻经济负担和心理压力；而对于基因检测阳性者应进行全面的临床检查及随访追踪，以便早期发现早期治疗。

ELST 的发病机制同样与血管内皮生长因子过表达有关，包括克拉霉素在内的抗血管生成药物和免疫调节药物、分子靶向药物方法的研发可能会为该病的治疗提供新的途径。

（余力生　赵一馨）

编者

余力生

北京大学人民医院

北京市西城区西直门南大街 11 号

邮编：100044

E-mail：yulish68@163.com

赵一馨

北京大学人民医院

北京市西城区西直门南大街 11 号

邮编：100044

E-mail：zhaoyixin16@163.com

专家述评

内淋巴囊肿瘤发病率不高，是近些年才认识到的罕见疾病。1984 年 Hassard 医生在内淋巴囊减压手术中首次发现这种肿瘤。VHL 综合征为一种常染色体显性遗传病，伴发的内淋巴囊肿瘤主要致病原因是 *VHL* 基因突变。由于 VHL 综合征是累及全身多器官、多系统的疾病，因此需要多学科的共同协作进行系统诊治。虽可手术治疗，但是术中出血多，而且复发率较高。文中报告的病例，不仅有内淋巴囊肿瘤，还同时伴有肾脏、胰腺等多脏器肿瘤，很难确定手术治疗一定能够彻底清除病灶。作者采用克拉霉素进行治疗，取得意外疗效。患者目前可正常工作，有很高的生活质量。当然，由于病例太少，还需要更多的临床证据证实。本节为大家系统地介绍了 VHL 综合征耳部病变的发病机制、临床诊断及目前的主要治疗方法，对于临床医生来说，通过该部分内容的阅读可以比较系统全面地认识 VHL 综合征耳部表现，发现内淋巴囊肿瘤时，一定要注意全身检查，提高诊疗水平。

（杨仕明）

述评专家信息

杨仕明

解放军总医院

北京市海淀区复兴路 28 号

邮编：100853

E-mail：yangsm301@263.net

第十节 | VHL 综合征相关嗜铬细胞瘤和副神经节瘤

　　VHL 综合征患者一生中发生嗜铬细胞瘤和副神经节瘤的风险为 7%～20%。近年来随着相关临床和遗传学研究的进展，美国内分泌学会临床指南小组委员会对嗜铬细胞瘤和副神经节瘤的定义和命名进行了更新：嗜铬细胞瘤和副神经节瘤分别指起自肾上腺髓质和肾上腺外嗜铬细胞的肿瘤。其中，嗜铬细胞瘤（pheochromocytoma，PCC）特指起自肾上腺髓质嗜铬细胞的肿瘤。副神经节瘤（paraganglioma，PGL）包括位于肾上腺外，源自胸腹部以及盆腔椎旁交感神经节嗜铬细胞的肿瘤，有学者将其与嗜铬细胞瘤一起归为交感性副神经节瘤（sympathetic paraganglioma，sPGL）；也包括起自沿颈部和颅底的舌咽和喉返神经分布的副交感神经节肿瘤，即头颈部副神经节瘤（head and neck paraganglioma，HNPGL），这部分肿瘤为副交感性副神经节瘤（parasympathetic paraganglioma）。两类肿瘤实际上都是神经嵴来源的内分泌肿瘤，目前将其合称为嗜铬细胞瘤和副神经节瘤（pheochromocytoma and paraganglioma，PPGL）。

一、临床表现

　　VHL 综合征患者发生 PPGL 的风险取决于 *VHL* 基因突变类型和临床亚型。VHL 综合征的基因型与临床表型之间存在一定关联，通过基因型常常能够预测可能罹患的肿瘤类型和风险。VHL 综合征被分为两型，分别对应不同的 PPGL 发病风险，基因突变类型也有明显差异：Ⅰ型家系发生 PPGL 的风险非常低，主要表现为肾细胞癌和中枢神经系统血管母细胞瘤（hemangioblastoma，HB），这一类型主要含有 *VHL* 基因的截断突变；Ⅱ型家系则表现为 PPGL 不合并（ⅡA 型）或合并（ⅡB 型）肾细胞癌，或为单纯 PPGL、无任何 VHL 综合征的其他表现（ⅡC 型），这一类型 *VHL* 基因的错义突变占主导地位。江军等评估分析了 5 个非亲缘 VHL 综合征家系的 45 例个体，在 21 例罹患 VHL 综合征或有强烈证据表明与该病有关的个体中，鉴定出分别对应不同临床表型的 4 个错义突变，即对应 Ⅰ型的 c.232A>T（p.Asn78Tyr），先证者表现为单纯肾细胞癌；对应 Ⅱ型的 c.500G>A（p.Arg167Gln）、c.239G>T（p.Ser80Ile）和 c.293A>G（p.Try98Cys），但分别表现为嗜铬细胞瘤和中枢神经系统血管母细胞瘤（ⅡA 型可能），肾细胞癌、嗜铬细胞瘤和小脑血管母细胞瘤（ⅡB 型），以及嗜铬细胞瘤（ⅡC 型可能）（图 7-48、图 7-49）。这些新的突

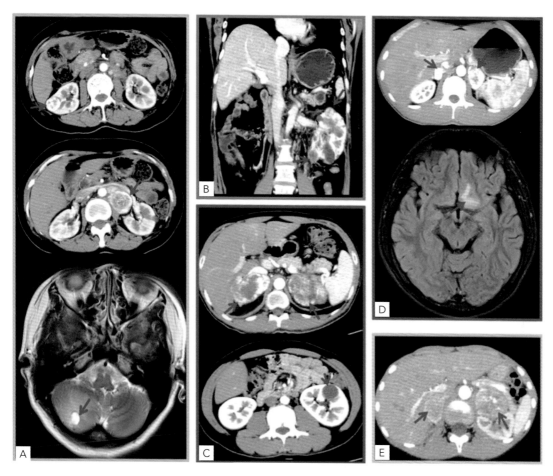

图 7-48　不同 VHL 综合征家系先证者的影像学发现

A：VHL 综合征先证者 1，CT 和 MRI 扫描显示右侧肾细胞癌（上）、左侧嗜铬细胞瘤（中）以及右侧小脑血管母细胞瘤（下）。B：先证者 2，CT 提示多发性肾细胞癌；C：先证者 3，CT 显示多发嗜铬细胞瘤（上）及肾囊肿（下）；D：先证者 4，CT 和 MRI 扫描显示多发嗜铬细胞瘤（上）和中枢神经系统血管母细胞瘤（下）；E：先证者 5，CT 显示多发性嗜铬细胞瘤（红色箭头标示上述病变）。

变及其与不同表型关系的鉴定，有助于预测个体携带者发生不同 VHL 综合征相关表型的风险，改善对 VHL 综合征患者的个体化诊断、监测和治疗。

VHL 综合征相关 PPGL 的平均诊断年龄大约 30 岁，以 PCC 最为多见，其次是肾上腺外 sPGL。HNPGL 偶有报道，据统计 HNPGL 累及约 0.5% 的 VHL 综合征患者，多数为颈动脉体肿瘤。VHL 综合征相关 PCC 常为双侧、可为多发（图 7-49 C-E）；分泌的儿茶酚胺类型（生化表型）一般是单一的去甲肾上腺素，这与其苯乙醇胺 -N- 甲基转移酶（phenylethanolamine N-methyltransferase，PNMT）无表达或表达水平低有关。

本病相关临床症状与肿瘤的类型和生化表型有关。sPGL 绝大多数具有分泌儿茶酚胺的功能，因此表现为临床或生化静默的可能性较小；而 HNPGL 仅少数（约 5%）产生儿茶酚胺，因而表现为临床和生化静默的可能性较大。本病多数情况下为 PCC，因此患者常常显示出大量去甲肾上腺素分泌相关症状，最常见的症状是血压升高及相关并发症；由于肾上腺素能受体广泛分布于全身多种组织和细胞，故患者除高血压外，还有其他的特征性临床表现，如"头痛、心悸、多汗"作为嗜铬细胞瘤高血压最常见的三联征，对发作时的诊断具有重要意义。

VHL 综合征相关 PPGL 恶性比例约为 5%，低于总 PPGL 恶性病变比例（约 10%），因此总体上预后较好。

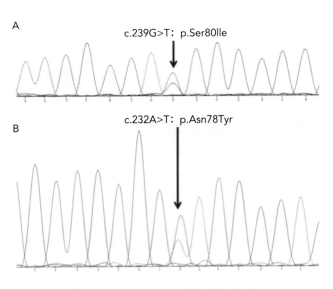

图 7-49　不同 VHL 家系基因测序结果

A ~ E 分别为上图 7-49 先证者 1-5 家系的 *VHL* 基因突变。

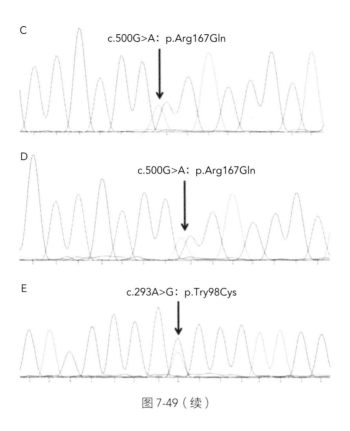

图 7-49（续）

二、诊断

VHL 综合征相关 PPGL 一般经由家族史、儿茶酚胺异常升高所致高血压等临床症状，或偶然发现的肾上腺、肾上腺外以及头颈部等部位肿瘤怀疑诊断，再通过生化检验（确定生化表型，定性诊断）、影像学检查（定位诊断）和基因检测（明确基因背景）等进一步明确诊断。VHL 综合征相关 PPGL 诊断流程见图 7-50。

（一）家族史

VHL 综合征以常染色体显性方式遗传。家族史在 VHL 综合征相关 PPGL 诊断中具有重要价值，有助于建立临床初步诊断、指导定性、定位诊断及基因检测。家族史阳性的患者，如发现 PPGL 相关表现，应首先怀疑本诊断。

（二）临床表现

发病年龄早、双侧或多发的 PPGL，应考虑包括本病在内的遗传性病变可能。

临床症状尤其是心血管系统症状有助于判断 PPGL 的生化表型：如患者出现晕厥或低血压发作，表明肿瘤以分泌肾上腺素为主，因为肾上腺素通过 β_2 受体产生血管扩张作用；而出现高血压及出汗等症状的患者，多以分泌去甲肾上腺素为主，原理在于去甲肾上腺素与 α 肾上腺能受体结合产生血管收缩作用。VHL 综合征的生化表型多数情况下属于后者。

出现 VHL 综合征其他系统和器官的表现对诊断也有明显帮助。PPGL 合并肾细胞癌和 / 或中枢神经系统 HB，应考虑 VHL 综合征可能。

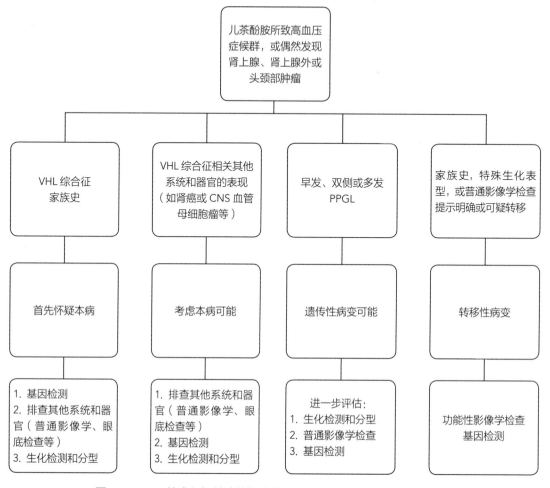

图 7-50　VHL 综合征相关嗜铬细胞瘤和副神经节瘤（PPGL）诊断流程

（三）生化检验（定性诊断）

本病的生化诊断主要依靠血浆和 / 或 24 小时尿儿茶酚胺及其 O- 甲基化代谢产物甲氧基肾上腺素的浓度测定。检测的儿茶酚胺主要包括肾上腺素和去甲肾上腺素等；甲氧基肾上腺素指变肾上腺素和去甲变肾上腺素。血浆游离和尿液分馏甲氧基肾上腺素浓度测定在检测 PPGL，尤其是 sPGL 方面，具有非常高的敏感度（>97%）。尿液香草扁桃酸（vanillylmandelic acid，VMA）因敏感度较低（<50%），已不推荐将其常规用于 PPGL 的诊断。

VHL 综合征相关 PPGL 生化检测结果通常显示为去甲肾上腺素水平的升高。一些 VHL 综合征相关 PPGL 不产生或分泌任何儿茶酚胺，即表现为"生化静默性"（biochemically silent），这类肿瘤患者缺乏典型的儿茶酚胺过量症状，生化检测结果也无异常，诊断常常被延误；与此相反，所谓的"临床静止性"（clinically silent）患者，虽然没有儿茶酚胺过量相关症状，研究显示却有相当比例生化水平高于正常，即具有亚临床的激素活性。这意味着，临床静止性肿瘤并不都是生化静默的。

恶性 PPGL 的生化特点是去甲肾上腺素分泌占主要地位；由于其儿茶酚胺生化合成途径分化较差，也可能主要或只产生多巴胺。因此，生化表型为去甲肾上腺素占明显支配地位，或血浆多巴胺及其代谢产物甲氧酪胺水平升高，表明 PPGL 为恶性病变的可能性增加，应予以充分重视。

（四）影像学检查（定位诊断）

1. 普通影像学检查　在获得定性诊断的生化证据后，临床医生应安排患者接受必要的影像学检查以进一步明确定位诊断。

（1）CT 扫描：CT 扫描一般作为 PPGL 定位的首选影像学检查，敏感性达 88% ~ 100%。CT 对胸、腹和盆腔组织有很好的空间分辨率，在检测肺部转移病灶方面也优于 MRI。不过 CT 在检测肾上腺外、残留、复发或转移性病灶方面的敏感性明显低于 MRI。

（2）MRI 成像：MRI 成像在 VHL 综合征相关 PPGL 定位诊断中具有一定作用，尤其是对 HNPGL 和转移性 PPGL 具有非常高的敏感度。高 b 值的弥散加权 MRI（DWI）近来已成功用于检测恶性 PPGL 的转移病变，其效能可能优于 ^{123}I-MIBG 甚至 ^{18}F-FDG PET。MRI 的另一个优点是比较安全，尤其适用于孕妇、儿童以及需要减少辐射接触的患者。

2. 功能影像学检查　根据患者的家族史、临床表现、生化诊断以及普通影像学结果，可以选择进行下述一项或多项功能影像学检查：

（1）间碘苄胍（metaiodobenzyl guanidine，MIBG）显像：MIBG 是一个去甲肾上腺素的小分子类似物，一般采用 [123]I 或 [131]I 标记后进行成像，用于 PPGL 的诊断和监测。其中，[123]I-MIBG 成像更为常用，在 PPGL 检测方面敏感度和特异度均较高。

MIBG 显像在 PPGL 的诊断上具有历史性的重要地位，以往是肾上腺外、复发性或转移性病变综合诊查整体中的重要组成部分。MIBG 还可以用于有生化证据，但 CT 和 MRI 等普通影像学检查为阴性的病灶定位。不过 MIBG 显像也有局限性：侵袭性转移病灶肿瘤细胞蓄积 MIBG 的能力缺失时，MIBG 显像的敏感性明显下降；在 ^{18}F-FDG PET 检查出现以后，由于在几乎所有非多发性内分泌腺瘤（MEN-2）患者中，[123]I-MIBG 准确度都不如 ^{18}F-FDG PET，其重要性明显降低。

内分泌协会临床实践指南推荐 ^{123}I-MIBG 显像主要用于以下 PPGL 患者：其他影像学检查已检测到转移性病变，并计划采用 ^{131}I-MIBG 放射治疗的患者；也可用于一些复发性疾病，或转移性病变风险较大（如肿瘤大小超过 5cm）的患者。

此外，MIBG 显像还可以用于术后残留和转移病灶的评估。部分患者的肿瘤转移灶受原发灶影响，术前 MIBG 显像不能显示，切除原发肿瘤后则可以很好地被显露出来。

拟交感神经药、钙通道阻滞剂、阻断儿茶酚胺转运的药物、α- 及 β- 肾上腺素能受体阻滞剂等药物有减少 ^{123}I-MIBG 浓聚的作用，因此正在使用这些药物的患者，需停药 2 周后再接受检查。

（2）^{18}氟 - 氟脱氧葡萄糖正电子断层成像（^{18}F-Fluorodeoxyglucose positron emission tomography，^{18}F-FDG PET）：^{18}F-FDG PET 最近已成为确定 PPGL 分期的标准影像学检查。目前推荐将其作为肾上腺外 sPGL，多发性、转移性以及 SDHB 相关 PPGL 的首选定位诊断，尤其适用于转移性疾病的诊断，敏感性接近 90%。

（3）生长抑素受体显像：对 HNPGL 定位的敏感性为 89%～100%，明显优于 MIBG 显像；对 PGL 定位的敏感性（80%～96%）高于 PCC（50%～60%）。但该检查手段对多数 VHL 综合征相关 PPGL 患者的诊断价值有限。

目前恶性 PPGL 的定位诊断和分期主要依靠传统的普通影像学检查和功能影像学检查，不过迄今没有任何一项技术可以成为唯一的"金标准"，常常需要两项及以上的检查相结合。一般而言，CT、MRI 成像等普通影像学检查主要用于定位，而功能影像学检查主要用于评估病灶的范围、判断肿瘤的分期并指导治疗决策。

（五）基因检测（基因诊断）

鉴于 PPGL 的高遗传性，目前内分泌协会临床实践指南推荐所有患者均应接受基因检测。如果患者具有以下临床特征，则应考虑进行 *VHL* 基因突变检测。

1. 家族史　VHL 综合征家族史阳性的 PPGL 患者，应优先检测 *VHL* 基因突变。基于家族史进行的基因检测，不仅有助于明确病变的遗传学背景，而且有利于发现新的基因型和预测不同基因型发生不同临床表型的风险，提高对患者的个体化管理。

2. 临床表现　没有明确 VHL 综合征家族史的 PPGL 患者，可以根据临床特征评估 *VHL* 突变检测的必要性和优先性。怀疑 VHL 综合征的患者，应优先检测 *VHL* 突变；符合 VHL 综合征相关 PPGL 主要临床特点的患者，如肿瘤位置位于肾上腺，或生化表型以分泌去甲肾上腺素为主，基因检测内容应包含 *VHL* 突变。

3. 免疫组织化学　一些免疫组织化学指标也有助于决定基因检测优先顺序。*RET*、*NF1* 以及 *VHL* 等突变相关 PPGL 的 SDHB 免疫组化染色呈阳性，而琥珀酸脱氢酶（*SDH*）基因突变相关肿瘤 SDHB 染色呈阴性或弱阳性。

4. 随访和监测　VHL 综合征相关 PPGL 为恶性病变的可能性较小，因此 *VHL* 突变筛查和监测对视网膜和中枢神经系统血管母细胞瘤、肾细胞瘤等其他系统和器官的病变的价值更大。有关 PPGL 筛查和监测的建议主要包括：

（1）每年一次询问病史及查体，包括血压评估。

（2）从 2 岁开始，每年一次生化检测，如血浆游离或 24h 尿液分馏甲氧基肾上腺素测定。

（3）生化筛查敏感性较高，因此不提倡对所有 *VHL* 突变携带者进行影像学筛查。

（六）恶性 PPGL 的 TNM 分期

2017 年，美国癌症联合委员会（American Joint Commission for Cancer Staging，AJCC）制定了第一个恶性 PPGL 的 TNM 分期系统。AJCC 恶性 PPGL 的 TNM 分类系统是基于以下认识：原发肿瘤的一些解剖学特征，能够可靠地预测肿瘤患者生存期和转移风险等预后结果。在嗜铬细胞瘤和副神经节瘤，这些预测因子包括：原发肿瘤的大小（> 5cm）、肿瘤位置（肾上腺外）以及远处转移的位置（肺、肝、骨以及淋巴结）等。该分类系统主要包括：

原发肿瘤大小（T）

Tx：原发肿瘤大小无法评估

T1：原发肿瘤最大直径 < 5cm，无肾上腺外侵犯

T2：原发肿瘤最大直径 ≥ 5cm，或任何大小的交感性副神经节瘤，无肾上腺外侵犯

T3：任何大小的侵犯周围组织（如肝、胰腺、脾脏以及肾脏）的原发肿瘤

区域淋巴结（N）

Nx：区域淋巴结无法评估

N0：无淋巴结转移

N1：区域淋巴结转移

远处转移（M）

M0：无远处转移

M1：有远处转移

M1a：仅远处转移至骨

M1b：仅远处转移至远处淋巴结、肝或肺

M1c：远处转移至骨及多处其他位置

（七）PPGL 恶性潜能的预测

PPGL 恶性潜能的预测和判断始终是临床医生面临的一大难题。在肿瘤发生转移之前，没有明确有效的病理特征来判断嗜铬细胞瘤和副神经节瘤良恶性。近十余年来，不同中心的研究者先后做了一些有益尝试，提出了一些恶性潜能评估系统。

1. 肾上腺嗜铬细胞瘤等级评分　2002 年，Thompson 在回顾分析了 100 例 PCC 患者后，基于 12 个病理特征制定了肾上腺嗜铬细胞瘤等级评分系统（PASS）。良性 PCC 评分

低于 4 分，恶性肿瘤评分高于 6 分，PASS>4 应严密随访。PASS 的缺点是只基于病理特征，且仅适用于 PCC。而且，对 12 个病理特征的评价复杂且耗时。PASS 的预测价值经不同研究团队检测后，有效性受到了一定的质疑。

2. 嗜铬细胞瘤和副神经节瘤分级系统 2005 年，来自日本的 Kimura 及同事提出了另一个评估恶性潜能的系统，这个系统是基于 146 例 PPGL 患者建立的，并在 2014 年根据 164 例患者的数据做了修正。该系统被称为嗜铬细胞瘤和副神经节瘤分级系统（GAPP）。肿瘤根据其评分被分为分化好（评分 0 ~ 2）、分化中度（评分 3 ~ 6）以及分化差（评分 7 ~ 10）等类型，其中分化差的为恶性肿瘤。该结果已经得到不同小组的其他研究者确认。

3. 肿瘤大小和转移灶位置 除了组织学因素，更大的肿瘤（>5cm）具有更高的恶性风险。生存率主要取决于转移灶的位置。有肝或肺转移的患者生存率较孤立骨转移患者低。

4. 分子标记 近年来，已经鉴定出一些与 PPGL 发病有关的基因，例如 *SDHB* 和 *FH* 突变与肿瘤的高恶性潜能相关。因此，相应的分子标记可能预示 PPGL 的恶性潜能和生存期。其中，SDHB 分子的预示作用已经得到研究证实，提出 GAPP 系统的研究小组也建议将 SDHB 表达作为预后指标。

三、治疗

VHL 综合征常常累及多个系统和器官，是需要个体化和多学科团队诊疗的典型疾病。VHL 综合征相关 PPGL 与其他 PPGL 一样，在患者一般情况允许的条件下，均应做肿瘤的完整切除。腹腔镜手术（包括机器人辅助）切除是多数肿瘤的标准治疗方式，巨大或手术困难的肿瘤则应考虑开放手术。

（一）手术治疗

1. 术前准备 对 VHL 综合征相关 PPGL，尤其是有功能的肿瘤，术前应进行充分的药物准备性治疗，目的是预防术中肿瘤大量释放儿茶酚胺引发的高血压危象、心律失常、肺水肿等并发症，以及降低肿瘤切除后发生低血压的风险。手术前药物准备可使手术相关死亡率下降至 1% 以下。

术前准备性药物治疗一般包括：α 肾上腺能阻滞，可采用 α- 受体阻滞剂如酚妥拉明、哌唑嗪等控制高血压和扩张容量，达到充分阻滞一般需要 10 ~ 14 天；β- 肾上腺能阻滞，使用美托洛尔等 β- 受体阻滞剂，适用于持续心动过速或存在心律失常等情况，且应在 α- 受体阻滞之后进行。

2. 手术方式的选择 对 PPGL，早期切除通常能够达到治愈的目的。实际上，超过

90% 的非转移性病变患者在初次诊断后 5 年仍存活。手术方式（开放或腹腔镜等手术）的选择必须根据原发肿瘤位置、大小、单侧或双侧、单发或多发，以及临床医生的经验和技术水平、所在医院 / 中心的设备设施条件等多种因素进行综合考虑，谨慎决策。目前一般推荐：

（1）对大多数肾上腺病变（PCC）患者，优先选择腹腔镜手术治疗。腹腔镜手术具有更微创、显露更佳等优势。以往认为如肿瘤直径 >5cm 或为侵袭性者，则推荐首选开放手术治疗，以利于更好地显露肿瘤和淋巴结，确保肿瘤的完整切除，防止术中肿瘤破裂，避免术后肿瘤局部复发。随着腹腔镜技术的进步和机器人辅助腹腔镜等技术的逐渐应用和推广，腹腔镜和 / 或机器人辅助腹腔镜在嗜铬细胞瘤和副神经节瘤（PPGL）治疗的应用限制日益缩小，不论对于直径 >5cm 肿瘤还是肾上腺外、双侧或多发病变，均显示出一定优越性，尤其机器人辅助腹腔镜技术，具有视野更清晰、操作更灵活、手术者更轻松等优点（图 7-51、图 7-52）。

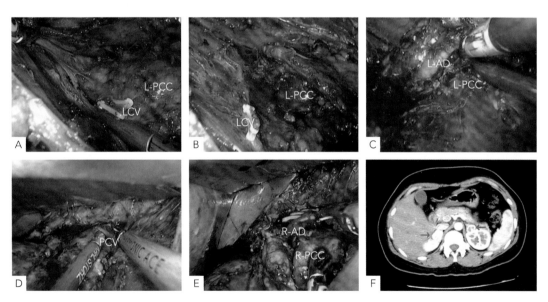

图 7-51　腹腔镜 VHL 综合征相关双侧嗜铬细胞瘤（PCC）切除术（双侧肾上腺部分切除术）

A：腹腔镜下处理左侧中央静脉；B：左侧中央静脉（已离断）与左侧 PCC；C：左侧肾上腺部分切除术；D：处理右侧中央静脉（RCV）；E：右侧肾上腺部分切除术；F：VHL 综合征相关双侧 PCC 影像学所见（CT 增强扫描，箭头所示）。LCV：左侧中央静脉；L-PCC：左侧嗜铬细胞瘤；L-AD：左侧正常肾上腺；RCV：右侧中央静脉；R-PCC：右侧嗜铬细胞瘤；R-AD：右侧正常肾上腺。

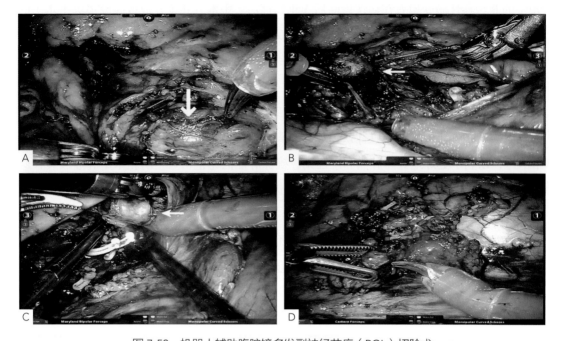

图 7-52　机器人辅助腹腔镜多发副神经节瘤（PGL）切除术

A ～ C：机器人辅助腹腔镜下处理腹主动脉左右侧多发 PGL；D：切除之肿瘤标本（箭头示肿瘤）。

（2）对于腹腔内肾上腺外病变（PGL），一般首选微创手术治疗，特别对于小的、非侵袭性的肿瘤；复杂、多发或巨大 PGL，根据情况优先考虑开放手术或机器人辅助腹腔镜手术治疗。

（3）对于多数 HNPGL 患者，最好的选择可能是观察。原因在于：HNPGL 是副交感神经来源的，绝大多数没有分泌功能，不会产生儿茶酚胺过量相关症状；肿瘤恶性的可能性也非常小；肿瘤与颈部神经血管结构的密切关系可能导致发生围手术期神经和血管并发症的风险增加。

肾上腺部分切除手术在 VHL 综合征相关 PPGL 的治疗方面具有特殊地位。VHL 综合征患者罹患双侧 PCC 风险较大，而发生恶性 PPGL 风险较低。因此，对双侧 PCC，或对侧肾上腺已经切除而患侧肿瘤又较小的患者，选择该术式不仅可以尽量保留部分肾上腺皮质，降低发生永久性肾上腺皮质功能减退的风险，避免长期甚至终身激素替代治疗以及相关的副作用，而且患者发生恶性肿瘤复发和转移的危险较低。

转移性 PPGL 患者多数无法通过外科手术治愈，除非仅有区域淋巴结转移，或转移灶较小和局限，才可能完整切除。不过有学者认为，非可治愈性转移性疾病的患者仍能从原发肿瘤的切除中获益。切除原发肿瘤能够降低儿茶酚胺骤然释放风险，改善相关临床症状，降低肿瘤扩散机会，提高总的生存期。也有学者认为手术并不能延长这类患者的生存期，也并不能比 α/β 阻滞和 α- 甲基间酪氨酸等药物治疗更有效缓解症状。

采用消融和栓塞等方法姑息性控制肿瘤，也是转移性 PPGL 的可选治疗。

（二）保守治疗

对无法进行手术治疗的患者，可以采用 α 肾上腺能阻滞剂和 α- 甲基 - 对酪氨酸等药物控制儿茶酚胺过量相关症状。

（三）[131]I-MIBG 放射治疗

^{131}I-MIBG 放射治疗是转移性 PPGL 的主要治疗方式之一。[131]I-MIBG 放射治疗的理论基础是 PPGL 能够选择性摄取 ^{131}I-MIBG。国外报道，三分之二的患者可有症状缓解，超过 40% 的患者表现出儿茶酚胺水平的下降，约 30% 的患者发生肿瘤体积减小，不过完全有效率不超过 5%。国内报道的完全有效率为 3%～5%，部分有效率和病情稳定率可达 73%～79%，5 年生存率达 45%～68%。比较乐观的一个结果见于一个小规模的多中心研究，12 例患者接受 ^{131}I-MIBG 常规剂量治疗 2～3.5 次，25%（$n=3$）的患者表现出持久的完全应答，其中 2 例既有骨转移又有软组织转移。剂量增加可提高缓解率，但不良反应也增多。[131]I-MIBG 放疗的最常见副作用为骨髓抑制，也有骨髓增生异常综合征、急性或慢性髓系白血病的报道。

^{131}I-MIBG 放射治疗的一个重要局限性是仅仅对 MIBG 核素显像阳性的患者有效。

（四）化疗

最常用的化疗方案是环磷酰胺、长春新碱和达卡巴嗪的联合方案（CVD 方案）。一个基于 4 项研究、50 例恶性 PPGL 患者的 meta 分析显示，CVD 化疗对肿瘤体积的效应，完全反应率、部分反应率以及疾病稳定率分别为 4%、37% 和 14%；同一 meta 分析研究中有 2 项研究、35 例病例评估了治疗对儿茶酚胺过量分泌的效应，完全反应率、部分反应率以及儿茶酚胺稳定率分别为 14%、40% 和 20%；2 项研究报道了治疗有反应的间期，中位时间分别为 20 个月和 40 个月。

其他化疗方案，如依托泊苷和顺铂（EP）方案也有报道。化疗主要用于 MIBG 治疗失败或 MIBG 显像检查显示肿瘤不能摄取 MIBG 的患者。

（五）分子靶向治疗

随着对 PPGL 遗传学背景和分子机制理解的增加，分子靶向药物逐渐成为 PPGL，尤其是恶性肿瘤的潜在治疗选择。目前已有一些研究在评估通过靶向缺氧诱导因子信号通路（如舒尼替尼、帕唑帕尼、阿昔替尼以及卡博替尼等）或激酶通路（如依维莫司）治疗恶性嗜铬细胞瘤的疗效和安全性。目前，除一项应用舒尼替尼的回顾性研究显示部分患者（47%）获益外，其他研究大部分还在进行之中，部分研究因疗效欠佳或因副作用等原因已终止。

（六）其他治疗

对恶性肿瘤及转移病灶的局部放疗、伽马刀、射频消融和栓塞等治疗，可减轻患者的临床症状和肿瘤负荷，但对患者生存时间改善不明显。

四、预后和随访

多数 VHL 综合征相关 PPGL 患者术后预后良好，出现转移则预后较差。目前无有关 VHL 综合征相关恶性 PPGL 预后的直接和有力证据，不过据统计，所有恶性 PPGL 的 5 年总生存率在 20%～60%，患者间预后的异质性显著。多数患者死于 PPGL，不过也有个别长期生存的报道。骨转移的患者中位总生存期下降，但预后好于有肝和肺转移的患者。骨转移患者的中位总生存期约为 12 年，肝和肺转移的患者中位总生存期约为 7.5 年，而出现肝、肺以及骨转移的患者，仅约 5 年。

对所有 VHL 综合征相关 PPGL 患者，终身随访都是必要的，这是因为这类患者有较高的复发和发生其他系统病变的风险，小部分患者还存在发生转移性疾病的风险。根据文献及相关共识，VHL 相关 PPGL 术后随访和监测方案应包括：

1. 在围手术期，应关注双侧肾上腺部分切除或孤立肾上腺部分切除患者继发性肾上腺皮质功能减退的风险。

2. 术后 2～4 周，复查生化检验，以明确是否成功切除肿瘤以及有无残留和转移病灶，如果甲氧基肾上腺素居高不下，可以考虑进行 MIBG 成像检查。

3. 监测血压，每年至少 2 次。

4. 术后 3～6 个月随访，询问症状、检查体征，复查血浆或尿液甲氧基肾上腺素，必要时进行影像学检查，以后每年一次。

5. 每年一次头颈、胸腹部 CT 或 MRI 检查。

（江　军　兰卫华）

编者

江军

陆军军医大学大坪医院

重庆市渝中区大坪长江支路 10 号

邮编：400042

E-mail：jiangjun_64@yahoo.com

兰卫华

陆军军医大学大坪医院

重庆市渝中区大坪长江支路 10 号

邮编：400042

E-mail：doclan@yeah.net

专家述评

嗜铬细胞瘤和副神经节瘤（PPGL）是来源于肾上腺髓质（嗜铬细胞瘤，PCC）、交感神经节或副交感神经节（副神经节瘤，PGL，旧称异位嗜铬细胞瘤）嗜铬组织的一类神经内分泌肿瘤，以分泌不同类型儿茶酚胺为特征。近年来，随着病理学、分子遗传学特别是二代测序技术的迅速发展，PPGL 的概念和分类发生了较大变化。2017 年 WHO 第四版内分泌肿瘤病理分类将 PPGL 定义为恶性肿瘤，即所有 PPGL 均有转移潜能。通过遗传学和基因组学研究，PPGL 是目前公认的和遗传基因关系密切的肿瘤之一，约 40% 的 PPGL 可检测到胚系基因突变，为家族遗传性，其中 *VHL* 突变约占胚系突变的 7.3%，体系突变的 9%，因此，对 PPGL 致病分子通路的研究很大程度上和肾癌交叉，治疗方案也可以互相借鉴。VHL 综合征的重要表型之一就是 PPGL，并以此为亚型的划分标准。由于 VHL 综合征的 PPGL 以肾上腺嗜铬细胞瘤为主，多为双侧发病，所以治疗策略与散发性 PPGL 及其他综合征（如 SDHB）伴随的副神经节瘤有很大区别。首先，患者发病年龄偏年轻，所以需要考虑远期预后，特别是肾上腺功能的保留，因此手术决策需要特别慎重。其次，如果肾癌和嗜铬细胞瘤同时或同侧存在，还必须考虑一次手术切除的风险及分次手术的难度。最后，嗜铬细胞瘤的术前准备对手术安全实施至关重要，如果有双侧嗜铬细胞瘤，通常无法一次手术切除，所以围术期的处理需要非常精细。因此，VHL 综合征 PPGL 的手术需要包括麻醉科、心内科、重症医学、内分泌科和泌尿外科在内的多学科共同讨论完成，以达到最大的安全性和有效性。也正是出于这个原因，临床医生处理此类病例时必须考虑、甚至需要优先考虑系统性治疗（如靶向治疗）的可能性。尽管理论上 VHL 综合征的 PPGL 主要受缺氧通路影响，TKI 一类药物可能有效，但目前，这个领域的研究非常有限，药物安全性也是非常重要的问题。综上所述，VHL 综合征合并 PPGL 仍缺少标准治疗方案，未来研究方向是对个体化、精准医学治疗的探索。

（张　争）

述评专家信息

张争

北京大学第一医院

北京市西城区西什库大街 8 号

邮编：100034

E-mail：doczhz@aliyun.com

第十一节 │ 总结和展望

VHL 综合征是一种常染色体显性遗传的多器官肿瘤综合征，临床表型和遗传发病机制较为复杂，是由于 *VHL* 基因发生突变引起 pVHL 表达异常，影响了缺氧诱导因子 HIFα 的降解，进而促进了下游 VEGF 等因子的异常上调。该病涉及的发病器官较多，包括了中枢神经系统、视网膜、肾、肾上腺、胰腺等，可引起中枢神经系统血管母细胞瘤和肾透明细胞癌等良恶性肿瘤，严重时可发生肿瘤转移，如不及时治疗，常导致死亡，非常影响患者生活质量和生存预期。

"早发现、早诊断、早治疗"是肿瘤防治的一大原则。作为遗传性肿瘤综合征之一，VHL 综合征的致病基因较为明确，监测手段较为丰富。因此，对 VHL 综合征患者进行及时、系统、有效地随访监测，可降低患者发展到肿瘤晚期的概率，优化手术时机，提高患者生存质量，避免不必要的临床干预。

近些年，随着基因检测技术的不断突破，可通过多种方式为 VHL 综合征患者及其直系亲属明确诊断。更值得关注的是，通过二代测序和 MLPA 检测等技术，可明确 VHL 综合征患者 *VHL* 基因胚系突变的类型和位点，结合已有的"基因型 - 表型相关性"临床回顾分析结果，可以为患者提供临床表型预测，优化其随访监测方案。并且，随着我国"精准治疗"方针政策的指引，对 VHL 综合征患者的基因测序有可能为靶向用药方案提供指导，为随访监测中可能出现的复发和转移提供有效的证据支持。

总之，对于 VHL 综合征的临床诊治，临床医师需要在结合目前诊疗共识等权威指引的同时，进一步提高基因检测在患者疾病全程的预测价值，将遗传风险评估、早期筛查、基因诊断、风险管理、随访监测等规范化纳入 VHL 综合征诊疗体系当中，从而使患者更大地获益，降低疾病对个人和社会的负担。

（林天歆）

编者信息

林天歆

中山大学孙逸仙纪念医院

广东省广州市沿江西路 107 号

邮编：510120

E-mail：lintx@mail.sysu.edu.cn

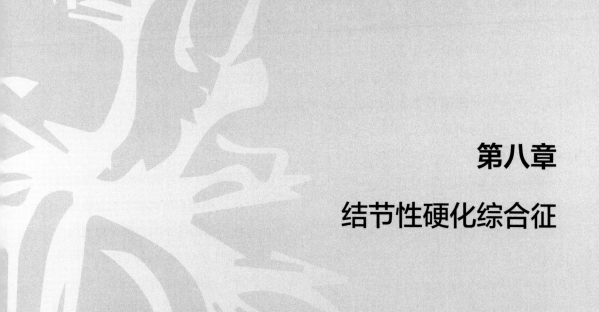

第八章

结节性硬化综合征

结节性硬化综合征（tuberous sclerosis complex，TSC）是一种罕见的常染色体显性遗传性疾病，发病率约为 1/10 000～1/6 000，全球近 100 万人受累。随着医学的发展，从最初的临床表型到相关致病基因的揭示，人们对该疾病的认识进一步加深。

Rayer 于 1835 年出版的临床图集中最早描述了典型 TSC 患者的面部皮损。1862 年德国的 von Recklinghausen 医生报道了一例出生后数分钟内死亡的新生儿病例，报道中简略地描述了心脏横纹肌瘤的形态及大小以及大脑组织中硬化成分。这是已知的第一份关于 TSC 的病理描述，同时也发现该疾病可累及多个器官或系统。1880 年，法国的医学家 Bourneville 报道了一例诊断为癫痫、偏瘫及精神异常的 15 岁女孩尸检结果，推测大脑皮质的结节性硬化病变是癫痫发作的原因，并将此命名为"脑回结节性硬化"，也被称为 Bourneville 病。值得注意的是，Bourneville 在尸检的过程中发现数个突出肾脏表面约 3～5mm 黄白色的小肿瘤，但他认为该肾脏肿瘤与大脑皮质结节性硬化无相关性。1885 年，法国的皮肤病学家 Balzer 和 Ménétrier 报道在智力低下的患者中常出现一种特征性面部皮损，称之为"皮脂腺瘤"，这部分患者大多具有结节性硬化综合征的症状或体征。随后，来自英国的皮肤病学家 Pringle 报道了一例 25 岁女性患者，面部具有"蝴蝶状"皮疹，手臂和腿部出现"粗糙样"皮肤改变，而且同时存在智力低下。Pringle 认为这种面部异常腺体是问题的根源所在，并命名为 Pringle 皮脂腺瘤，但现在我们认识到这种面部皮损既不是腺瘤也不是由皮脂腺衍生，而是称之为"血管纤维瘤"。

1908 年，德国的神经科医生 Heinrich Vogt 将难治性癫痫、智力低下和皮脂腺瘤统称为"沃格特三联征"（Vogt triad），该定义有助于临床医生认识和诊断此种罕见且临床表现多样化的疾病。但是，临床中合并沃格特三联征的患者比例不超过 40%，部分患者因为临床表现不典型而延误诊断。1908 年，Berg 首次报道结节性硬化综合征具有遗传特性。1935 年，Gutherh 和 Penrose 提出结节性硬化综合征是常染色体显性遗传疾病。但是，直到 20 世纪 90 年代，才由 Fryer 和 Kandt 发现该遗传病的致病基因位于 9q34.3 和 16p13.3，分别被命名为 *TSC1* 和 *TSC2*。

TSC 病变可能累及机体的多个器官系统，最常见的是神经系统症状，90% 的患者出现过癫痫发作。此外，认知障碍、自闭症和其他行为障碍的发生率高达 50%～60%。肾脏是仅次于神经系统的第二位易受累器官，约 80% 的患者存在肾血管平滑肌脂肪瘤（angiomyolipomas，AMLs）。肺脏是 TSC 发病的第三大受累器官。约 35%～40% 的 TSC 患者会发生淋巴管平滑肌瘤病（lymphangioleiomyomatosis，LAM）。TSC 常在重要器官如脑、肾、心脏等组织中发生良性肿瘤，虽然组织学表现为良性，但其会诱发严重的并发症。例如，TSC 患者可表现为双侧肾脏多发的血管平滑肌脂肪瘤，虽病理为良性病变，但其可能破裂导致出血或损害肾功能。本章将对 TSC 相关的肾脏病变进行重点介绍。

第一节 | 结节性硬化综合征的基因特点、编码蛋白功能及发病机制

结节性硬化综合征的发生主要是由于 *TSC1* 基因或 *TSC2* 基因的突变失活所致。1987 年，Fryer 在对 19 个患者家系的 26 个多态性位点标记进行连锁分析的基础上，明确了结节性硬化综合征的首个致病基因 *TSC1*。该基因定位于 9q34.3，包含 23 个外显子，总长度为 50kb，编码由 1 164 个氨基酸所构成，分子量为 130kDa 的错构瘤蛋白。进一步研究发现，部分结节性硬化综合征患者与染色体 9q34.3 区域并不连锁，表明结节性硬化综合征的致病基因位点存在异质性。通过对这部分患者的染色体分析发现，11 号、12 号、14 号和 16 号染色体可能存在结节性硬化综合征的另一个致病基因位点。1992 年，Kandt 最终明确了结节性硬化综合征的第二个致病基因 *TSC2*，位于 16p13.3，包含 42 个外显子，总长度为 45kb，编码由 1 784 个氨基酸组成，分子量为 190kDa 的马铃薯球蛋白。*TSC1* 和 *TSC2* 基因的表达产物在大多数组织中表达模式基本一致，但是在一些组织中错构瘤蛋白和马铃薯球蛋白表达不均衡，如在肾脏和胰腺组织中，错构瘤蛋白表达水平更高，而在脊髓的运动神经元及脑干核团的锥体细胞中，马铃薯球蛋白高表达。由于错构瘤蛋白和马铃薯球蛋白在心、脑及肾脏组织中相对高表达，当 *TSC1* 或 *TSC2* 基因发生突变时，上述器官或组织更容易受累。

研究发现，*TSC1* 和 *TSC2* 基因具有多种功能。第一，*TSC1* 和 *TSC2* 是肿瘤抑制基因，*TSC1* 和 *TSC2* 基因杂合性缺失见于结节性硬化综合征相关肾血管平滑肌脂肪瘤组织，也可见于室管膜下巨细胞星形细胞瘤和肾细胞癌等恶性肿瘤组织。有学者认为，结节性硬化综合征患者体细胞受到第二次打击产生一种前体细胞，它可分化出平滑肌细胞、脂肪细胞及血管内皮细胞，从而导致肾血管平滑肌脂肪瘤和肺淋巴管肌瘤病的发生。但在室管膜下结节和纤维瘤中却很少发生杂合性缺失，表明可能存在其他机制导致肿瘤的产生。第二，*TSC1* 和 *TSC2* 可调控细胞周期。错构瘤蛋白或马铃薯球蛋白通过调节 G1 期细胞比例或细胞周期负性调控因子 p27 蛋白的水平，从而调控细胞周期。此外，有研究显示，错构瘤蛋白可与细胞骨架连接家族蛋白相互作用，调控细胞骨架形态及细胞分化（图 8-1）。

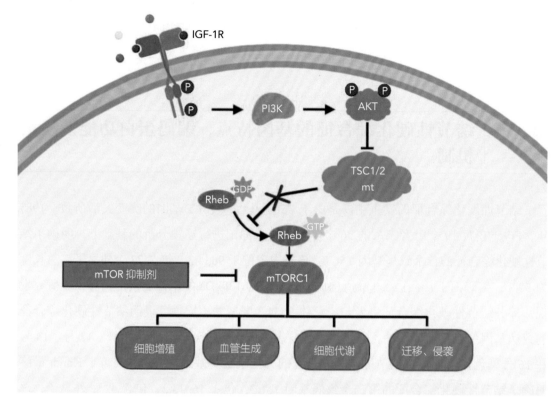

图 8-1 *TSC* 基因调控细胞代谢

　　错构瘤蛋白和马铃薯球蛋白形成的复合物类似于小 G 蛋白,具有 GTP 酶活化蛋白的功能,可激活 GTP 酶活化蛋白 Rheb 以抑制 mTOR 信号通路。当 *TSC1* 或 *TSC2* 基因发生突变,mTOR 信号通路得以激活。mTOR 蛋白系丝氨酸 / 苏氨酸激酶,属于磷脂酰肌醇 3 激酶(phosphatidylinositol 3 kinase,PI3K)相关蛋白家族,是一种高度保守的蛋白激酶,可调节基因转录、蛋白质翻译和核糖体合成,从而调控细胞生长、代谢、增殖、分化、凋亡、迁移和自噬等生物学功能。mTOR 以 mTOR 复合物 1(mTOR complex 1,mTORC1)和 mTOR 复合物 2(mTOR complex 2,mTORC 2)两种具有不同功能的复合物形式存在,两者存在共同的成分,也有各自特有的组分(图 8-2)。

　　mTORC1 具有 Raptor 辅因子(mTOR 的调控相关蛋白),能够激活 mTOR 的蛋白激酶结构域,进而促进 mRNA 转录和蛋白质合成增加。当 *TSC* 发生突变时,其对于 mTORC1 的抑制作用消失,从而导致 mTOR 激活。mTORC 2 的辅因子为 Rictor(mTOR 的西罗莫司不敏感组分),不受 Rheb 的影响,其调节蛋白质合成的方式与 mTORC1 不同。有研究显示,mTORC1 和 mTORC2 可调节神经元谷氨酸受体的合成和转换,改变树突棘的形态,与癫痫的发生密切相关并影响学习、记忆和意识等长时程增强过程。

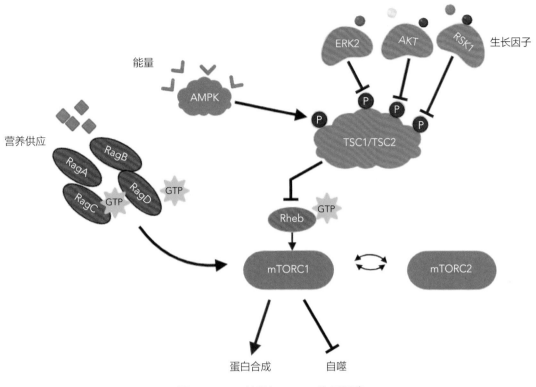

图 8-2 *TSC* 基因与 mTOR 信号通路

第二节 │ 结节性硬化综合征的诊断

结节性硬化综合征的表现多样，诊断较为困难。目前临床广泛参考的是 2012 年 TSC 共识委员会推荐的诊断标准。由临床诊断和基因诊断两部分构成，具体的诊断标准如下：

一、临床诊断

见表 8-1。

表 8-1 TSC 的特征

特征分类	特征表现
主要特征	1. 色素脱失斑(≥ 3,最小直径 5mm)
	2. 血管纤维瘤(≥ 3)或头部纤维斑块
	3. 指(趾)甲纤维瘤(≥ 2)

特征分类	特征表现
主要特征	4. 鲨革斑
	5. 多发性视网膜错构瘤
	6. 皮质发育不良 *
	7. 室管膜下结节
	8. 室管膜下巨细胞星形细胞瘤
	9. 心脏横纹肌瘤
	10. 淋巴管肌瘤病
	11. 肾血管平滑肌脂肪瘤
次要特征	1. "斑斓"皮损
	2. 牙釉质点状凹陷（＞3）
	3. 口腔纤维瘤（≥2）
	4. 视网膜色素斑
	5. 非肾脏错构瘤
	6. 多发性肾囊肿

* 包括皮质结节和脑白质放射状移行线。

注：仅有 AML 和 LAM 两个主要特征，无其他特征不能确诊 TSC。

临床诊断标准由 11 个主要特征和 6 个次要特征构成。临床确诊的标准有两个：①具有 2 个主要特征；②具有 1 个主要特征和 2 个及以上次要特征。仅仅具有其中的 1 个主要特征或 2 个及以上的次要特征为可疑诊断。此外，同时仅存在肺淋巴管肌瘤病和肾血管平滑肌脂肪瘤这 2 个主要特征时，还需辅助其他特征方可确诊。然而，这些临床特征出现的先后顺序及其发展的过程并不完全一致，进一步说明结节性硬化综合征的复杂性及多元性，实际上给临床诊断增加了难度。

（一）结节性硬化综合征临床诊断标准的 11 个主要特征

1. 色素脱失斑（hypomelanotic macules） 可见于约 90% 的结节性硬化综合征患者。大多数患者在出生时就已存在色素脱失斑，但通常需要借助于伍氏灯才能观察清楚，色素脱失斑一般随着患者年龄的增长而表现得更加明显。

2. 血管纤维瘤或头部纤维斑块（angiofibromas or fibrous cephalic plaque） 可见于约 75% 的结节性硬化综合征患者。血管纤维瘤由血管及纤维结缔组织构成，常发生于 3～10

岁的患儿。最初表现为面颊和鼻翼两侧针尖大小的粉红或淡棕色丘疹，呈蝶状分布。随着年龄的增长，面部血管纤维瘤逐渐变大、增多，严重者甚至可延伸至颌下颈部。前额部及头部纤维斑块的患者发病年龄一般较早，通常出生时即有表现，常累及前额、眼睑、面颊及头皮，表现为局部暗红色斑块，质地软或稍硬，表面的皮肤纹理加深。

3. 指（趾）甲纤维瘤（ungual fibromas）　可见于约 20% 的结节性硬化综合征患者，表现为甲沟或甲下的乳头状纤维瘤，质地光滑坚硬。

4. 鲨革斑（shagreen patch）　可见于约 20%~30% 的结节性硬化综合征患者，多表现为发生于腰骶部的不规则斑块，局部增厚，略高出皮面，呈灰绿色或浅棕色，可随年龄逐渐增大。

5. 多发性视网膜错构瘤（multiple retinal hamartomas）　表现为起源于视网膜神经纤维层的瘤状新生物，通常生长较为缓慢，由于胚胎早期组织结构异常分化，神经外胚层发育障碍所致。肿瘤早期透明无钙化，呈扁平状，进而逐层发生钙化，直至晚期则完全钙化，形若桑葚。

6. 皮质发育不良（cortical dysplasias）　脑皮质发育不良在核磁共振检查下可有 3 种不同的表现类型。第 1 种类型表现为放射线状 T_2WI 高信号，自脑室或邻近脑室白质延伸至正常皮质或皮质下结节，最为常见；第 2 种类型表现为楔形 T_2WI 高信号，尖端位于脑室或邻近脑室壁而基底则位于皮质或皮质下结节，较为常见；第 3 种类型表现为不定形或肿胀的 T_2WI 高信号，临床最少见。

7. 室管膜下结节（subependymal nodules，SEN）　可见于约 80% 的结节性硬化综合征患者，室管膜下结节在 CT 检查时的特征性表现为侧脑室体部、前角前部、侧脑室尾状核头部等处的高密度钙化结节，常为多发且呈两侧分布，为直径数毫米的圆形或类圆形。MRI 检查表现为 T_1WI 呈等信号或稍高信号，常与周围低信号脑脊液形成鲜明对比，易于识别，而在 T_2WI 上结节表现为低信号或等信号，显示不如 T_1WI 清楚。

8. 室管膜下巨细胞星形细胞瘤（subependymal giant cell astrocytoma，SEGA）　可见于约 5%~15% 的结节性硬化综合征患者，发病年龄多集中于 8~18 岁，常发生于室间孔部位。CT 平扫检查表现为基底部与室管膜相连的肿瘤，常突入侧脑室，可堵塞室间孔进而导致脑积水，CT 增强扫描时肿瘤可以被强化。CT 检查结合 MRI 检查有助于进一步鉴别 SEGA 和 TSC 相关的其他脑损害，尤其可用于体积较小的肿瘤与室管膜下结节的鉴别。

9. 心脏横纹肌瘤（cardiac rhabdomyoma，CR）　也被认为是发生于心肌的错构瘤，可见于约 65% 的结节性硬化综合征新生患儿，为良性病变。肿瘤一般在妊娠中期（22~26 周）直径达到最大，随着患儿年龄的增长而逐渐缩小，最后甚至完全消失。超声心动图检查中 CR 表现为等回声或者高回声的均质性团块影，呈圆形或椭圆形，边界清晰，无包膜，常为多发，直径在数毫米至数十毫米之间，心室的任何位置均有发病的可能。MRI 检查可显示肿瘤边界较为清晰，T₁WI、T₂WI 和 B-TFE 快速序列均表现为与心肌相类似的等信号，增强扫描无强化或仅轻度强化。

10. 淋巴管肌瘤病　发病多集中于 20 ~ 40 岁的女性，以咳嗽、咯血、自发性气胸或呼吸困难为常见临床表现，高分辨率胸部 CT 平扫可见 10 个以上与周围肺组织分界较为清晰的圆形薄壁气囊，肺容积保持不变，或有所增加，同时可伴多发结节性Ⅱ型肺泡上皮增生。

11. 肾血管平滑肌脂肪瘤（renal angiomyolipoma，RAML）　亦称肾错构瘤，可见于约 70% ~ 80% 的成年结节性硬化综合征患者，成分包括厚壁血管、脂肪组织以及平滑肌细胞。因其中含有脂肪组织，故 CT 平扫检查时 CT 值为负值。此处需注意，TSC-RAML 在部分结节性硬化综合征患者中呈现出上皮样血管平滑肌脂肪瘤（epithelioid angiomyolipoma，EAML）表现，因而具有一定的恶性潜能。

（二）结节性硬化综合征临床诊断标准的 6 个次要特征

1. "斑斓"皮损（"confetti"skin lesions）　可见于约 3% 的结节性硬化综合征患者，是微小型色素脱失斑中的一种类型，直径一般介于 1 ~ 3mm，此前曾被认为是色素脱失斑的亚型之一。

2. 牙釉质点状凹陷（dental enamel pits）　可见于几乎全部结节性硬化综合征患者，表现为 3 个及以上的牙釉质点状凹陷。

3. 口腔纤维瘤（intraoral fibromas）　可见于约 20% ~ 50% 的结节性硬化综合征患者，成年患者的发病率更高，发生部位多位于牙龈、双颊、嘴唇黏膜和舌根。

4. 视网膜色素斑（retinal achromic patch）　可见于约 39% 的结节性硬化综合征患者，主要表现为斑片状区域性的视网膜色素减退。

5. 多发性肾囊肿（multiple renal cysts）　可见于约 15% ~ 20% 的结节性硬化综合征患者，肾囊肿在儿童时期多已形成，随着患者年龄的增加，肾囊肿的发生率、囊肿的数目以及囊肿体积可逐年增长，最终可导致肾衰竭。

6. 非肾脏错构瘤（nonrenal hamartomas）　除肾脏错构瘤外，其他组织器官亦可能发生错构瘤，其中以肝脏、肾上腺以及甲状腺的乳头状腺瘤最为常见。此外，非肾脏错构瘤还包括垂体、胰腺以及性腺中的纤维腺瘤。

二、基因诊断

基因检测发现 *TSC1* 或 *TSC2* 基因存在致病性突变则可确诊为结节性硬化综合征。常见的致病性突变类型包括大片段缺失、框移突变、无义突变以及错义突变。对于其他类型的 *TSC1* 或 *TSC2* 基因突变，如果对蛋白质功能的影响存在不确定性则不能确诊为结节性硬化综合征。基因诊断可以作为独立的诊断标准。目前的研究尚未发现 *TSC1* 和 *TSC2* 基因存在明确的突变热点。

　　约 10%~25% 的结节性硬化综合征患者应用传统的 PCR 基因检测方法无法检出致病性基因突变，可能与部分患者存在嵌合体有关。基因检测通常采集的是外周静脉血标本，对于嵌合体患者存在着一定的漏检率，可能是造成基因检测假阴性结果的主要原因。因此，基因检测结果为阴性不能除外结节性硬化综合征，需要结合患者的临床特征加以判断。在没有任何临床症状和体征的情况下，不建议为了诊断而对未成年人进行基因检测。

　　此外，研究证实，变性高效液相色谱（denaturing high performance liquid chromatography, DHPLC）和多重连接探针扩增（multiplex ligation-dependent probe amplification, MLPA）技术的基因突变检出率明显高于传统的 PCR 测序法。其中，MLPA 技术对于基因大片段的缺失、重复或重排的检测具有高度的敏感性和特异性。二代测序技术（next-generation sequencing technology, NGS）可一次性获得 TSC1 和 TSC2 两个基因所有外显子的全部结果，可实现多样本同时检测，较为方便快捷，但费用较昂贵。有学者运用 NGS 技术，辅以 HaloPlex 目标捕获方法，不仅可简化数据分析，降低 TSC 突变筛查的成本，而且能增加 TSC 患者基因突变检出率。

第三节 │ 结节性硬化综合征患者基因型与临床表型

　　结节性硬化综合征的临床表型具有较高的个体异质性且受累器官较为广泛，基因突变类型无法完全解释其中的差异。即使同一家系且具有相同 TSC 基因突变类型的两个个体，在相似的遗传和环境因素影响下，其临床表型也可能存在显著差异，甚至同卵双生子间亦可表现出不同的临床表型。不同个体间肿瘤表型的差异，可以用 Knudson 的"二次打击"学说加以解释，在已存在 TSC 等位基因突变的组织中，若再次发生二次突变，则会影响原来正常的另一个等位基因的功能，继而诱发肿瘤。目前，结节性硬化综合征患者基因型与临床表型之间的相关性尚未完全明确。但研究发现，相比于 TSC1 基因突变以及未检测到基因突变的患者，TSC2 基因突变患者显现出相关临床特征的发生率较高。此外，TSC2 突变患者的病情较 TSC1 突变的患者更严重。例如，TSC2 突变患者的癫痫发作较早，认知评估得分较低，SEGA 发病率更高，且肾脏和肝脏发生 AML 更常见。

一、基因型与肾脏表型

　　结节性硬化综合征中约有 80% 的患者表现出不同程度的肾脏受累，主要包括肾血管平滑肌脂肪瘤、多发性肾囊肿等肾囊性疾病和相对少见的肾癌等。TSC2 基因突变和未检测到基因突变的临床诊断患者的 AML 发生率较高，分别约为 58% 和 43%，远高于 TSC1 基因突变患者的 15%。同时，TSC2 基因突变和未检测到基因突变患者肾囊肿的发生率分别约为 27% 和 24%，稍高于 TSC1 基因突变患者的 15%。结节性硬化综合征患者多发性肾囊肿发病时往往较为年轻，通常提示 TSC2 和 PKD1（polycystic kidney disease 1）两种基因同时发生了突变。PKD1 基因邻近 TSC2 基因，位于其下游 60bp 的位置，TSC2 基因发生大片段缺失往往会累及到 PKD1 基因，进而导致 TSC2/PKD1 连续基因综合征（TSC2/PKD1 contiguous gene syndrome，PKDTS）的发生，临床表现为严重的肾脏表型。

二、基因型与神经系统表型

TSC 最常累及神经系统，病变部位一般好发于脑皮质和室管膜。室管膜下结节的分布通常沿着侧脑室和第三脑室的边缘展开，若结节的直径大于 5mm 并且位于邻近室间孔，进一步行 CT 增强扫描检查有明显强化者，提示存在室管膜下结节向室管膜下巨细胞星形细胞瘤转化的风险。TSC2 基因突变患者中 SEN 的发生率约为 91%，而 TSC1 基因突变和未检测到基因突变患者中的发生率则分别只有 78% 和 72%。若发生 SEGA，其可堵塞室间孔导致脑积水，是结节性硬化综合征患者病情恶化乃至死亡的一大主要原因。SEGA 在 TSC2 基因突变患者中的发生率约为 26%，而在 TSC1 基因突变和未检测到基因突变患者中的发生率分别为 20% 和 11%。此外，癫痫、智力障碍以及精神障碍（如自闭症、多动症或注意力缺陷）等神经精神症状在 TSC2 基因突变患者中的发生率较 TSC1 基因突变和未检测到基因突变患者明显偏高。

三、基因型与心脏表型

心脏横纹肌瘤（cardiac rhabdomyoma，CR）多发生于胎儿和幼龄儿童，其中围产期和婴幼儿期是两大发病高峰期。CR 患者大多无明显症状，但部分患者可表现为严重的心律失常及预激综合征（Wolff-Parkinson-White 综合征），甚至进展为心力衰竭。CR 的重要特征是存在自发消退倾向，随着患儿年龄的增长，CR 可停止生长或自发缩小直至消失，大部分可于婴儿期部分或全部消退。TSC2 基因突变患者的 CR 发生率稍高，约为 52%，而未检测到基因突变患者与 TSC1 基因突变患者的 CR 发生率分别约为 41% 和 39%。此外，有研究表明，TSC2 基因突变的患者严重心律失常以及心衰的发生率更高。

四、基因型与皮肤表型

皮肤病变通常是诊断结节性硬化综合征的首要临床特征。TSC1 和 TSC2 基因突变的 TSC 患者色素脱失斑的发生率稍高于未检测到基因突变患者。TSC2 基因突变的 TSC 患者面部血管纤维瘤的发生率约为76%，而未检测到基因突变患者与TSC1基因突变患者的发生率分别约为69%和55%。

五、基因型与肺淋巴管肌瘤病表型

肺淋巴管肌瘤病（pulmonarylymphangioleiomyomatosis，PLAM）是一类较为罕见的弥漫性肺部囊性疾病（图8-3），常见临床特征为复发性气胸、乳糜胸以及进行性呼吸困难，几乎仅累及女性患者。TSC2基因突变患者的LAM发生率稍高，约为30%，TSC1基因突变患者发生率约为12%，但有研究报道未检测到基因突变患者LAM的发生率高达80%，可能与样本量较小所致偏倚有关。

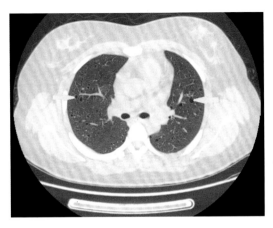

图8-3　TSC患者肺淋巴管肌瘤病的CT图

箭头指示病灶。

六、基因型与眼科表型

结节性硬化综合征的视光系统病变通常局限于视网膜，可累及约一半的患者。若病变未累及黄斑或视神经，则多无明显临床症状。TSC2基因突变患者的视网膜病变发生率较高，约为40%，而TSC1基因突变和未检测到基因突变患者则较低，分别为8%和25%。此外，累及视网膜的TSC患者临床表型更加严重，且往往更容易合并SEGA、癫痫、智力障碍以及RAML。

七、基因型与肝脏表型

TSC患者肝脏受累时几乎无任何临床症状，因而现有报道结节性硬化综合征累及肝脏的发生率为16%～24%，可能有所低估。在TSC-RAML患者中，也往往容易伴发肝脏血管平滑肌脂肪瘤。但是与RAML不同，肝脏AML的出现时间一般较晚且肿瘤的生长速度较慢，与患者预后之间并未发现明确相关性。*TSC2* 基因突变患者中肝脏 AML 的发生率高于 *TSC1* 基因突变患者，且肿瘤的直径更大。未检测到基因突变患者中肝脏 AML 的发生率较低，但肝囊肿的发生率却明显高于 *TSC2* 基因突变患者。

第四节 │ 结节性硬化综合征相关的肾脏疾病

由于异常的细胞生长和增殖，TSC 相关的肾脏疾病表型包括囊肿和实体瘤，多见于 *TSC2* 基因突变的患者。临床中应该采取延缓病情进展的治疗措施，如避免使用非甾体抗炎药和抗惊厥药等存在肾毒性的药物、避免过度暴露于造影剂和切除有功能肾组织的手术，防止肾功能不全的快速进展。

一、血管平滑肌脂肪瘤

TSC 患者的流行病学研究显示，血管平滑肌脂肪瘤多见于女性患者。儿童期和青春期血管平滑肌脂肪瘤的发病率增加，随后在整个成年期保持稳定。有研究显示，最年轻的发生肾脏病变患者为 2 岁，但大于 4cm 的病变仅在青春期患者中发现。肾脏受累始于婴儿期，随着年龄的增长而增加。一项针对 55 名 TSC 患儿（<16 岁）的纵向研究发现，12 岁以后血管平滑肌脂肪瘤的生长速度急剧增加，年龄 <12 岁的患者肿瘤每年生长约 2.0mm，而年龄 >12 岁的患者则大于 4.5mm。对于儿童 TSC 患者而言，肾血管平滑肌脂肪瘤和肾囊肿多发且双侧发病居多，随着年龄的增长，其大小和数量也与日俱增。肾血管平滑肌脂肪瘤较肾囊肿更常见且往往数量更多。国内有研究初步显示，TSC-RAML 可能由 *TSC2* 突变占主导，个体间差异大，无明确的基因型 - 表型相关性。

血管平滑肌脂肪瘤的组成中包含血管成分，但并非完全意义上的血管，其与普通血管间仍存在差异，如血管内膜的内皮细胞标志物 CD31 等染色阳性，而血管平滑肌脂肪瘤细胞的染色为阴性。血管平滑肌脂肪瘤的组织病理学诊断"金标准"是能与 HMB-45 抗体结合，该抗体通常被用来识别黑素细胞蛋白 PMEL。TSC 患者血管平滑肌脂肪瘤存在出血的风险，较大的血管平滑肌脂肪瘤常常形成微血管和大血管瘤，可能会破裂并出血。TSC 患者肾血管平滑肌脂肪瘤出血的风险约为 25% ~ 50%，其中高达 20% 的出血患者发生失血性休克。出血的风险与动脉瘤的大小成正比，大于 5mm 的动脉瘤风险最大。对于疑似腹膜后出血的 TSC 患者进行不必要的肾切除术可能会增加对肾脏替代疗法的需求。

血管平滑肌脂肪瘤还可侵犯正常肾实质，导致慢性肾脏疾病并最终进展为终末期肾病。有研究发现，肾衰竭是 TSC 患者最常见的死亡原因。根据 TSC 的发病率和肾脏受累的比例，国内大约有 10 万名 TSC 患者患有 1 期慢性肾病，负担较为沉重。

TSC 相关肾血管平滑肌脂肪瘤患者应每年或每半年进行影像学检查（图 8-4）。超声检查可以检测血管平滑肌脂肪瘤的脂肪成分，但实性成分难以识别。MRI 检查优于超声或 CT 平扫，且无放射性损害。

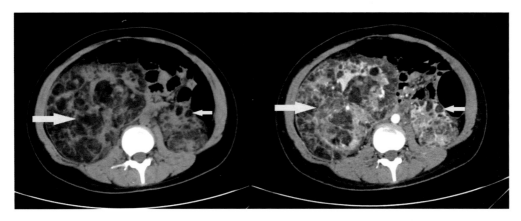

图 8-4　TSC-RAML 在 CT 下的影像学表现

箭头指示肿瘤。

二、肾囊性疾病

约 45% 的 TSC 患者发生肾囊性疾病，包括未发现的微囊性疾病和严重的多囊性表型。TSC 相关的囊性疾病通常是轻微无症状的，而大约 2% 的 TSC 患者具有严重的、早期发作的多囊肾表型，该表型与染色体 16p13 上 *TSC2* 和 *PKD1* 基因的连续缺失有关，常常表现为基因组缺失的嵌合现象，并可能导致显著的肾功能不全。多囊肾病变通常与高血压的发病有关，控制血压对于 TSC 患者肾功能的保护尤为重要。应用血管紧张素转换酶抑制剂和血管紧张素受体拮抗剂严格控制血压是治疗的基石。此外，囊性肾病也可能导致肾出血。西罗莫司类药物在治疗 TSC 相关肾囊性疾病中的有效性尚未得到充分评估。

三、肾癌

TSC 患者的实质性肾脏病变通常是缺乏脂肪的血管平滑肌脂肪瘤，但在 TSC 患者中也可发现各种组织学类型的 RCC，包括透明细胞癌、乳头状肾细胞癌、嫌色细胞癌和嗜酸细胞瘤。

乏脂性 TSC 相关的肾血管平滑肌脂肪瘤通常由梭形细胞、血管成分或上皮样细胞组成。上皮样细胞包括多角形细胞和非典型细胞。血管平滑肌脂肪瘤通常含有梭形细胞斑块，表现出核分裂象与非典型增生，但这些肿瘤很少浸润周围组织，通常不会表现为恶性形式。

据报道，上皮样血管平滑肌脂肪瘤可表现出多种生物学行为，包括良性表型和切除后复发并导致死亡的侵袭性表型。上皮样血管平滑肌脂肪瘤和恶性血管平滑肌脂肪瘤之间的病理学差异尚不清楚。国内有学者依据肿瘤标本和病理学特点提出预测其可能为恶性的特征：①肿瘤直径大于9cm；②静脉瘤栓形成；③上皮样细胞成分大于70%或不典型的分裂象细胞大于60%；④发现坏死成分。符合上述至少3项考虑存在高度恶性生物学行为，需要临床密切关注。有学者认为上皮样血管平滑肌脂肪瘤中P53和Ki-67阳性提示有恶性变的趋势，有助于该类肿瘤良恶性的评估。

TSC患者中也存在肾嗜酸细胞瘤的病例报道。组织学上，嗜酸细胞瘤含有致密的嗜酸性细胞质，可以表现为完全或主要为颗粒状，一般细胞核均匀、线粒体丰富。集合管皮质部分的闰细胞通常被认为是嗜酸细胞瘤的起源细胞。此外，近来有学者发现，部分神经母细胞瘤相关性肾细胞癌中也存在 TSC 基因的突变。

TSC 相关肾细胞癌（TSC-associated renal cell carcinoma，TSC-RCC）总体发病率不高，据估计不超过 TSC 患者的 4%。

（一）TSC 相关肾细胞癌的临床表现

TSC-RCC 患者中女性多于男性，由于 TSC 相对罕见，其精确的发病率、组织学特征和预后一直难以确定。一些研究表明，TSC-RCC 患者的发病年龄多不超过 50 岁，平均发病年龄约为 28 岁，较一般的 RCC 人群平均年龄提前。在儿童和青年人中有多个 TSC-RCC 的报道，并且在发生 RCC 的 TSC 患者中，双侧多发性肿瘤的发生率较高。对于双侧多发的 RCC，每个 RCC 都具有不同的病理特征和不同的 TSC1 或 TSC2 二次打击突变，表明每个肿瘤均为独立发生，这种遗传异质性也见于血管平滑肌脂肪瘤。同时，研究表明 TSC-RCC 的临床进展较散发性肾癌更慢。

TSC-RCC 患者的临床表现多样，既可出现无痛性血尿、疼痛和肿块的典型肾癌三联征，又可无任何症状、体征而在体检时偶然发现。发生转移的患者可能出现转移部位相关性症状，如疼痛、咳嗽、咯血及病理性骨折等。部分患者可伴有发热、消瘦、贫血、高血压及血沉增快等副瘤综合征。

（二）TSC 相关肾细胞癌的诊断

TSC 患者应定期体检，特别是中青年患者更应关注肾脏体检，以便早期发现 TSC-RCC。TSC 患者出现血尿、疼痛和肿块肾癌三联征中的任何一项症状，均应提高警惕，在除外 TSC-RAML 的情况下应考虑肾癌的可能。可结合 B 超、静脉尿路造影（IVU）、CT 和 MRI 等影像学检查加以明确（图 8-5）。

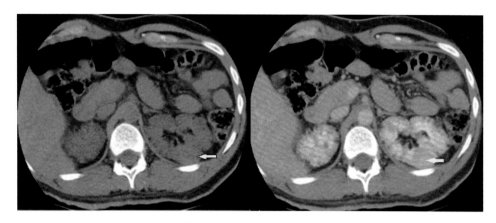

图 8-5　TSC-RCC 的 CT 图

左：CT 平扫；右：CT 增强，箭头指示肿瘤。

（三）TSC 相关肾细胞癌的鉴别诊断

TSC-RCC 应重点与 TSC 相关复杂性肾囊性疾病和 TSC-RAML（尤其是乏脂性 TSC-RAML）相鉴别。对于大部分患者，CT 和 MRI 等影像学检查可辅助鉴别。TSC-RCC 的 CT 平扫表现为肾实质内均质或不均质的肿块，CT 增强表现为"快进快出"的特征。MRI 表现为肿块 T_1WI 上的低信号和 T_2WI 上的混杂信号伴周边假包膜的低信号带。晚期患者可发现周边组织器官侵犯和静脉瘤栓。鉴别诊断困难者可行肾脏肿物穿刺活检，其在鉴别 RCC 与乏脂性血管平滑肌脂肪瘤方面具有重要的作用。

有研究发现，TSC 相关 RCC 中配对盒基因 8（paired-box gene 8，PAX8）的核免疫组化染色呈强阳性，碳酸酐酶 9（carbonic anhydrase IX，CA9）的膜免疫组化染色呈阳性（图 8-6），而 HMB-45 免疫组化染色阴性，可以根据此免疫组化结果与血管平滑肌脂肪瘤相鉴别。

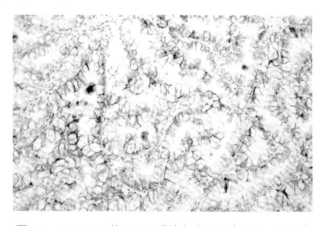

图 8-6　TSC-RCC 的 CA-IX 膜染色病理图（CA9，×400）

（四）TSC 相关肾细胞癌的治疗

对于大多数 TSC-RCC 患者而言，保留肾单位的手术是首选治疗方案。虽然肿瘤有发生转移的可能，但 TSC-RCC 通常生长缓慢。仅当肿瘤浸润肾脏周围组织以及肾静脉瘤栓形成等情况下考虑行根治性肾切除术。有研究报道舒尼替尼和依维莫司治疗 TSC 相关转移性 RCC 有效。此外，有研究发现，依维莫司联合索拉非尼可显著缩减 *TSC2*（+/-）小鼠实体肾肿瘤的数量和大小，而两者单独用药则效果欠佳。因此，应用联合疗法抑制 mTOR 和多种激酶（包括 VEGF 受体）可能有望治疗对单独的西罗莫司类似物反应不佳的 TSC 相关肿瘤。

第五节｜结节性硬化综合征重点临床表现的治疗

在过去的十余年中，TSC 的相关研究取得了突飞猛进的进展。研究发现 *TSC1* 和 *TSC2* 基因突变致使下游 mTOR 通路激活。国外先后有 mTOR 抑制剂西罗莫司和依维莫司进入临床试验研究，FDA 已批准依维莫司治疗 TSC 相关适应证包括：TSC-SEGA、TSC-RAML 和 TSC-Epilepsy。2016 年 11 月，依维莫司获得国家食品药品监督管理总局的正式批准，用于治疗无须立即手术的 TSC-RAML 成年患者。

一、室管膜下巨细胞星形细胞瘤（TSC-SEGA）

手术是症状性 TSC-SEGA 的首选治疗方式，手术前应当由神经外科医生及其多学科团队来慎重评估手术的相关风险和获益。手术治疗 SEGA 的风险较高，并非适用于所有病例，尤其是年龄 ≤ 3 岁，存在双侧肿瘤或者巨大病灶的患者。

一项 Ⅰ / Ⅱ 期临床试验结果显示，约 75% 的 TSC 患者应用 mTOR 抑制剂依维莫司治疗后 SEGA 体积与基线水平相比缩小 30% 以上。另一项 Ⅲ 期多中心的随机对照临床试验 EXIST-1 也得出了相似的阳性结果，应用依维莫司治疗 96 周后，约 47% 的患者 SEGA 体积较前缩小 50% 以上。有研究发现，应用 mTOR 抑制剂治疗 SEGA 应持续进行，停用 mTOR 抑制剂后，SEGA 将会继续增长。此外，mTOR 抑制剂可作为拟行手术治疗的 TSC-SEGA 患者的术前新辅助治疗药物。术前应用 mTOR 抑制剂有助于缩小肿瘤体积，尤其适用于双侧、特殊部位或者侵袭性 SEGA。但是，目前对于此类新辅助治疗的研究尚不够深入，其相关的出血风险还不明确，且可能会增加术后感染、伤口愈合延迟等手术风险。

此外，患者年龄也是影响治疗决策选择的一个重要因素。对于 ≤ 3 岁的儿童，手术治疗 SEGA 相关预后不良风险显著升高。此时，mTOR 抑制剂可作为合适的治疗选择。当综合评估手术可行且能够完整切除病灶时，则推荐在儿童时期行手术治疗以避免长期药物治疗带来的副作用。长期持续的 mTOR 抑制剂治疗对于维持临床获益至关重要，但有研究发现 TSC-SEGA 在患者年龄介于 20～40 岁时其生长会自发减慢，因而需要长期的大样本随访研究来明确 TSC-SEGA 药物治疗的最佳持续时间。

二、癫痫（TSC-Epilepsy）

TSC 患者癫痫的发病大多在 1 岁以内，局灶性癫痫发作是其主要的表现形式（约占62%），可进展为婴幼儿痉挛或者同时合并该病。对于婴幼儿和年龄较小的儿童，频发的癫痫及其发作间期的癫痫活动，尤其是处于睡眠第 II 阶段的高峰活动，可能会诱发严重且不可逆的精神运动障碍伴或不伴行为恶化。但并非全部 TSC 患者都有早发型的癫痫。随着年龄的增长，部分患者癫痫的发作类型或相关表现亦随之发生演变，乃至进展为癫痫脑病。

氨己烯酸是一种 GABA 转氨酶抑制剂，常用于 1 岁以内患儿 TSC 相关痉挛以及局灶性癫痫发作的治疗，效果较佳。该药物作用机制可能与其抑制 mTOR 通路的过度活化有关，因而对 TSC 相关癫痫也有着较高的特异性。若患者得到氨己烯酸的及时治疗，可显著减少远期神经认知后遗症的发生，然而，长期使用氨己烯酸可能诱发严重的眼科并发症，如不可逆的视野缺损。通常氨己烯酸及其他类型抗癫痫药物的联合应用可控制多种癫痫类型，但也会相应增加不良事件的发生风险。同时，TSC 婴幼儿痉挛的临床治疗也首选氨己烯酸。对于氨己烯酸难治性痉挛，可选用促肾上腺皮质激素（adreno-cortico-tropic-hormone，ACTH）或 ACTH 类似物进行治疗。此外，对于氨己烯酸抵抗性 TSC 相关癫痫，外科手术是重要的治疗手段，相关研究显示 59% 的患者可获得临床治愈。是否早期手术干预、癫痫病灶的定位是否准确以及能否完整切除病灶是影响手术效果的相关因素。

最新的研究结果表明，在确保用药安全的同时，依维莫司的辅助治疗可明显降低癫痫的发作频率。为了达到这一治疗效果，须长期服用依维莫司，但是最佳治疗时间目前尚无统一意见。一项纳入了 5 例 3 岁以内的氨己烯酸抵抗性癫痫 TSC 患儿的小样本研究发现，有 4 例患者在持续 3 年应用依维莫司治疗后，癫痫的发作频率至少下降了一半。此外，对于氨己烯酸抵抗性癫痫的 TSC 患者，适当辅助应用迷走神经刺激、生酮饮食以及低血糖指数饮食也可能使部分患者受益。有研究显示，约 72% 的患者在接受迷走神经刺激治疗后，癫痫发作频率下降了 50% 以上，且其效果可持续达 36 个月；超过 90% 的患儿在接受生酮饮食治疗 6 个月后，癫痫发作频率下降 50% 以上；其中约 67% 的患儿癫痫发作频率下降超过 90%，而且癫痫不再发作的时间可长达 5 个月以上；低血糖指数饮食相较于传统的生酮饮食，更容易为患者所接受，且能显著降低癫痫的发作频率，47% 的患者在治疗 6 个月后癫痫发作频率下降 50% 以上。

三、肾脏血管平滑肌脂肪瘤（TSC-RAML）

肾脏血管平滑肌脂肪瘤是 TSC 患者除神经系统外的一个重要病变，大多数类型表现出 *TSC1* 或 *TSC2* 基因的杂合性缺失和对磷酸化 S6 抗体的免疫活性增加，是成年 TSC 患者首要的致死原因。该病通常进展较慢，初次发现时大多无须立即治疗，体积较小的 RAML 定期监测即可。RAML 包含血管成分，因而肿瘤容易并发出血。体积较大的 RAML 往往会伴发动脉瘤并且受到刺激时可能发生破裂。

早期肾功能受损是成年 TSC 患者较为常见的问题，发生率可达 40%，但其是否与 RAML 肿瘤负荷及其并发症存在相关性目前尚不明确。对于不伴有 RAML 的 TSC 患者需规律复查，每年监测肾小球滤过率（glomerular filtration rate，GFR）与血压，每 1～3 年行超声或 MRI 检查以评估是否存在 RAML 及其进展情况。对于 RAML 肿瘤直径大于 3cm 的 TSC 患者，更应增加其评估检查的频率，应至少每年行超声或 MRI 检查。

对于短期内无症状或进展性肾血管平滑肌脂肪瘤（> 3cm）TSC 患者，mTOR 抑制剂可收缩脉管系统，减小动脉瘤的体积，是一线治疗方案。国外已批准依维莫司用于治疗成人 TSC-RAML。2016 年 11 月，CFDA 也批准了应用依维莫司治疗成人 TSC-RAML 的适应症。有研究表明，儿童 TSC-RAML 患者短期内应用依维莫司治疗效果显著，且副作用较小。近年来，有研究表明，血管平滑肌脂肪瘤可能起源于肾周细胞，血管紧张素Ⅱ（angiotensin Ⅱ，ANG Ⅱ）可能参与血管平滑肌脂肪瘤的形成。因而，应用血管紧张素转换酶抑制剂（angiotensin-converting enzyme inhibitors，ACEI）和血管紧张素受体拮抗剂（angiotensin receptor blockers，ARB）治疗可能会使 TSC-RAML 患者受益。

对于 RAML 急性出血或伴动脉瘤的 TSC 患者，选择性动脉栓塞是其一线治疗方案。对于 mTOR 抑制剂治疗无效或者发生进展以及具有恶性潜能的上皮样 TSC-RAML 患者，应当考虑手术治疗。随着疾病的进展，患者存在肾功能逐渐丧失的可能，故应尽量避免肾切除等易致肾功能不全的手术。

总而言之，肾血管平滑肌脂肪瘤是成年 TSC 患者的常见临床表现，需要仔细监测和管理以预防可能危及生命的并发症。对于无症状的低风险患者，主动监测是首选方法。有研究显示，服用西罗莫司 12 个月后，TSC-RAML 的肿瘤体积缩小约 30%，而停药 12 个月后，肿瘤体积又恢复至原始大小或者更大。一项依维莫司治疗 TSC-RAML 的Ⅲ期临床试验表明，患者接受治疗约 8 个月后，依维莫司治疗组的反应率（血管平滑肌脂肪瘤体积减少 ≥ 50%）为 42%，而安慰剂组为 0%。接受依维莫司治疗 29 个月后反应率增加至 54%，并且在 4 年后进一步增加至 58%。因而，对于存在高危症状的患者或发生症状性事件后恢复的患者可考虑应用依维莫司进行持续性的治疗，甚至终生用药。

根据乌得勒支大学医学中心（University Medical Center Utrecht，UMCU）提出的肾血

管平滑肌脂肪瘤分期标准，≥3期为高出血风险患者，是选择性栓塞的候选者（表8-2）。对于出现 TSC-RAML 破裂出血的患者，若止血、输血、补液等保守对症支持治疗无法有效维持患者生命体征稳定或血红蛋白进行性下降至 70g/L 以下，则建议首先采用选择性肾动脉栓塞。TSC-RAML 短期内反复破裂出血的患者也应当行选择性肾动脉栓塞，介入栓塞后肿瘤体积可能有明显缩小（图8-7）。部分患者可能会经历 2 次或多次选择性肾动脉栓塞。栓塞治疗存在一定的并发症，可引起近 90% 的患者出现明显的发热和疼痛等炎症反应，短期预防性应用逐渐减量的类固醇类药物（如起始剂量 250mg/m^2 甲泼尼龙）可使其发生率降低至约 30%。栓塞术后患者远期发生高血压、贫血和肾功能降低的概率相对较高。

表 8-2　肾血管平滑肌脂肪瘤（RAML）UMCU 分期标准

分期	RAML 数量	RAML 大小	肾脏解剖状况
未发现 *	最长直径均 <1cm	—	正常
1	≤ 5 个	<3.5cm	正常
2	>5 个	<3.5cm	正常
3	≤ 5 个	至少 1 个 ≥ 3.5cm	肾脏完整
4	>5 个	1 ~ 4 个 ≥ 3.5cm	肾脏完整
5	>5 个	5 个及以上 ≥ 3.5cm	肾脏可辨认
6	>5 个	至少 1 个 ≥ 5.0cm	肾脏不可辨认

* 未发现血管平滑肌脂肪瘤或病变 <1cm 而无法确定为血管平滑肌脂肪瘤。

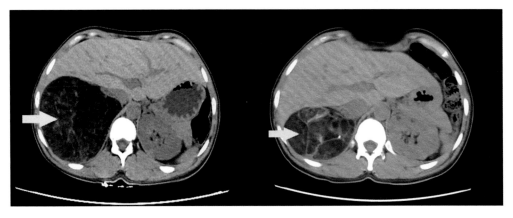

图 8-7　TSC-RAML 选择性肾动脉栓塞前后 CT 对比图

（左）介入栓塞前 CT 平扫；（右）介入栓塞 4.5 个月后 CT 平扫；箭头指示肿瘤。

若出血灶无明确供血动脉或行栓塞治疗存在困难者，应行手术治疗（图8-8、图8-9）。对于孤立性或明显突出肾脏表面的出血灶，应尽可能行肾部分切除术，以最大限度地保留肾单位。全肾切除术多应用于无功能肾、考虑为恶性肿瘤、肿瘤浸润周围组织以及肾静脉瘤栓形成等情形。

射频、冷冻、微波消融等手术方式也可获得较好的治疗效果，可用于治疗多发、高龄且有合并症以及不适合栓塞的肾血管平滑肌脂肪瘤患者。然而，目前尚需要前瞻性大样本研究的证实。临床治疗中应综合考虑患者年龄、肿瘤性质、肿瘤大小、肿瘤位置、肾脏功能、临床表现以及是否存在合并症等，予以制定个体化的治疗方案。

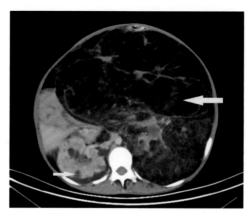

图8-8　TSC2基因突变的TSC患者CT示双肾血管平滑肌脂肪瘤

左侧为著，箭头指示肿瘤。

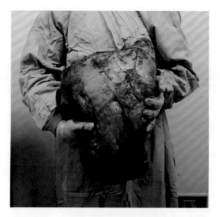

图8-9　手术切除的巨大TSC-RAML

直径约30cm，北京大学肿瘤医院张宁教授惠赠。

第六节 | 总结和展望

TSC 是一种进行性发展的疾病，而肾脏病变是 TSC 的常见临床表现，需要仔细监测和管理以预防可能危及生命的并发症发生。对于无症状低风险患者，主动监测是首选方法。对于出现肾出血的患者，建议采用保守的选择性肾动脉栓塞，射频、冷冻、微波消融等可用于治疗多发、高龄且有合并症以及不适合栓塞的患者。

尽管 mTOR 抑制剂的疗效明显，但目前的循证医学证据表明，对 TSC 的治疗建议持续用药，甚至是终生用药，以获得持久的治疗效果。未来在保持疗效的同时，缩短疗程或间歇疗法将有可能取代终身治疗。

肾癌在 TSC 患者中的发病率较低，进展较散发 RCC 患者慢。目前国内外关于 TSC-RCC 的研究相当有限，对于局限性的 TSC-RCC 建议行保留肾单位的肾部分切除术，应慎行根治性肾切除术。联合应用酪氨酸激酶抑制剂和 mTOR 抑制剂对于晚期 TSC-RCC 可能具有良好的疗效，但仍待进一步深入研究证实。

在过去的十年中，TSC 的诊断、监测、分子遗传学和临床治疗方面取得了重要进展。但是，仍有很多亟待解决的问题，后续仍需进一步探索开发治疗 TSC 的新靶点。

（柳家园）

编者

柳家园

湖北医药学院附属襄阳市第一人民医院

湖北省襄阳市樊城区解放路 15 号

邮编：441000

E-mail：ljy614@126.com

专家述评

虽然人类认识结节性硬化综合征已有近 200 年的历史，但是对于这一疾病发生、发展和发病机制的深入系统认识还不到 30 年，这要从 *TSC1* 和 *TSC2* 两个基因发现算起。而有关诊断标准从 1998 年国际结节性硬化综合征委员会提出的改良 Gomez 诊断标准，到 2012

年6月第2届国际TSC共识会议制定的新诊断标准，历经了近14年的漫长历程。2012年的标准沿用至今，体现了对结节性硬化综合征临床表现认识的深入。由于TSC是累及全身多器官、多系统的疾病，因此需要多学科的共同协作进行系统诊治，国内2012年12月8日由中国抗癫痫协会发起成立了第一届结节性硬化专业委员会，委员涵盖了几乎所有TSC临床表现的专科，推动了国内在TSC诊疗领域的发展。近年来，国家对罕见病越来越重视，在2018年5月11日，国家卫生健康委员会等5部门联合制定了《第一批罕见病目录》，结节性硬化综合征被收录其中。正是由于国家、学会以及广大医务工作者对TSC的重视，使我国TSC诊治越来越规范，2017年《结节性硬化综合征相关肾血管平滑肌脂肪瘤诊治专家共识》的制定，为TSC的国内诊断和治疗提供了重要参考依据。在这一背景下，本章内容为大家系统地介绍了TSC的发病机制、临床诊断、基因型与临床表型的关系，并重点阐述了TSC相关的肾脏病变及目前的主要治疗方法，对于临床医生来说，通过该章内容的阅读可以比较系统全面地认识TSC，提高TSC的诊疗水平。

（张玉石）

述评专家信息

张玉石

北京协和医院

北京市东城区帅府园一号

邮编：100730

E-mail：zhangyushi@126.com

第九章

遗传性乳头状肾细胞癌

遗传性乳头状肾癌 I 型（hereditary papillary renal cancer type I，HPRC）首先在 1995 年被 Zbar 报道并开始受到关注。该病发病率不足千万分之一，迄今为止发现的家系不足 30 个。患者表现为双侧多发肾肿瘤，60 岁时的外显率可达 67%。

HPRC 是由位于 7 号染色体长臂 3 区 1 带的 *MET* 基因发生改变所导致的一种常染色体显性遗传疾病。与 VHL 综合征不同，HPRC 患者一般仅有肾脏受累，多数不出现其他器官受累。*MET* 原癌基因不仅与肾细胞癌相关，与其他多种实体肿瘤也有密切的关系，如肺癌、膀胱癌、乳腺癌、结直肠癌、胃癌等。根据 *MET* 基因突变的类型（胚系突变 / 体细胞突变），将与其相关的肾癌分为遗传性乳头状肾细胞癌 I 型或散发性乳头状肾细胞癌 I 型。在 HPRC 中，*MET* 基因的胚系突变导致非配体依赖的受体持续性激活，以常染色体显性的遗传方式遗传给子代。而随着二代测序等基因组技术的发展，在散发性乳头状肾细胞癌 I 型中也发现了 *MET* 基因突变。Schmidt 等对 129 例散发性乳头状肾细胞癌 I 型患者进行基因检测，发现 13% 的患者存在 *MET* 原癌基因突变；而根据美国 The Cancer Genome Atlas（TCGA）数据库的报道，在散发性乳头状肾细胞癌 I 型中，约 17% 的患者可检测到 *MET* 基因突变。本章着重介绍遗传性乳头状肾细胞癌 I 型。

第一节 | HGF-MET 通路的功能及其与肾细胞癌的相关性

人类 *MET* 基因位于 7 号染色体长臂 3 区 1 带，最初于 1984 年发现于人骨肉瘤细胞系中，编码一种名为 MET（有时也被称为 c-Met）的酪氨酸激酶受体（receptor tyrosine kinase，RTK）。该受体的配体于 1989 年被发现，命名为肝细胞生长因子（hepatocyte growth factor，HGF），对应基因位于 7 号染色体 2 区 1 带。1989 年，另一研究将其命名为分裂因子（scatter factor），后发现上述两者为同一种蛋白。一般而言，酪氨酸激酶受体的结构组成如下：N 末端的胞外结合域，穿透细胞膜的 α 螺旋，以及胞质内具有酪氨酸激酶活性的 C 末端。酪氨酸激酶抑制剂（tyrosine kinase inhibitor，TKI）类药物正是通过抑制该区域而发挥作用。MET 受体的结构同样由这三部分构成，其细胞外结构域的组成具体如下：N 末端的脑蛋白结构域（semaphoring，SEMA），由丛蛋白 - 脑蛋白整联蛋白（plexin-semaphorin-integrin，PSI）及 4 个免疫球蛋白 - 神经丛蛋白转录因子（immunoglobin-plexin-transcription factor，IPT）组成的茎状结构（stalk structure）；胞内结构域包含如下三段结构：首先是一段近膜结构域（juxtamembrane domain），具催化活性的环状结构域，以及能够结合包括 GRB2 及 GAB1 蛋白的 C 末端区域。MET 的激活将导致下游包括 PI3K、STAT、MAPK 等多条下游通路的激活。其结构示意图见图 9-1。

HGF 是 MET 的唯一天然配体，由二硫键结合的多结构域蛋白构成，隶属于纤溶酶原蛋白家族，如图 9-2 所示。HGF 包含 6 个结构域，包括 N 末端结构域，4 个环状结构域，以及具有丝氨酸蛋白酶同源物（serine proteinase homology，SPH）活性的 C 末端结构域。间质细胞最初所分泌的是单链无活性的 HGF 前体，前体由丝氨酸蛋白酶处理后成为有活性的双链成熟 HGF。

HGF 作为配体结合 MET 后，首先 MET 蛋白第 1 234 及 1 235 位酪氨酸磷酸化，继而受体二聚化，然后 C 末端第 1 349 及 1 356 位赖氨酸残基发生磷酸化，最终募集下游蛋白从而发挥作用。

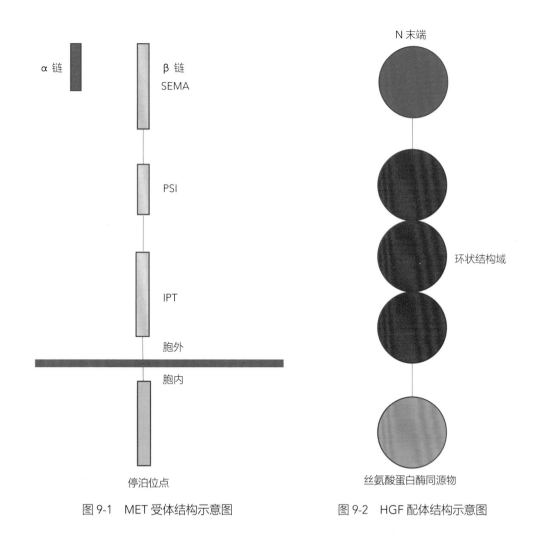

图 9-1　MET 受体结构示意图　　　　图 9-2　HGF 配体结构示意图

一、HGF-MET 轴的下游信号通路及其生物学功能

HGF-MET 会激活下游一系列信号通路，如 PI3K-AKT、STAT-NFκB 等，从而促进细胞增殖、迁移及新生血管生成。具体调控的下游信号通路总结如图 9-3。

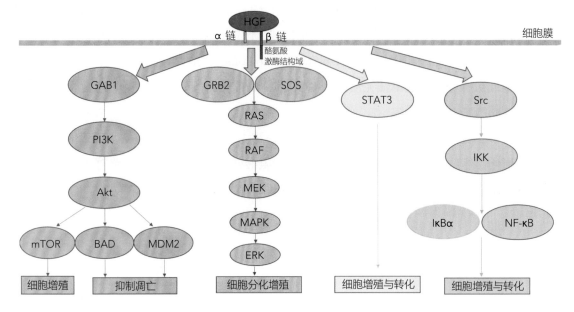

图 9-3 HGF 下游信号通路

在 MET 激活之后，PI3K 可直接与 MET 相结合，也可以通过与 GAB1 及 AKT/ 蛋白激酶 B 发挥作用。AKT 还可激活西罗莫司靶蛋白，继而促进蛋白合成与细胞生长。AKT 不仅可使促凋亡的 BCL-2 分子失活，阻止细胞凋亡，而且能够激活 E3 泛素蛋白连接酶 MDM2，促进细胞生存。

MET 的激活还可通过 RAS-MAPK 通路传导。首先，SOS 蛋白（nucleotide exchanger protein son of sevenless，SOS）通过与 SHC 及 GRB2 结合激活 RAS，继而导致下游 MAPK 的磷酸化，最终导致 ERK 的瀑布级联激活。本通路促进细胞增殖、细胞迁移与细胞周期的运转。

MET 下游的第三条通路激活 STAT3，STAT3 可直接与 MET 结合，导致自身磷酸化，继而促进细胞增殖、转化和促进新生血管生成。

MET 的第四条通路是通过 IκBα-NF-κB 复合物实现的，NF-κB 首先与 IκBα 结合形成无生物活性的复合物。PI3K-AKT 或 SRC 的磷酸化激活 IκB 激酶，导致 IκB 的下调。NF-κB 得以被释放，继而被转运至细胞核从而影响基因表达。

此外，一些细胞因子可独立于 HGF 通路直接上调 MET，如 PAX5、PAX8、HIFα。缺氧会促使 HGF 及 MET 的过表达。MET 的下调是经过配体刺激后，MET 受体被内吞至胞内，胞内的近膜结构域经泛素化及溶酶体降解，从而使 MET 下调。MET 的第二种下调机制是经蛋白酶切（proteolytic cleavage）实现的。

MET 信号通路在细胞增殖、细胞迁移中都起到重要作用。在胚胎的发育过程中，

MET 对于肝细胞及胎盘滋养细胞的增殖起到重要作用。*MET* 基因敲除将会导致胚胎发育过程中肝及胎盘发育停滞，继而导致胚胎宫内死亡。在机体发育过程中，MET 促进细胞的迁移，促进神经元的形成。MET 及 HGF 在器官的再生中也发挥重要作用，肝部分切除的小鼠，间质细胞会大量分泌 HGF，继而导致肝组织的再生，而在 *MET* 基因敲除的小鼠中则观察不到此现象。MET 通路在肾小管坏死及心肌缺血再灌注损伤时会过度激活，而外源给予 MET 则会减轻相应器官的损伤。MET 通路的过度激活会导致细胞过度增殖，同时细胞还会具有侵袭性生长的特性。多项研究表明，MET 通路的失调与肿瘤发生相关；HGF 可能诱导细胞发生侵袭性生长。另一项研究中，将 MET 转导细胞移植到免疫缺陷小鼠，结果导致生长出类似于肝细胞癌的恶性肿瘤。

在正常生理情况下，有研究表明 MET 在肾小管上皮细胞的增生及修复中起到重要的作用，如缺氧、对侧肾切除手术后，MET 在肾小管上皮细胞中的表达量会显著上升。同时，HGF/c-MET 通路的异常也能促进肾细胞癌中新生血管的生成。在透明细胞癌中研究发现，*VHL* 基因突变导致缺氧诱导因子 -1（hypoxia induced factor 1，HIF-1）过表达，继而导致下游血管内皮生长因子（vascular endothelial growth factor，VEGF）升高，导致透明细胞癌中出现大量新生血管。目前有研究发现，MET 能直接促进 VEGF 的表达，同时 *VHL* 基因突变本身也能促进 HGF 及 c-MET 的表达。综上，MET 信号通路在细胞增殖、细胞迁移中都起到重要作用。该通路的异常不仅与多种实体肿瘤发生相关，在肾小管上皮细胞的增生、修复及新血管生成中也发挥了重要作用，可能在肾细胞癌的发病中起到一定的作用。

二、*MET* 基因突变及扩增

在肿瘤患者生殖细胞系或体细胞系中，目前至少发现了 30 种不同的 *MET* 基因错义突变类型，上述突变主要发生于 3 个区域：①编码 SEMA 结构域的 2 号外显子，该外显子对于受体二聚化起到重要的作用；②负责 CBL 结合停泊结构域的 14 号外显子，该外显子对于介导受体的泛素化及其降解起着重要作用；③包含编码酪氨酸激酶结构域在内的 15~21 号外显子。

Schmidt 等首先在遗传性乳头状肾细胞癌的研究中发现了 *MET* 基因的突变。随后，在头颈部鳞癌、肺癌、散发性乳头状肾细胞癌、结直肠癌、胃癌、乳腺癌、卵巢癌和前列腺癌的研究中均发现了 *MET* 基因的突变，其中最常见于遗传/散发乳头状肾癌（57%）及头颈部鳞癌（27%）。在头颈部鳞癌中，转移病灶中 *MET* 基因 TK 结构域突变率（50%）较原发病灶（2%~6%）高，上述发现进一步验证了 *MET* 基因突变与肿瘤侵袭性相关的假设。

在多种肿瘤中也存在 *MET* 基因的扩增，如肾上腺肿瘤、胆道肿瘤、乳腺癌、结直肠癌和泌尿男性生殖系肿瘤，最常见于非小细胞肺癌。在肺癌以外的肿瘤中，*MET* 基因扩增的发生率从 5%（乳腺癌）至 78%（头颈部鳞癌）不等。

三、MET、HGF 的过表达

HGF 在原发癌或转移癌中表现为旁分泌或自分泌形式。Olivera 等对比非小细胞肺癌与正常肺组织发现，癌组织中 HGF 的表达是正常组织的 10 ~ 100 倍，而 MET 的表达则是正常组织的 2 ~ 10 倍。其他研究通过免疫组化及 ELISA 技术发现在膀胱癌、乳腺癌、结直肠癌、肺癌中，HGF 及 MET 的表达均有不同程度的升高。Miyata 应用免疫组化技术研究发现，与正常组织相比，MET 在膀胱癌中表达显著上升；Wang 应用 ELISA 检测发现，与非肌层浸润性膀胱癌相比，在肌层浸润性膀胱癌中 HGF 表达水平显著升高。Natali 等将正常肾组织与肾细胞癌进行对比，发现肾细胞癌中 MET 的表达量显著高于正常肾组织。Choi 等进一步发现 MET 过表达更多地出现在乳头状肾癌（90%）、集合管癌（100%）中，而并非在透明细胞癌中（8%）。但由于实验室定量检测方法学存在误差，如何界定 HGF 及 MET 过表达仍存在争议。但不可否认的是，HGF 和 MET 高表达在各类肿瘤包括肾细胞癌的发生发展中起到了一定的作用，且可能提示 Furman 核分级更高。

四、MET 通路对肿瘤预后的预测价值

通过对乳腺癌、膀胱癌、结直肠癌、胃癌、肺癌及肾癌的研究证实，MET 过表达与肿瘤高分期和较差的预后相关。目前已有多个研究证实，乳腺癌中 MET 过表达的患者总生存率差，10 年无复发生存率低。Voutsina 等在头颈部鳞癌的研究中发现，MET 在转移癌中的表达量约为原发癌的两倍，同时 MET 过表达的患者预后更差。Miyata 通过对 114 例散发性乳头状肾细胞癌 I 型患者的研究发现，HGF/c-MET 的第 1 234/1 235 及 1 349 位酪氨酸的磷酸化是肾细胞癌更高分级、淋巴结转移、远处转移、临床高分期的危险因素。同时第 1 349 位酪氨酸磷酸化也是影响患者总生存的危险因素。Pister 等研究发现，MET 过表达是肾细胞癌 Furman 核分级更高的危险因素。Sweeney 等研究发现，c-MET 的表达量与散发性乳头状肾细胞癌的分期成正相关，同时 c-MET 阴性的患者总生存更好。Mukai 发现 c-MET 高表达的 ccRCC 患者更易出现骨转移。综上，多个研究发现，c-MET 高表达可能是透明细胞肾细胞癌及散发性乳头状肾细胞癌患者预后的危险因素。

HGF 作为 MET 的唯一天然配体，其过表达在多种肿瘤中也与肿瘤的高分期及更差的预后相关。Nagy 等运用 ELISA 方法检测了乳腺癌患者的血 HGF 水平，发现 HGF 的高表达与更短的复发时间及总生存率显著相关。Li 等检测了膀胱癌患者的血、尿 HGF 水平，

发现高水平 HGF 患者肿瘤分期更高。而免疫组化发现，在乳腺癌、结直肠癌及下咽癌中，更高的 HGF 水平意味着更短的无进展生存时间（PFS）。

综上，在肾细胞癌中 *MET* 基因突变、过表达以及基因扩增均可能与更高的临床分期以及更强的侵袭性相关。特定位置酪氨酸磷酸化是肾细胞癌更高分级、更晚分期、淋巴结转移和远处转移的危险因素，同时也可能是患者总生存的危险因素。

第二节｜遗传性乳头状肾细胞癌的临床特征

一、临床表现

HPRC 表现为常染色体显性遗传，Schmidt 等学者研究发现，该病外显率在 60 岁时可达 67%，而在 80 岁时接近 100%。与其他遗传性肾癌综合征不同，HPRC 不会出现肾以外的器官受累，肾脏是该疾病唯一的受累器官。同其他遗传性肾癌一样，HPRC 通常表现为双侧、多发病灶，甚至有上百个微小病灶的报道。晚期患者常常合并慢性肾衰竭，从而可出现尿毒症相关的一系列临床表现。此类患者由于缺乏肾外表现，因此临床表现与一般肾癌相似。早发与迟发的 HPRC 均有报道，然而对于不足 30 岁出现乳头状肾细胞癌 I 型伴家族史的患者，需要考虑到遗传性肾癌的可能性。

二、影像与病理特点

除双侧多发病灶外，遗传性乳头状肾细胞癌 I 型与其他散发性乳头状肾细胞癌 I 型相比，没有特异的影像学特点。由于超声为非侵袭性检查且价格低廉，仍然是肾脏肿物的常用检查方式，腹部增强 CT 可以作为进一步的诊断方式，乳头状肾细胞癌 I 型与典型的透明细胞肾癌相比较，影像学多表现为乏血供。肿瘤与正常肾实质相比强化值超过 25% 通常可排除乳头状肾细胞癌 I 型，见图 9-4。同时影像学复查时，乳头状肾细胞癌 I 型较散发性肾癌生长缓慢。单纯依靠影像学检查结果无法与散发性乳头状肾细胞癌作出鉴别，必须结合家族史、病理结果进行综合判断。患者可选择细针穿刺活检，不仅可以帮助明确病理类型，还可以在分子水平上明确肾细胞癌的分类，为个体化治疗提供依据，包括治疗方案的选择和预后的判断。

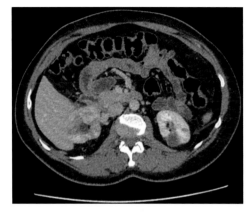

图 9-4　HPRC 患者的增强 CT 扫描，
红色箭头为病灶

组织形态学上，遗传性与散发性乳头状肾细胞癌Ⅰ型基本相同，见图 9-5。大体标本肿瘤切面淡黄色、细密，一般不伴出血和坏死，外围有一层纤维包膜，常伴有囊性病变。光镜下通常表现为乳头状 / 管状结构，被小且核仁不明显的卵圆形细胞包围。其他镜下的特点包括：乳头水肿、位于乳头核心的泡沫样巨噬细胞、沙砾样体、肾小球样乳头样结构、实性乳头样生长及小梁样生长结构。在肿瘤的出血坏死部分可见到透明细胞生长，这些透明细胞形态与上述泡沫巨噬细胞相类似。因此，该疾病不能仅仅根据组织形态学诊断，必须结合 *MET* 基因检测结果进行判断。

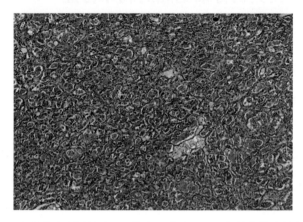

图 9-5　HPRC 患者的病理切片（H-E 染色，放大 ×100）符合乳头状肾细胞癌Ⅰ型

此病的发病机制包括 *MET* 基因过表达、基因突变、基因扩增以及表观遗传学改变。凡怀疑该疾病的患者，需行 *MET* 基因检测确诊，若能发现 *MET* 基因突变或其他相关异常则支持该诊断。最常见的是 *MET* 基因错义突变，此外少部分可有染色体 7q21-q35 部分重复、7 号染色体三体、17 号染色体三体。

鉴别诊断需注意与伴乳头样分化的透明细胞癌区分。最需鉴别的类型为 Xp11.2 易位肾癌，Xp11.2 易位肾癌通常表现为伴乳头状分化的透明细胞癌，细胞质丰富，且可有大量沙砾样体。对于怀疑 Xp11.2 易位肾癌的患者需进行荧光原位杂交检测（fluorescence in situ hybridization，FISH），此为诊断该病的"金标准"。

三、治疗

由于此病罕见，目前尚缺乏相关的研究资料，也没有相应的治疗指南。建议未确诊的患者每隔 2 年行影像学检查（如增强 CT、MRI 等），不推荐将 B 超作为唯一的检测手段。但实际的筛查间隔需要结合患者本身的病情制定。

（一）主动监测

肿瘤最大直径 3cm 以下的 HPRC 可采取积极监测的方法，无须立即手术治疗。

（二）手术治疗

HPRC 患者病变的最大直径达到 3cm 以上时，需采用外科治疗。有文献报道，至少 52 名 HPRC 患者以此方案治疗未出现远处转移。尽管本病具有双侧、多病灶发病的特点，肾部分切除术仍是 HPRC 首选的治疗方法。保护患者的肾功能、避免或延迟透析对于改善患者的预后和提高生存质量十分重要。近年来开展的消融技术虽然有助于保护肾功能，但对于本病的长期疗效尚不明确。Pavlovich 等报道了两例行射频消融术的遗传性乳头状肾细胞癌 Ⅰ 型的病例，术前肿瘤最大直径分别为 2.8cm 和 2.3cm，术后 2 个月肿瘤最大直径分别为 2.8cm 及 2.0cm，CT 值分别由术前的 62HU、84HU 降至术后的 10HU、5HU，该研究结果提示射频消融术可以作为 HPRC 达到 3cm 阈值时的备选治疗方案，但仍需在更大样本研究中探索其治疗效果。

（三）靶向治疗

针对 TKI 及 mTOR 通路的靶向药物在转移性乳头状肾细胞癌 Ⅰ 型中的疗效差于在透明细胞癌中，因此寻找新的通路及靶向药物十分必要。针对 HGF/MET 通路的靶向治疗药物从大体上可分为三类：抗 MET 单抗、抗 HGF 单抗和抗 MET TKIs 类药物。

1. 抗 HGF 单抗　Rilotumumab 是一种人源 HGF 单克隆抗体，通过结合 HGF 从而抑制 MET 通路发挥作用。一项 Ⅱ 期临床试验表明，将 Rilotumumab 应用于 61 名不同病理类型的散发性肾癌。在入组的 7 例乳头状肾细胞癌患者中，5 例患者出现疾病进展，1 例出现了 3 期水肿而被迫退出试验，1 例患者在 76 周时维持疾病稳定。该研究在给药前检测了各患者血浆中 HGF 及 c-MET 的浓度，结果发现 HGF 及 c-MET 的血浆浓度与药物应答率、生存时间之间均无明显关系，因此该临床试验被终止。

2. 抗 MET 单抗　Onartuzumab 作为一种抗 MET 单抗，目前针对肺癌（尤其非小细胞肺癌）开展了很多临床研究，但尚无针对肾癌的临床研究，在此不再赘述。

3. 小分子 TKIs 类　目前有多种 TKI 类药物正在进行临床试验，包括 Amuvatinib、卡博替尼、Crizotinib、Foretinib、Capmatinib、Tivantinib、Savolitinib。其中卡博替尼为一种多靶点的 TKI，可与 MET、VEGFR2、RET 等位点结合，具备一定抗血管生成活性，被认为在肾癌的治疗中较有前景。在一项针对转移性透明细胞肾癌的临床试验中，24% 患者可达部分缓解，86% 患者肿瘤可有不同程度的体积减小。另一项多中心研究纳入了 112 名转移性非透明细胞肾癌，在 66 名组织学表现为乳头状肾癌患者中，总缓解率（overall response rate）为 27%，临床获益率为 73%，12 个月总生存率为 46%。其中 1 例患者达到完全缓解，研究人员对其转移灶进行活检及基因检测，并未发现 *MET* 基因突变。Negrier

则对 2 例出现脑转移的散发性乳头状肾细胞癌患者进行了报道，2 人的转移病灶对放疗及抗 VEGFR 药物不敏感，但在使用了卡博替尼后转移病灶均出现显著缓解。研究人员对转移病灶进行活检并进行基因检测，发现其中 1 例转移灶存在 MET 基因突变，而另 1 例没有 MET 基因突变。

Foretinib 具备抗 MET、VEGF、RON、AXL、TIE-2 活性。一项针对 Foretinib 的研究中，纳入 74 名乳头状肾细胞癌 I 型患者（其中 10 例为胚系 MET 基因突变，5 例伴有体细胞 MET 突变，2 例患者为 MET 基因扩增），结果显示患者中位无进展生存时间为 9.3 个月，1 年总生存率为 70%；胚系突变患者中，一半患者可达到部分缓解，另一半患者肿瘤体积无明显变化；体细胞突变患者中，仅 1 例肿瘤体积有缩小；而在 MET 基因扩增患者中，治疗均告失败。尽管该临床试验因为总缓解率未达到预期而被迫中止，但其对于 MET 基因胚系突变患者的疗效仍值得注意。

在美国开展的针对 Savolitinib 的研究中，纳入了 90 名散发性乳头状肾细胞癌 I 型患者（44 名伴有 MET 基因突变，46 名无 MET 突变），其中 8 名 MET 突变患者达到了部分缓解，而所有无 MET 突变患者的肿瘤为稳定状态。同时 MET 突变患者的中位无进展生存时间（6.2 个月）比无 MET 突变患者（1.4 个月）更长。

四、预后与随访

众所周知，散发性肾细胞癌的预后与多种因素相关，包括肿瘤病理类型、TNM 分期、Fuhrman 分级、是否伴肉瘤样分化等。由于 HPRC 发病罕见，难以形成一定规模样本，至今很多研究仅以病例报道的形式开展，针对此病预后的研究报道目前较少，在 Zbar 的研究中，入组了来自 10 个家族的 41 名患者，其中包含 29 名男性及 12 名女性，患者中位生存时间为 52 岁。慢性肾衰竭是 HPRC 晚期出现的合并症及重要的死亡原因，但本研究年代久远，仅根据家族史及临床标准进行诊断，患者并未进行基因检测。在散发性肾细胞癌中，VHL 基因作为 ccRCC 患者中最常见的突变基因，其突变与否并没有显著影响该类患者的预后。然而在散发性肾癌中，多个研究认为 c-MET 过表达可能提示着患者预后更差。在一项包含 330 例散发性肾癌（包含透明细胞及乳头状肾细胞癌）的研究中，高表达 c-MET 显著影响疾病特异生存率，同时也是 ccRCC 患者预后的独立危险因素。2017 年 Macher 开展的包含 572 例 ccRCC 患者的研究发现，c-MET 的高表达及 MET 基因扩增的肿瘤更易出现侵袭性生长，且患者总预后更差。2015 年 Mukai 的研究发现，c-MET 的高表达是发生骨转移的危险因素，然而遗憾的是该研究并未对肾细胞癌的病理组织学进行分类。Miyata 的研究发现 c-MET 的 1 349 位酪氨酸的磷酸化是散发性肾细胞癌患者总生存的危险因素，也是肿瘤更高分级，更晚分期的危险因素。综上，c-MET 的高表达可能是散发性肾癌预后的危险因素，然而多个研究并未区分肾细胞癌的组织学类型，因此未来需要针对乳头状肾细胞癌进行更多深入研究。HPRC的预后目前学界尚未形成共识，唯一纳入较多 HPRC 患者的研究年代久远，患者未进行基因诊断，因此在未来开展相关研究十分有必要。

第三节 ｜ 总结和展望

HPRC 为一种常染色体显性遗传性疾病，发病率不足千万分之一，其影像学特点及病理组织形态学均无法与散发性乳头状肾细胞癌Ⅰ型相鉴别，诊断需结合家族史，基因检测为诊断本病的"金标准"。由于发病罕见，难以开展大样本研究，治疗及随访方面仍存在很多挑战。对于无转移的患者，小于 3cm 的肿瘤可以采取观察随访而无须外科手术；大于 3cm 的患者，首选治疗方式为肾部分切除术，尽可能保护患者肾功能。针对 MET 通路目前有多项药物临床试验，但其中针对乳头状肾细胞癌Ⅰ型的临床试验极少，多数研究针对 MET 通路相关的其他肿瘤开展，且不少研究由于治疗应答率未达预期而被迫中止。因此，在未来的研究中，有必要针对肾癌开展更多的药物临床试验。预后方面也缺乏大型研究数据，仅有针对个别家系开展的小规模研究，仍待更大规模研究证实。

本病发病罕见，缺乏关于患者预后相关危险因素及治疗方式的大样本研究。MET 通路不仅在肾癌中发挥重要作用，同时也在其他肿瘤的发病中起到重要作用。因此，今后针对该条通路的研究，可能会为揭示本病的发病机制及开发新的治疗方法提供新的线索。

（周博文）

编者

周博文

北京大学第一医院

北京市西城区西什库大街 8 号

邮编：100034

E-mail：whzhoubowen@bjmu.edu.cn

专家述评

遗传性乳头状肾细胞癌 I 型（HPRC）是一种极其罕见的常染色体显性遗传病，临床上发病率仅千万分之一，因此诊治肾癌病例数较少的中心很难遇到。

HPRC 虽然有比较明确的与 *MET* 原癌基因胚系激活突变有关的发病原因，但是其临床症状与一般肾癌很是相似，影像学以及病理组织学检查也均无法有效鉴别 HPRC 与散发性乳头状肾细胞癌。因此 *MET* 胚系突变基因检测是确诊 HPRC 的"金标准"，提示在未来的临床实践中应该逐渐普及基因诊断。

HPRC 与其他遗传性肾癌综合征存在一定的差异，即 HPRC 缺乏肾外表现，肾脏是 HPRC 唯一的受累器官。临床上表现为双侧多发性肾癌，病理类型全部为 I 型乳头状肾细胞癌。因此，对于双侧和 / 或多灶性病变的 I 型乳头状肾细胞癌患者，尤其是有家族肿瘤病史的患者，泌尿外科医生和病理科医生需要考虑到遗传性肾癌的可能性，并针对性地进行基因检测。

由于 HPRC 临床罕见，缺乏大样本的研究，尚未形成针对 HPRC 的治疗指南，但考虑到确诊遗传性肾癌的患者在同侧或对侧肾脏中发生肿瘤的风险很高，患者可能在一生中会接受多次手术，所以一般建议在肿瘤体积较大（最大径超过 3cm）或者随访中肿瘤生长速度过快（每年生长速度超过 1cm）时再接受保留肾单位的手术，肾部分切除或者肿瘤消融治疗都是可以选择的治疗方案。原则是在控制肿瘤的同时尽可能保护患者肾功能。

本章内容为读者详细介绍了 HPRC 的临床表现、影像及病理学特征、诊断标准、治疗等相关内容，通过对本章节的阅读，可以明显提高泌尿外科医生对于 HPRC 的认识。

（李学松）

述评专家信息

李学松

北京大学第一医院

北京市西城区西什库大街 8 号

邮编：100034

E-mail：pineneedle@sina.com

第十章

遗传性平滑肌瘤病和
肾细胞癌

遗传性平滑肌瘤病和肾细胞癌（hereditary leiomyomatosis and renal cell carcinoma，HLRCC）最早于 2001 年 Launonen 等报道，由延胡索酸水合酶（fumarate hydratase，*FH*）基因突变导致的一种罕见常染色体显性遗传病。本病多发于年轻女性，患者易并发皮肤平滑肌瘤、多发性 / 早发性子宫肌瘤以及早期发生的肾脏肿瘤。肾肿瘤多为单侧、单发病灶，镜下呈多种形态学结构混合存在，其中以乳头状结构最为常见，常具有丰富的嗜酸性胞质，核大且核仁明显。CT 表现多为囊实性肿块，强化多不均匀，皮质期病灶强化程度低于正常肾皮质，实性病灶直径多数 ≥ 1cm，且强化后 CT 值 > 20HU。由于病灶可能为等回声，超声通常不作为肿瘤筛查的首选方法。临床上这类肿瘤具有早期广泛转移倾向，即使小的肿瘤也可发生转移，预后较差。最初 WHO 肾脏肿瘤分类中将其作为 Ⅱ 型乳头状肾细胞癌的遗传性亚型，但由于对其独特的临床和病理特征的认识，2016 版 WHO 肾脏肿瘤分类将其定义为肾细胞肿瘤新增类型（编号 8311/3）。

第一节 | 流行病学、遗传学特点和发病机制

HLRCC 是一种罕见的遗传性肾癌综合征，人群发病率约 1/200 000 ~ 1/100 000。研究发现，HLRCC 患者中，皮肤平滑肌瘤症状出现的平均年龄为 25 岁，子宫肌瘤检出的平均年龄为 31 岁。患皮肤平滑肌瘤的患者中，40% 仅有微小的皮肤表现，容易被忽视。HLRCC 相关肾细胞癌的平均发病年龄是 41 ~ 46 岁。文献报道，HLRCC 患者中约有 75% 患有皮肤平滑肌瘤，约 80% ~ 90% 患有子宫肌瘤。HLRCC 患者肾细胞癌患病率在各个研究中存在较大差异，约为 2% ~ 43%。在北美和法国队列中，14% ~ 18% 的 HLRCC 患者存在肾细胞癌，而在荷兰的一项研究中，其发病率只有 3%。因此，由于皮肤和子宫平滑肌肌瘤的外显率存在较大差异，部分患者在首诊时可能仅以单纯性肾脏占位就诊，而临床医生对于该类罕见遗传综合征的诊疗意识相对缺乏。因此，对于缺乏相关外显性表现的患者，尤其是男性患者，往往更易出现漏诊。

HLRCC 是由 *FH* 基因发生胚系致病突变引起的。*FH* 基因位于染色体 1q42.3-q43 上，由 10 个外显子组成，编码含 511 个氨基酸的多肽，在物种间呈高度保守，1q32 和 1q42-44 杂合性缺失高发。Tow 和 Wei 等学者分别检测到 HLRCC 家族 89% 和 93% 存在 *FH* 胚系突变，未检测到 *FH* 突变的 HLRCC 患者则可能存在启动子区、内含子区或较小的结构变异。*FH* 基因编码产物为延胡索酸水合酶，在哺乳动物存在两种亚型，分别位于线粒体和细胞质。两种亚型在不同细胞中的活性不同，具体原因不明。*FH* 基因的突变不影响延胡索酸水合酶亚细胞分布，突变类型与延胡索酸水合酶活性的关系有待研究。

迄今为止，在莱顿开放变异数据库中，有 120 个潜在致病性 *FH* 突变被报道。Sanger 测序和多重连接依赖性探针扩增能够检测 *FH* 基因的插入 / 缺失、移码、无义、错义和剪接位点突变以及大片段缺失，从而将突变检测率提高到近 90%。在北美队列 56 个家系中的 18 个患者和英国队列中的 45 个家系中的 14 个患者中，观察到明显的 Arg190（Arg190His，Arg190Leu，Arg190Cys）突变"热点"。由于 FH 是一种四聚体蛋白，来自胚系 *FH* 错义突变导致患者的肾癌细胞中 FH 表达活性非常低，可能是由于 *FH* 错义突变蛋白阻止了 FH 四聚体的形成。

FH 双等位基因失活是 HLRCC 相关肿瘤细胞的遗传学特征。*FH* 基因缺陷由一个等位基因的胚系突变和另一个等位基因的体细胞突变共同导致，二者均为功能丧失性突变。*FH* 等位基因的失活导致肾肿瘤、皮肤和子宫平滑肌瘤中延胡索酸水合酶的活性丧失，从而抑制延胡索酸转化为苹果酸并导致延胡索酸盐积累。有研究表明，升高的延胡索酸盐可以作为 FH 缺陷型肾癌中的促癌因子起作用。FH 活性丧失导致延胡索酸盐积累，其从线粒体转运到细胞质。在细胞质中，升高的延胡索酸可竞争性地抑制缺氧诱导因子（hypoxia inducible factor，HIF）脯氨酸羟化酶的功能，导致 HIF 积累。随着 HIF-1α 水平的增加，HIF 靶基因（如 *VEGF* 和 *GLUT1*）被转录激活，为这些葡萄糖依赖性 FH 缺陷肿瘤提供丰富的血管系统和葡萄糖转运。此外，延胡索酸盐具有亲电特性，可以与半胱氨酸的巯基部分发生琥珀酸化反应，从而改变多种蛋白质的活性。KEAP1 其中关键的蛋白分子，其为基于 cullin 3（CUL3）的 E3 泛素连接酶复合物的底物识别亚基，可通过靶向核因子 NF-E2 相关因子（Nrf2），介导 Nrf2 在蛋白酶体中的降解。Nrf2 通过转录上调其启动子中含有抗氧化剂反应元件的靶基因，驱动细胞对亲电和氧化应激的适应性反应。在缺乏亲电分子的情况下，KEAP1 可以使 CUL3 与 Nrf2 结合，并靶向它以进行泛素介导的降解。作为亲电试剂，延胡索酸则可琥珀酸化 KEAP1 分子的半胱氨酸残基，导致构象变化，阻止 KEAP1-Nrf2 结合，降低 Nrf2 的泛素化降解，导致 Nrf2 的稳定和积累，继而激活 Nrf2 调控的抗氧化通路。此外，延胡索酸还可直接与 ROS 活性氧清除酶 GPX1 结合，通过上调 ABL1 表达，活化 Nrf2 通路。上调的 ABL1 亦可直接活化 mTOR–HIF1α 通路，增强肿瘤的缺氧表型。上述机制为针对 HLRCC 的抗血管生成、mTOR 抑制剂和糖酵解通路抑制剂的单药或联合用药方案提供了重要的理论依据。

与此同时，细胞内过多的延胡索酸还可能通过抑制 TET 蛋白催化 DNA 去甲基化过程，介导肿瘤细胞出现 CpG 相关超甲基化的表型（CpG island methylator phenotype，CIMP），并且通过表观调控，介导 miR-200 家族的表达上调，促进肿瘤的上皮间质转化过程，增强肿瘤的侵袭和转移能力。同时过多的延胡索酸还可抑制组蛋白相关的甲基化酶（KDMs），引起组蛋白抑制分子 H3K27me3 的异常表达，导致肿瘤细胞内同源重组的

DNA损伤修复通路缺陷，介导合成致死的表型。此外，四川大学华西医院的最新研究表明，过多的延胡索酸还可能参与肿瘤细胞的免疫微环境重塑，通过上调PD-L1等免疫检查点抑制分子的表达，介导FH缺陷性肿瘤细胞的免疫逃逸。上述机制为研发针对HLRCC相关肾癌靶向和免疫治疗提供了更多方向。

总之，当肿瘤细胞出现 FH 基因功能缺失性突变而导致延胡索酸水合酶活性降低时，线粒体内的延胡索酸盐开始不断堆积，一方面，损害PHD的功能，从而导致HIF-1α水平升高，激活下游相关因子转录，促进肿瘤的无氧代谢和新生血管生成；另一方面，通过抑制表观遗传调控的关键酶类（TET和KDMs），介导肿瘤细胞甲基化模式改变和DNA损伤修复通路缺陷，参与肿瘤的演进过程。然后，HLRCC发生的确切机制仍需进一步明确，并且亟待在来源于患者的组织标本中进行验证。

第二节 | 遗传性平滑肌瘤病和肾细胞癌相关的平滑肌瘤病

最初临床医生将同时患有皮肤平滑肌瘤和子宫平滑肌瘤的疾病称为Reed's病。随后，国外学者确定了多个皮肤和子宫平滑肌瘤综合征家族（OMIM 150800），并在名称上将肾脏肿瘤与皮肤、子宫平滑肌瘤区分，将其更名为HLRCC。HLRCC最常见的表现是皮肤平滑肌瘤，占76%~100%。患者躯干和四肢上呈现多个坚硬的肉色结节（10个~大于100个，大小0.4~2.5mm），有时呈节段状，通常有症状，表现出疼痛和感觉异常。

皮肤平滑肌瘤患者中有很大比例出现子宫平滑肌瘤（子宫肌瘤）。患者可出现多个子宫肌瘤（甚至多达20个），大小为1.5~10cm。症状包括月经不调、月经过多和疼痛，并且发病通常较早（中位年龄28~32岁）。在一项研究中，68%的女性HLRCC患者需要在40岁之前进行子宫肌瘤切除术或子宫切除术，其中一半女性在30岁以前行子宫切除术或子宫肌瘤切除术。尽管HLRCC患者中有罕见的恶性子宫平滑肌肉瘤报道，但目前关于这些病变是否真正是平滑肌肉瘤还是HLRCC患者常见的"非典型组织"仍存在争议。组织学上，子宫平滑肌瘤存在单核细胞或多核细胞、核周围有桔黄色突出的核仁是其特征。

HLRCC患者的治疗需要皮肤科医师、妇科医师和泌尿科肿瘤专家的多学科协作。遗传咨询对于有HLRCC家族史的患者来说非常重要，尤其是无症状的高危家庭成员，建议早期进行监测。

皮肤平滑肌瘤和平滑肌肉瘤不仅会影响美观，而且经常引起患者不适和疼痛，会干扰患者的日常活动。孤立性平滑肌瘤可通过手术切除治疗，然而较大面积的多个病变可能难以切除。术后50%的患者可能会复发。对于由其引起的疼痛等不适症状，可以应用药物缓解症状，如硝苯地平、多沙唑嗪、苯氧苄胺、莨菪碱、氢溴酸和硝酸甘油。

早发型（<40岁）、有症状的子宫平滑肌瘤（子宫肌瘤）是HLRCC高度侵袭性的表现，与 FH 突变阴性的患者相比，年轻时进行手术治疗的概率增加。建议每年进行一次妇科咨询评估子宫肌瘤的严重程度。如果子宫肌瘤较大、数量较多，可推荐行子宫切除术，否则优选子宫肌瘤切除术。

第三节 ｜ 遗传性平滑肌瘤病和肾细胞癌相关的肾肿瘤

一、病理特征

（一）HLRCC 肾癌的形态学特征

HLRCC 相关的肾癌最初被描述为乳头状肾癌或少见的集合管癌（collecting duct carcinoma，CDC）。所有肿瘤均呈现混合成分，包括小管乳头状、实性和囊性成分（图10-1）。在 HLRCC 肾癌的管状细胞区域中，有时可见突出的核仁，研究报道其可呈肉瘤样生长（图10-2）。HLRCC 肾癌很少为完全囊性。一项研究比较了24个已知的 FH 基因突变携带者的肾肿瘤和12个野生型 FH 基因患者的 II 型乳头状肾细胞癌，结果显示，与后者相比较，前者在同一肿瘤内有多种结构（包括乳头状、小管乳头状、小管囊状、肉瘤状和横纹样）。核周晕为 HLRCC 肾癌特异表现（图10-3），未受累肾脏可出现由嗜酸性细胞覆盖的囊肿。

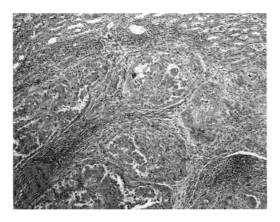

图 10-1 乳头很厚，被富含嗜酸性
细胞质的细胞覆盖

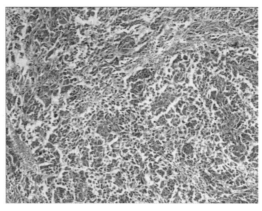

图 10-2 肾细胞癌伴肉瘤样结构

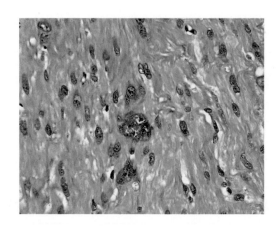

图 10-3　较高的放大倍数显示细胞核大，嗜酸性核仁和明显的核周晕

（二）免疫组化标记

与 HLRCC 肾癌诊断高度相关的两种免疫组化生物标志物是延胡索酸水合酶（FH）和 S-（2-琥珀酰）-半胱氨酸（2SC）。*FH* 基因突变导致肿瘤细胞内的延胡索酸水合酶表达的缺失，从而生成高水平的延胡索酸盐导致细胞蛋白质的异常琥珀酸化，这种稳定的化学修饰可用 2SC 抗体检测。肿瘤细胞的细胞质和细胞核通常表现出 2SC 阳性染色，在正常肾实质中染色呈阴性。FH-/2SC+ 的肾癌应高度怀疑 HLRCC，需要进一步结合临床和基因检测结果进行确诊。

虽然，具有 FH-/2SC+ 免疫表型的肾肿瘤与 *FH* 基因胚系突变具有强烈的相关性，*FH* 基因突变并非均能通过免疫组化检测到 FH 蛋白缺失。小部分 HLRCC 肾癌患者，肿瘤内可能出现 FH 表达。这可能是 *FH* 基因错义突变的肿瘤存在 FH 蛋白表达，从而产生蛋白质-抗体相互作用的结果。

二、临床影像表现

肾肿瘤发病早（10 ~ 44 岁），表现为 Ⅱ 型乳头状肾细胞癌的特征，主要为单侧、单发肾脏占位。HLRCC 肾肿瘤 CT 表现为实性或囊性肿块，强化多不均匀，皮质期病灶强化程度低于正常肾皮质，实性病灶直径多数 ≥ 1cm，且强化后 CT 值大于 20HU（图 10-4）。肾肿瘤具有侵袭性，即使很小也可转移。四川大学华西医院超过 50 例病例的数据显示，国人 HLRCC 肿瘤的影像学征象多呈现为囊实性变，HLRCC 患者具有特殊的转移模式，多数患者以淋巴结和骨转移为主，肺转移比例仅约 10%。

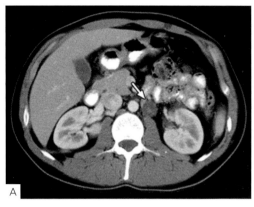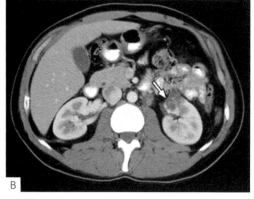

图 10-4 HLRCC 肾肿瘤

A. 腹主动脉旁结节；B. 左肾肿瘤

三、诊断标准

临床诊断 HLRCC 的主要标准为：多处皮肤病变存在，其中至少一处组织学证实为平滑肌瘤。

HLRCC 可疑的标准包括：

（1）孤立性皮肤平滑肌瘤和 HLRCC 家族史。

（2）Ⅱ型乳头状结构的早发性肾肿瘤。

（3）在女性中，多发早发子宫平滑肌瘤。

FH 基因存在胚系突变，HLRCC 可明确诊断。

具有 HLRCC 临床表现或具有 HLRCC 家族史的任何个体均应进行 *FH* 基因的检测，以确定是否存在 *FH* 基因的胚系突变，但要警惕 *FH* 大片段缺失的可能性。据报道在 11 岁以下的儿童中，即使小肿瘤也可以出现转移，推荐家长对可疑儿童应积极行基因检测以及时诊断。阳性的 *FH* 胚系突变结果可以证实诊断，而阴性 *FH* 胚系突变结果（在具有已知胚系突变的家族患者中）可以不需要终身监测。在没有已知家族性突变的高危患者中，阴性胚系 *FH* 突变结果并不能完全排除 HLRCC 的可能性。在美国国立癌症研究所发现已知表型的 HLRCC 家族中，*FH* 基因胚系突变阳性的百分比大于 95% 而不是 100%。

四、治疗

本部分重点分析 HLRCC 相关肾癌的治疗。

（一）HLRCC 肾癌的外科治疗

二十余年前，局限性肾细胞癌治疗的标准仍然是根治性肾切除术。目前保留肾单位手术则通常被推荐为体积较小肾肿瘤的标准治疗方式。然而 HLRCC 往往具有高度恶性的生物学特性，即使原发肿瘤较小也可能发生早期的远处转移。因此，不推荐对肿瘤直径<3cm 的患者进行积极主动监测。Laura Schmidt 等提出优选开放性肾部分切除术，并保证手术切缘充分，同时行腹膜后淋巴结清扫术。如果术前评估肾部分切除术不能达到治疗效果，建议行根治性肾切除手术。对于 HLRCC 的肾癌患者，不推荐射频消融和冷冻治疗。

（二）HLRCC 转移性肾癌的全身治疗

目前，针对 HLRCC 相关性肾细胞癌暂无标准治疗方案。早在 2001 年，Yamasaki 等报道了一名患有 HLRCC 和转移性 II 型乳头状肾癌的 24 岁女性病例，最初使用 mTOR 抑制剂治疗，5 个月后疾病进展。鉴于抑制肿瘤中的糖酵解可能对具有 TCA 循环缺陷的肿瘤细胞有效，研究者使用糖酵解抑制剂 "2DG（2- 脱氧 -D- 葡萄糖）"，但没有取得效果。此后，少量单中心回顾性研究提示，贝伐珠单抗和厄洛替尼的联合方案对部分转移性 HLRCC 患者可取得一定疗效。上述研究为开展针对转移性 HLRCC 的联合治疗提供了临床依据。2020 年年初，针对 VEGF 和 EGFR 为靶点开展的贝伐珠单抗联合厄洛替尼治疗晚期 HLRCC 相关肾癌和散发性乳头状肾癌的 2 期临床研究公布了其最终结果。研究结果提示：该类联合治疗方案对转移性 HLRCC 的疗效良好，中位 ORR 达 72.1%，中位 PFS 达 21.1 个月。但需要注意的是，该类联合治疗给患者带了较为严重的不良反应，不良反应发生率为 100%，且 3 级及以上不良反应发生率接近 50%。并且，该研究历时 11 年完成，且为单中心研究，对遗传性肾肿瘤临床治疗疗效评估可能因地域因素受到限制，因此其结果仍有待进一步验证。同年，来至法国团队的多中心回顾性研究则表明，在真实世界中，贝伐珠单抗联合厄洛替尼的治疗方案对转移性 HLRCC 的疗效仍有限，新型的多靶点 TKIs 药物卡博替尼则能给该类患者带来更长的 PFS。而来至四川大学华西医院的数据表明，免疫检查点抑制剂联合 TKI 相比单药 TKI 能更显著改善患者的预后，且患者对联合治疗方案的耐受良好，患者中位 PFS 达 13.5 个月，中位 OS 未达到。但上述研究仍主要基于回顾性研究，针对 HLRCC 相关肾细胞癌免疫检查点抑制剂联合 TKI 的临床试验已经启动。我们也期待更多得前瞻性临床研究进一步探索和验证针对 HLRCC 患者的最佳治疗方案。

五、预后和随访

临床上，HLRCC 具有早期广泛转移倾向，即使小的肿瘤也可发生转移，患者预后通常较差。因此，建议 HLRCC 患有在根治性手术后进行定期监测，每年行腹部增强 CT 或 MRI 检查。对于 *FH* 突变阳性儿童，建议从 11 岁开始进行定期影像学评估（MRI 检查）。

第四节 | 总结和展望

目前，对 HLRCC 的发病机制和基因组学特征仍有待探索，因此，针对 HLRCC 的标准治疗方案，仍待研究。HLRCC 综合征相关性皮肤平滑肌瘤、子宫肌瘤具有早发的特点，现有治疗方案能有效缓解两者的临床症状；肾细胞癌侵袭性强，局限性肿瘤建议尽早行根治性手术，减低肿瘤转移风险。针对转移性肿瘤，现有的治疗方案尚存在较大争议。根据国内外的研究报道优先可考虑进行贝伐珠单抗联合厄洛替尼或免疫检查点抑制剂联合 TKI 的联合治疗方案。由于 HLRCC 本身的人群发病率低，开展多中心的临床研究难度较高。因此，亟待各国、各地区的临床医生和研究人员合力，共同探索针对该类罕见但高度恶性的肾癌遗传综合性的最佳治疗方案。

（刘圣杰　孙光曦　曾　浩）

编者

刘圣杰
北京医院
北京市东城区东单大华路 1 号
邮编：100730
E-mail：liushengjie0412@163.com

孙光曦
四川大学华西医院
四川省成都市国学巷 37 号
邮编：610041
E-mail：sungx077@126.com

曾浩
四川大学华西医院
四川省成都市国学巷 37 号
邮编：610041
E-mail：kucaizeng@163.com

专家述评

　　遗传性平滑肌瘤病相关性肾细胞癌是由延胡索酸水合酶（fumarate hydratase，*FH*）基因突变导致的一种罕见的常染色体显性遗传病，属于遗传性肾癌综合征的一种类型。在 2016 版 WHO 肾脏肿瘤分类中，HLRCC 已成为一种独立的肾细胞癌病理类型。该病的临床诊断主要依靠多发的皮肤平滑肌瘤、女性早发性多发的子宫肌瘤及早发的非透明细胞癌。胚系 *FH* 基因突变检测对该病的诊断具有重要意义。研究表明与遗传性肾癌中常见的 VHL 肾癌相比，HLRCC 肾癌具有高度的侵袭性，多数患者在发现时多为Ⅲ-Ⅳ期肿瘤，预后非常差。对于早期的 HLRCC 在治疗上推荐宽切缘的肾脏部分切除术及根治性肾切除术；对于晚期患者，目前常用的靶向药物索坦等治疗效果欠佳，2020 年版 NCCN 指南推荐贝伐珠单抗联合厄洛替尼作为其治疗的首选方案；同时新的治疗方案（如 PARP 抑制剂和免疫检查点抑制分子应用）也在研究中。自从 2001 年由 Launonen 等首先报道 HLRCC 以来，国际上已有超过 200 个潜在致病性 *FH* 突变被报道；但国内尚鲜有关于该病的研究报道。分析原因可能与该病发病率较低、临床医生对该病的认识缺乏，及皮肤科、妇科、泌尿外科的协作不够有关。本章系统地介绍了 HLRCC 的流行病学遗传学特点、发病机制、诊断标准、治疗方案，对于临床医生认识该病、及时诊断该病、为患者提供精准的治疗方案具有重要意义。

（张　进）

述评专家信息

张进

上海交通大学医学院附属仁济医院

上海市黄浦区山东中路 145 号

邮编：200240

E-mail：med-zhangjin@vip.sina.com

第十一章

Birt-Hogg-Dubé（BHD）
综合征

Birt-Hogg-Dubé（BHD）综合征（OMIM #135150）是一种罕见的常染色体显性遗传综合征，其病变涉及多个器官，常见的临床表现包括皮肤多发良性纤维瘤、肾脏和肺脏囊肿及肾脏肿瘤，其中肾肿瘤的病理类型多为嗜酸细胞瘤或嫌色细胞癌。

1977 年，Birt、Hogg 和 Dubé 三人描述了一个加拿大家族中 15 名成员出现的皮肤病变，患者平均发病年龄约 25 岁，在面部、颈部及上半身出现相似的小而白的丘状皮肤病损，他们将其命名为"遗传性毛囊错构瘤（hereditary pilar hamartoma）"。组织学上，这些皮肤病变为纤维滤泡瘤，由特殊的结缔组织围绕着一个异常的毛囊形成。在此之前，Hornstein 和 Knickenberg 曾报道在一个小家系的两代成员中出现一种滤泡周围纤维瘤样皮肤病，这是一种在临床和组织学上与纤维毛囊瘤（fibrofolliculoma）相同的疾病。这些皮肤病损以常染色体显性方式遗传，这种遗传疾病随后被命名为 Birt-Hogg-Dubé（BHD）综合征。十多年后发表的文章提出，BHD 综合征患者可患有与皮肤病变并发的多发性肺囊肿，导致自发性气胸频率增加。1993 年报道一名 BHD 综合征患者患有双侧多灶性肾脏嫌色细胞癌，几年后，美国国家癌症研究所（National Cancer Institute，NCI）研究发现 3 个肾癌家族成员中同时患有肾肿瘤和纤维毛囊瘤。随后的研究通过比对 111 名 BHD 患者和 112 名未受影响家庭成员肾肿瘤的危险因素，证实肾肿瘤是 BHD 综合征的临床表现之一。2001 年，Nickerson 等研究发现 BHD 综合征的相关基因 FLCN 定位于常染色体 17p11.2，最终 FLCN 基因的缺失或变异被确定为 BHD 综合征的遗传学病因。

FLCN 蛋白与很多分子通路的活性相关，其结合蛋白包括 FNIP1、FNIP2 和 AMPK，其中 AMPK 是 mTOR 的负调节因子。目前，外科干预是 BHD 综合征相关肾肿瘤的最主要方法，对于无法手术患者可给予靶向药物治疗，但药物治疗效果尚不完全明确。对 FLCN 基因通路的进一步了解有助于研发针对 BHD 综合征有效的靶向药物或其他系统治疗方法。

第一节｜BHD 综合征致病基因及相关蛋白

一、*FLCN*（Folliculin）基因的结构和功能

FLCN 基因定位于常染色体 17p11.2，含有 14 个外显子，编码含有 579 个氨基酸残基的 FLCN 蛋白。*FLCN* 基因的具体功能尚未完全明确，*FLCN* 基因的缺失突变可以引起双侧多发的肾细胞肿瘤，其病理组织学类型包括嗜酸细胞瘤、嫌色细胞癌、透明细胞癌或者多种类型混合的肿瘤。*FLCN* 是一种在进化中保守的基因，在酵母、果蝇、大鼠、犬、牛等动物中都发现了 *FLCN* 的同源基因。比对人和果蝇 *FLCN* 序列后发现，*DBHD*（果蝇的

FLCN）与 *FLCN* 的氨基酸序列同源性高达 76%，*DBHD* 编码的蛋白含 460 个氨基酸，其中 30% 与人 FLCN 一致；还有 46% 与人 FLCN 相似，说明 FLCN 在果蝇和人的功能可能是保守的。另外，在单细胞生物酵母中也发现了 *FLCN* 的同源基因，这说明 FLCN 的功能可能涉及某些基本的细胞活动，而非多细胞生物所独有。

FLCN 基因是一种抑癌基因，在正常情况下阻止细胞不可控生长或分裂。FLCN 可能通过稳定细胞骨架结构从而帮助细胞维持正常形态、大小和细胞运动功能；或者与细胞的内吞、噬菌作用相关；并可能在细胞 - 细胞间连接或细胞 - 细胞间相互作用方面起到重要作用。另外，在肺脏中，FLCN 还可能在损伤后修复过程中发挥重要功能。最近的研究表明，FLCN 通过细胞代谢中 mTOR 信号调控（哺乳动物西罗莫司靶蛋白）参与线粒体通路和 / 或氧化磷酸化而实现对细胞生长和增殖的调控。另有研究发现，FLCN 可以与 FLCN 结合蛋白（FNIP1、FNIP2）和 AMP 激活的蛋白激酶（AMPK）蛋白相互作用。这是在 mTOR 通路上游的一种调节蛋白，它可以感知细胞物质代谢过程中的多个环节而维持细胞能量供求平衡，并通过调节下游 mTOR 信号通路的活性影响细胞内蛋白的转录、翻译等过程，从而维持细胞正常生理功能。目前已知引起癌症的 FLCN 蛋白突变最易发生在羧基末端的蛋白截断体。FLCN 蛋白的 C 末端已被证明是与 FNIP1 结合的区域，可能会影响 mTOR 信号通路。

对大量 BHD 综合征家族的基因型分析表明，这些家族中的患病成员存在 *FLCN* 基因的缺失或突变。已有的一些实验数据表明，*FLCN* 基因突变可引发双侧肾细胞癌，提示其可能作为一种肿瘤抑制因子发挥作用，并能够在控制细胞正常生长和分裂过程中发挥作用。UOK257 细胞是目前唯一源自 BHD 综合征患者的肾癌细胞系，该细胞 FLCN 蛋白的表达缺失，被广泛用于 BHD 综合征及 *FLCN* 基因的相关研究。在裸鼠皮下注射 UOK257 细胞可以在 4 个月左右长成肿瘤，而在 UOK257 细胞中转染野生型 *FLCN* 后可以显著降低注射后肿瘤的发生率，这进一步证实了 *FLCN* 作为抑癌基因的作用。

Knudson 的二次突变假说认为，遗传性肿瘤家族连续传递时，已经携带了一个生殖细胞系的突变，此时若在体细胞内再发生一次体细胞突变，即产生肿瘤，这种事件较易发生，所以发病年龄较早。肿瘤的遗传易感性可能源于一个肿瘤抑制基因的杂合突变，例如 *FLCN* 基因，即一次突变；但是一次突变并不足以引起肿瘤发生，只有当体细胞中野生型等位基因同时突变失活，即二次突变时，才能最终诱发肿瘤。在 BHD 相关的肾肿瘤中，体细胞染色体 17p11.2 位点区野生型的 *FLCN* 发生突变而失去杂合性，与二次突变假说相符，同时说明 *FLCN* 是一个抑癌基因。不过，也有证据表明 FLCN 不是一个典型的肿瘤抑制蛋白：一项研究表明在 5 个 BHD 综合征患者的纤维毛囊瘤中并没有发现体细胞突变及杂合性丢失的现象；一项关于犬 BHD 综合征的研究也发现 *FLCN* 基因二次突变出现在肾肿瘤中，但是皮肤结节中并没有发生，可能说明 *FLCN* 单基因突变足以引起皮肤病损的生长。

BHD 综合征中的错义突变，通常发生在第 508 位的赖氨酸，这个位置的赖氨酸在无脊椎动物和脊椎动物的同源基因之间是保守的，表明它在蛋白质功能维持中发挥重要作用。类似 BHD 综合征相关疾病已在狗、大鼠、小鼠、果蝇中发现。在德国牧羊犬中发现犬 *FLCN* 基因错义突变导致和人 BHD 综合征肾癌相似的表型，肾肿瘤的 *FLCN* 突变可能为杂合性缺失。雌性德国牧羊犬 *FLCN* 基因突变也容易出现子宫肌瘤。*FLCN* 基因敲除小鼠模型已用于 BHD 综合征相关肾癌的研究，出生三周的动物模型已出现肾囊肿和肿瘤，并会进而导致肾衰竭。

在遗传学上，*FLCN* 基因是 BHD 综合征中唯一确认的相关基因，在家族基因分析中可以发现约 45% 的患者存在该基因的插入型或截断型突变体，从而导致 FLCN 蛋白出现移码突变或重要结构域缺失，使其蛋白功能丧失。*FLCN* 有 14 个外显子，基因位于 17 号染色体短臂，第 11 外显子为胞嘧啶富集区，突变率高。在这一区域最常见的突变是胞嘧啶残基的插入或缺失。突变的 *FLCN* 经常是无义突变或移码突变，导致蛋白质产物在羧基末端截断。

目前国际上两个关于 *FLCN* 序列突变的数据库，均由莱顿开源变异数据库（LOVD）管理，用于整合所有已知的 *FLCN* 基因突变，可以供研究人员提交鉴定出的 *FLCN* 突变信息。其中，*FLCN* 基因序列变异数据库（Folliculin Sequence Variation Database，FSVD https://www.europeanbhdconsortium.eu/）由伯明翰大学 Derek Lim 博士创建，目前收录的突变位点信息涵盖了编码 FLCN 的所有外显子；另一个数据库为 *FLCN* 基因突变数据库（The Folliculin Mutation Database，http://www.skingenedatabase.com）。这些突变数据将有助于科研人员分析 *FLCN* 基因突变的趋势和规律，从而帮助人们进一步研究和揭示 BHD 综合征的发生原因和规律。

二、FLCN 蛋白

FLCN 基因编码含有 579 个氨基酸的 FLCN 蛋白，分子量约 64kDa。该蛋白在不同物种中高度保守，可以在多种人体组织中发现其表达，包括人体脑组织、心脏、胎盘、睾丸、肺脏、皮肤和肾脏，但其功能目前还不完全清楚。

对 FLCN 氨基酸一级序列的分析表明，其包含一段 N 端疏水序列、一个 N 端糖基化位点、一个富含谷氨酸的卷曲螺旋和三个酰基化位点。2012 年，科学家通过 X 射线晶体研究技术揭示了 FLCN 的 C 端域结构，发现其在结构上与 DENN（differentially expressed in normal and neoplastic cells）结构域非常相似。而一些具有 DENN 结构域的蛋白可以作为 Rab 蛋白的鸟苷酸交换因子（GEFs）参与细胞内囊泡运输过程。因此推测 FLCN 可能在膜结构运输中发挥一定的作用。

在克隆了 *FLCN* 基因并鉴定了 BHD 家系的致病突变之后，进一步的研究致力于阐明 FLCN 蛋白的功能，以更好地了解 FLCN 功能丧失如何导致肾肿瘤、纤维毛囊瘤和肺囊肿产生。第一个蛋白质 - 蛋白质相互作用研究发现了一种新的 FLCN 作用蛋白，FNIP1（folliculin-interacting protein 1），它与 FLCN 的羧基末端及 5'-AMP 活化蛋白激酶（AMPK，一种能监测细胞能量状态的重要的能量感应酶）相互作用，负向调控 mTOR 信号通路，从而调控蛋白质合成和细胞生长。

通过对 FNIP1 同源蛋白的生物信息学搜索，确定了第二种 FLCN 相互作用蛋白 FNIP2（folliculin-interacting protein 2），也称为 FNIPL 或 MAPO1。FNIP2 与 FNIP1 具有 49% 的同源性，与 FNIP1 一样可与 FLCN 的羧基末端结合并与 AMPK 相互作用。FNIP1、FNIP2 和 FLCN 可以形成同二倍体和异二倍体，这表明 FNIP1 和 FNIP2 可能与 FLCN 协同或单独作用。不同组织表达 FNIP1 和 FNIP2 的比例不同，它们在某些组织中的功能可能是独立的，但 FNIP1 和 FNIP2 在肾脏中的表达相似，表明可能存在功能冗余：有研究显示 FNIP1/FNIP2 双敲除小鼠出现增大的多囊肾，而 FNIP1 杂合子 /FNIP2 纯合子敲除小鼠出现肾肿瘤，而单独敲除 FNIP1 或 FNIP2 的小鼠中未出现肾脏疾病，推测 FNIP1 和 FNIP2 在肾脏中的有相同的生长支持功能。

第二节 │ BHD 综合征相关功能通路

一、对 AKT-mTOR 通路的调节

通过对 FLCN 表达缺乏的动物模型研究，初步明确了 FLCN 的初步功能。在使用 Cre–Lox 技术的小鼠模型中，肾脏中特异性灭活 FLCN 产生了导致肾衰竭和寿命缩短的多囊性肾脏表型，并显示了囊性肾脏中 AKT（RACα 丝氨酸 / 苏氨酸蛋白激酶）–mTOR 途径的激活。用 mTOR 抑制剂西罗莫司治疗后，这种表型明显降低。敲除 *FLCN* 表达的小鼠发生迟发性实性肾肿瘤，其组织学形态与人类 BHD 相关肾脏肿瘤相似。FLCN+/– 小鼠肿瘤和来自 BHD 患者的肾肿瘤显示活化的 AKT、mTOR 复合物 1（mTORC1）和 mTOR 复合物 2（mTORC2），支持 FLCN 下调 AKT–mTOR 通路。另一项研究表明，体外 *FLCN* 敲除细胞系和酵母细胞、*FLCN* 杂合子小鼠模型及人体 BHD 肾肿瘤中都观察到 mTOR 活性降低。在另一个 *FLCN* 杂合子模型中，同时观察到 mTOR 激活（大的肾囊肿中磷酸化 S6 核糖体蛋白水平升高）和 mTOR 失活（小的肾囊肿中磷酸化 S6 核糖体蛋白水平降低）。

在这些体外和体内中出现的相互矛盾的结果可推断出一种假设，即 FLCN 缺陷对 mTOR 激活或抑制的影响可能取决于其发生的细胞类型或环境。

二、通过 Rags 激活 mTOR 通路

mTORC1 是细胞生长的主要调节因子，能够感知细胞的能量和营养需求，从而调节细胞的合成和分解过程。新的研究表明，mTORC1 通过一个多聚体蛋白复合物感知、并被溶酶体表面的氨基酸激活，该复合物包括与 RAS 相关的 GTP 结合 GTPases 家族（RagA/B and RagC/D），其结合核苷酸状态（GDP/GTP）决定了 mTOR 的聚集。一项研究发现 FNIP1/2 复合物中，FLCN 作为 RagC/D 的 GTP 酶激活蛋白（GAP）发挥了作用。RagC/D 的 GDP 负载促进了与溶酶体结合的 mTORC1。另一项研究证据也支持 FLCN 在溶酶体表面氨基酸依赖性 mTORC1 激活中的作用，但其机制有所不同。FLCN 与 FNIP1 作用，作为 RagA 的鸟嘌呤交换因子（GEF）（并可预测 RagB），这导致了 RagA/B 与 GTP 结合和 mTOR 的招募和激活。近年来，FLCN 羧基末端的晶体结构得到了明确，并发现其与正常细胞和肿瘤蛋白的差异表达有联系，这些蛋白具有 RAB-GEF 功能。一项体外研究证明 FLCN 对另一个 RAB GTPase，RAB35 有 GEF 活性。总之，这些研究为 FLCN 通过 RAS 相关 GTPases 促进溶酶体表面 mTOR 活化提供了强有力的支持。但尚需要进行更多的研究，以明确 FLCN–FNIP 复合体调节 mTOR 信号的机制细节。

三、调节 TFE3/TFEB 转录活性

有研究表明 FLCN 能调控转录因子 E3（basic-helix-loop-helix transcription factor E3，TFE3）的转录活性，该因子是 MiT 家族的一员，表明 TFE3 被 FLCN 隔离在细胞质中，但在 FLCN 表达缺失的细胞中，TFE3 转移到细胞核并具有转录活性。这些结果表明在一些 FLCN 表达缺乏的肾肿瘤和细胞系中，TFE3 核定位与 TFE3 磷酸化降低和活性增加相关。进一步详细研究了 FLCN 促进 TFE3 磷酸化的机制，在丝氨酸 211 处，MiT 家族成员转录因子 EB（TFEB）的 mTORC1 依赖性磷酸化触发了它与其他蛋白的相互作用，从而在溶酶体有效运作时阻止 TFEB 核聚积。在被 mTOR 招募到溶酶体进行氨基酸激活时，需要 FLCN 及其相互作用的蛋白 FNIP1，并且在 *FLCN* 敲除后，mTOR 依赖的 TFEB 磷酸化在丝氨酸 211 处减少，TFEB 的核定位增强。进而在一项干细胞研究中，对小鼠胚胎干细胞进行功能性筛选以确定从多能干细胞向细胞系分化退出所需的基因，进一步支持 FLCN 在控制 TFE3 转录活性中的作用：FLCN 与 FNIP1 和 FNIP2 结合，通过 TFE3 的细胞质隔离来驱动胚胎干细胞分化，从而抑制 TFE 靶基因的转录激活。这些结果支持 FLCN 通过这些转录因子磷酸化调节 TFE3 和 / 或 TFEB 转录活性。

四、调控 JAK/STAT 和 TGF-β 信号通路

在果蝇的相关研究中发现，FLCN 同源基因能够维持雄性生殖干细胞的生长，与 JAK/STAT 信号协同发挥作用。FLCN 还参与 TGF-β 信号通路调控。在体外异种移植和基因表达谱研究表明，FLCN 在 TGF-β 信号转导的调节中起重要作用，FLCN 可以通过 TGF-β 依赖的转录途径调控细胞凋亡。

五、调控 HIF 通路

缺氧诱导因子信号通路是细胞中另外一条非常重要的信号通路，调控细胞中很多参与血管生成、红细胞生成、细胞存活和迁移的基因。FLCN 可以影响 HIF 信号通路，在不表达 FLCN 的细胞中，HIF 信号通路活性上调，并显著提高代谢酶活性，从而大大促进细胞代谢（Warburg 效应，即有氧条件下癌细胞倾向于将葡萄糖代谢为乳酸）。BHD 综合征中 FLCN 的缺失能够导致线粒体功能异常，一些线粒体基因表达水平明显上升。在 BHD 患者切除的囊状肺组织中，*HIF-1α* 基因的表达水平显著上升，提示 FLCN 可能抑制 HIF 的表达。（图 11-1）

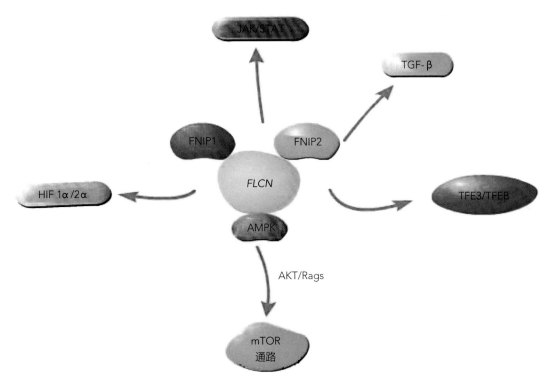

图 11-1　*FLCN* 相关功能通路

第三节 | BHD 综合征临床特点

BHD 综合征患者可能发生双侧、多灶性肾肿瘤。12%～34% 的 BHD 综合征患者出现肾肿瘤，平均发病年龄 46～52 岁，也有早至 20 岁左右发病的患者。与未遗传 BHD 综合征的兄弟姐妹相比，BHD 患者患肾肿瘤的风险要高出 7 倍。与其他遗传性肾癌综合征（如 VHL 综合征或遗传性乳头状肾癌）相比，BHD 相关性肾肿瘤可表现为多种组织学特征：最常见的肿瘤组织类型是具有嫌色细胞癌和嗜酸细胞瘤成分的混合型肿瘤（50%），此外，其他病理类型包括嫌色细胞癌（35%）、透明细胞癌（9%）和嗜酸细胞瘤（5%）。（图 11-2）

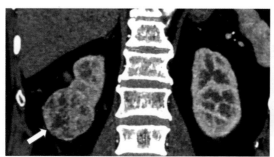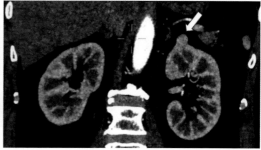

图 11-2　BHD 综合征相关肾肿瘤（箭头示肿瘤）

BHD 综合征患者双肾同时患有肿瘤，分次行双侧肾部分切除，术后病理提示右侧为透明细胞癌，左侧为嫌色细胞癌。

BHD 综合征患者肾脏的另一个特点是肾"嗜酸细胞增多（oncocytosis）"，病理特征是微小的嗜酸细胞聚集病灶，散布出现在正常的肾实质中，这些病灶可能为恶性肿瘤的前体病变。

相对于 VHL 综合征或遗传性乳头状肾癌综合征患者，BHD 综合征相关肾肿瘤的转移概率更低。一个包含 33 名 BHD 综合征患者的报道中，仅 4 名患者发生肾肿瘤转移，只有 1 名患者死亡且与肾肿瘤无关。但另一项包括 14 例 BHD 综合征患者的报道中，有 5 例相关肾肿瘤患者中发生转移，其中 4 例尽管进行了手术、放疗、化疗和/或免疫治疗，仍在诊断后 1 年内死亡。在转移导致患者死亡的 BHD 综合征患者病例中，主要的肾肿瘤组织学表现为更具侵袭性的透明细胞癌，而转移病例中病理提示为惰性的嫌色细胞癌和混合性肿瘤则表现为较长的生存期。

纤维毛囊瘤、毛盘瘤和毛周纤维瘤是 BHD 综合征的标志性皮肤病变，毛周纤维瘤在一般人群中经常出现，因此不能作为 BHD 的诊断依据。纤维毛囊瘤是 BHD 综合征最常见的皮肤表型特征（图11-3），发生在 85% 年龄大于 25 岁以上的 BHD 患者中。这些平滑、圆顶状、白色至肉色的丘疹直径为 2~4mm，可以单独出现，也可以出现多于 100 个聚集成斑块的丘疹。它们往往发生在面部、颈部、上半身，很少出现在耳垂或口腔黏膜上。纤维毛囊瘤多在青春期后发生，一般无疼痛或瘙痒等症状。

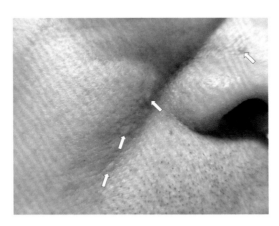

图 11-3　BHD 患者面部皮肤多发纤维毛囊瘤（箭头示）

BHD 综合征患者有发展成多发肺大疱 / 肺囊肿和自发性气胸的风险。双侧多发性肺囊肿是 BHD 综合征的典型表现，可在 70%~84% 的 BHD 综合征患者中检测到，其发生的中位年龄为 30~40 岁。与原发性、自发性气胸或肺气肿典型的肺尖部位囊肿相比，BHD 综合征相关的肺囊肿往往位于肺的基底和纵隔区域。肺囊肿的特点为形状不规则，有明显的边界、薄壁、CT 上无增强，大小和数量也各不相同。尽管存在肺囊肿，但 BHD 综合征患者的肺功能通常正常或仅表现为轻微的气道阻塞，但对于吸烟或曾经吸烟的 BHD 患者，囊性肺病可能更严重。在一项对 198 例 BHD 综合征患者的研究中，发现肺囊肿的存在与自发性气胸病史之间存在统计学上显著的相关性，BHD 综合征患者发生自发性气胸的风险（经过年龄调整后）是未受影响家系成员的 50 倍。大约 30% 的 BHD 综合征患者有自发性气胸病史，发病一般在 40 岁之前，最小年龄为 7 岁。

BHD 综合征患者其他临床表现包括：脂肪瘤（面部或躯干）、甲状旁腺腺瘤、甲状腺结节、甲状腺癌和腮腺嗜酸细胞瘤，但尚未明确这些临床表现是偶发还是 BHD 综合征相关的临床表型。曾有病例报告将结肠息肉和 / 或结直肠癌与 BHD 综合征联系起来，但是在美国国立卫生研究院对 111 名 BHD 患者进行的风险评估中，与未受影响的兄弟姐妹相比，BHD 患者出现结肠息肉和 / 或结直肠癌风险没有显著增加。

第四节 | 诊断与鉴别诊断

一、诊断

具有相同 *FLCN* 基因突变的同一家族不同成员或不同家族成员可出现不同的 BHD 综合征相关临床表现。个体或 BHD 家族成员同时出现皮肤、肺或肾脏疾病的组合时，提示患者可能患有 BHD 综合征（表 11-1），建议行基因检测以明确诊断。确诊 BHD 综合征需依靠基因诊断，基因检测发现 *FLCN* 基因突变是诊断 BHD 综合征的"金标准"。

表 11-1　BHD 综合征临床诊断标准

临床诊断标准	BHD 综合征临床诊断应符合下列条件中至少一个主要标准或至少两个次要标准
主要标准	1. 成人出现至少 5 个皮肤纤维毛囊瘤或毛盘瘤，且其中至少 1 个经过组织学证实 2. FLCN 基因先天突变
次要标准	1. 多发性肺大疱：位于基底部、排除其他原因，伴或不伴自发性气胸 2. 肾癌：早发（< 50 岁），多灶性或双侧肾癌或具有特征性组织学类型（混合性嫌色细胞癌 - 嗜酸性细胞瘤） 3. 一级亲属患 BHD 综合征

注：BHD 临床诊断应符合至少一个主要标准或至少两个次要标准。

二、鉴别诊断

需要与 BHD 综合征相关肾肿瘤鉴别的是散发性、混合性嗜酸细胞瘤 / 嫌色细胞癌。因此，有必要开发可以鉴别 BHD 综合征相关肿瘤和散发肾肿瘤的生物标记物。既往有研究发现，BHD 综合征患者的 *FLCN* 缺陷型肾肿瘤、*FLCN* 缺陷型肾肿瘤细胞系和 *FLCN* 缺陷小鼠体内模型的肿瘤中，GPNMB 蛋白（glycoprotein non-metastatic B，一种 TFE3 转录靶点的糖蛋白）高表达。在 19 例 BHD 综合征相关肾肿瘤（包括 6 例混合性嗜酸细胞瘤、9 嫌色细胞癌、2 例透明细胞癌和 2 例乳头状细胞癌）中，GPNMB 表达高于散发性肾肿瘤样本，这表明 GPNMB 可能是区分 BHD 综合征相关肾肿瘤和散发性肾肿瘤的生物标记物，并且可能为治疗 BHD 相关性肾癌提供新的治疗靶点。

BHD 相关和散发性嗜酸细胞瘤 / 嫌色细胞癌的特点是细胞内都存在大量线粒体。散发性肾嗜酸细胞瘤与体细胞内线粒体 DNA（mtDNA）的突变有关，线粒体 DNA 使电子传递链线粒体复合物 I 的亚单位失活，但尚未报道 BHD 相关肾肿瘤的 mtDNA 测序数据。有研究对 BHD 相关的嗜酸细胞瘤和嫌色细胞癌进行了基因表达微阵列分析，发现其与散发的对应肿瘤有明显的遗传差异：BHD 相关肿瘤缺乏典型的散发性嗜酸细胞瘤（丢失 1 号染色体或 11q13 号染色体易位）和嫌色细胞癌（丢失 1、2、6、10 和 17 号染色体）染色体异常特点；重要的是，尽管 BHD 综合征相关肾肿瘤和散发性配对肿瘤都表现出明显的线粒体基因表达型，BHD 相关肿瘤显示了参与线粒体生物发生的两个转录因子基因 PGC1α /PPARGC1A（过氧化物酶体增殖因子 -1α 及共激活因子）及 TFAM（线粒体转录因子 A）的独特上调表达。此外，还观察到 FLCN 表达与 PGC1α 转录激活的一组基因之间存在明显的负相关。来自同一课题组的两项研究证实，在 BHD 综合征相关肾肿瘤、BHD 肾肿瘤细胞系和 FLCN 缺陷小鼠肾脏、心脏和肌肉组织中，因 FLCN 缺失导致 PGC1α /PPARGC1A 表达上调。综上所述，这些研究表明，一个独特的 FLCN–PGC–1α–TFAM 信号轴存在于 BHD 综合征相关的肾肿瘤中，该信号轴可能不存在于散发的肾肿瘤中，并且可能在 BHD 综合征其他相关肿瘤与散发的配对的肿瘤鉴别诊断中也有作用。

第五节 | BHD 综合征相关肾肿瘤的治疗

一、手术治疗

BHD 综合征相关肾肿瘤最常见的病理类型是混合性嗜酸细胞瘤和嫌色细胞癌，惰性往往高于其他类型遗传性肾癌（VHL 综合征、遗传性乳头状细胞癌等）。因此，患者在最大肿瘤达到 3～4cm 的阈值之前可通过主动监测进行管理。肿瘤最大径超过 3～4cm 时，建议进行保留肾单位的手术。BHD 综合征患者双侧、多灶性肾肿瘤的风险高，在其一生中可能需要多次手术；因此，尽可能采用保留肾功能的手术非常重要。一般来说，在更惰性的 BHD 综合征相关肾肿瘤的切除过程中，需要尽可能紧贴肿瘤切除，保留更多的正常肾实质；然而，如怀疑为散发性嫌色细胞癌或透明细胞癌时，其组织学可能更具侵袭性，则需要切除更多的正常边缘。其他因素，如肿瘤生长速率、大小和位置，可能影响“3cm 原则”进行手术干预的时机。如果在双侧肾脏中均发现大于 3cm 的肿瘤，建议进行分期手术。建议先进行对肾脏损伤较小的那侧手术，然后在第一次手术完全恢复后才进行对侧手术。进行手术前，应进行肺部检查以明确肺囊肿是否存在，避免术中过度的正压通气导致囊肿破裂进而引发气胸的可能性。

尽管有人认为射频消融术（radiofrequency ablation，RFA）或冷冻消融术等方法适用于体积小的肾肿瘤，但对于身体条件较好的 BHD 综合征患者，更建议采用手术治疗。BHD 综合征患者肾脏通常会有多处病变，需要广泛的手术干预以切除所有可触及的肿瘤；而消融会使随后的手术复杂化，也会因为消融后影像的不典型变化难以准确评估病情。然而，对于年老体弱、伴随疾病多、合并其他手术禁忌证的 BHD 综合征患者，消融治疗是一种可选的尝试。

二、靶向药物治疗及相关研究

BHD 综合征致病基因的定位及阐明 FLCN 途径的机制为转移性和局限性 BHD 综合征相关临床合并症提供了更好的治疗方式，包括相关的肾癌、纤维毛囊瘤和肺囊肿。虽然晚期进展性肿瘤在 BHD 综合征患者中并不常见，但 BHD 综合征相关的肾肿瘤可以是恶性的，可能出现转移，并且目前尚无有效的治疗方案。迄今为止，FDA 已批准数种针对血管内皮生长因子和 mTOR 途径（索拉非尼、舒尼替尼、替西罗莫司、贝伐珠单抗、依维莫司、培唑帕尼和阿昔替尼等）药物治疗转移性肾细胞癌。然而，大多研究是针对透明细胞癌，仅有少数转移性嫌色细胞癌病例，并且缺乏在 BHD 患者中使用 VEGF 和 mTOR 通路抑制剂的研究证据。有研究总结了 4 例散发性、转移性嫌色细胞癌患者的治疗过程，这些患者使用酪氨酸激酶抑制剂（TKI）索拉非尼或舒尼替尼治疗后出现进展，但在后续使用 mTOR 抑制剂依维莫司治疗后 1～4 年内病情未进一步进展。另一项研究表明，依维莫司比 TKI 对 BHD 综合征相关转移性乳头状肾细胞癌具有更持久的作用。在两种 *FLCN* 缺陷动物模型产生的早发多囊性肾癌模型中，采用 mTOR 抑制剂西罗莫司治疗有效，但该模型是否能准确反映 BHD 相关实体瘤的 mTOR 通路状态仍存在争议。鉴于有关 FLCN 是 mTOR 的正向还是负向调节因子的数据存在矛盾，需要进行临床试验来确定抑制 mTOR 抑制剂对 BHD 相关肾肿瘤的真实疗效。

除了针对 mTOR 途径的治疗外，目前还有其他潜在靶点和治疗 BHD 综合征相关性肾肿瘤的方法。有研究利用比较算法分析了 NCI60 肿瘤细胞系（美国国家癌症研究所在培养基中生长的 60 种人类癌细胞系）不同 FLCN 表达状态、及对抗癌药物的反应。与 FLCN 修复的细胞系相比，米特拉霉素（也称为褶皱霉素）对 BHD 相关的肾肿瘤细胞株 UOK257 的细胞毒性增加了 10 倍。用米特拉霉素处理的人 *FLCN* 缺陷 UOK257 细胞在细胞周期的 S 和 G2-M 阶段生长停滞，低剂量西罗莫司可增强这种作用。在同一小组的后续研究中，利用基于磷酸酶 SiRNA 文库的方法进行合成致死筛选显示，蛋白磷酸酶 Slingshot 同源物 2（ssh2）的敲除诱导了缺乏 FLCN 的人细胞系 caspase3/7 活化和凋亡死亡。但不能恢复 FLCN 的对应细胞系。

另有研究提出了 BHD 的另一种潜在靶向治疗途径，在缺氧和常氧条件下，缺氧诱导因子活性及其转录上调基因在缺乏 FLCN 的肾肿瘤细胞系中的表达水平很高，其作用通过再表达 FLCN 而逆转。对这些细胞代谢情况的评估显示，在 FLCN 缺乏的情况下，这些细胞向有氧糖酵解转变，并依赖于葡萄糖。这些研究人员在后续研究中的发现表明，FLCN

的丢失导致 AMPK 的激活，从而导致 PGC1α 的增加，线粒体中活性氧的产生增加，进一步上调 HIF 转录活性，从而推动了 Warburg 效应。通过用 2- 脱氧葡萄糖阻断糖酵解，能够抑制 FLCN 缺陷肿瘤细胞的生长，提示靶向糖酵解途径可能是治疗 BHD 综合征的一种潜在的治疗方法。这些研究报告的结果提示后续研究工作的必要性，以挖掘潜在的 BHD 综合征相关肾癌治疗新靶点。

第六节 | 随访和监测

BHD 综合征患者存在发生肾肿瘤的可能。由于曾有 20 岁以下 BHD 综合征患者家庭成员中肾肿瘤的报道，因此建议在知情同意的情况下，对 BHD 家族成员从 20 岁或 21 岁开始对 FLCN 进行诊断性基因检测。建议确诊 BHD 综合征患者至少每 36 个月进行一次腹部成像，并保证终身密切监测。

肾超声检查可能无法检测到小的或等回声的混合性细胞瘤或嫌色细胞癌，因此建议行腹部 CT 或 MRI 检查，以提供肾脏的最佳解剖细节并区分实性和囊性病变，同时便于后期随访观察比对肿瘤生长速率。为了减少患者的辐射暴露，MRI 通常是长期监测的首选。一旦检测到肾肿块，随访间隔就由肾肿瘤的大小和生长速度决定。

第七节 | 总结和展望

BHD 综合征是一种罕见的常染色体显性遗传综合征，病变涉及多个器官，临床上常见表现为皮肤的良性纤维瘤、肾脏和肺脏的囊肿形成及肾脏肿瘤。BHD 综合征的相关基因定位于常染色体 17p11.2，FLCN 基因的缺失或变异被确定为 BHD 综合征的遗传学病因。FLCN 基因是一种抑癌基因，在正常情况下阻止细胞不可控生长或分裂，参与 mTOR 等通路的活性调控。目前，外科干预是 BHD 综合征相关肾肿瘤的主要治疗方法，对于无法手术的患者可采用 TKI 类药物或 mTOR 抑制剂靶向治疗。对致病基因通路 FLCN 通路的进一步研究有助于研发针对 BHD 综合征的潜在靶向药物或其他治疗方法。

（李 腾 龚 侃）

编者

李腾

广东省人民医院

广东省广州市越秀区中山二路 106 号

邮编：510080

E-mail：liteng@gdph.org.cn

龚侃

北京大学第一医院

北京市西城区西什库大街 8 号

邮编：100034

E-mail：gongkan_pku@126.com

专家述评

　　BHD 综合征是一种由 *FLCN* 基因突变导致的以皮肤良性纤维瘤、肺多发囊肿、自发性气胸、多发性肾脏肿瘤为特征的常染色体显性遗传综合征。BHD 综合征相关肾脏肿瘤病理类型通常为嫌色细胞癌、嗜酸细胞瘤及杂合性嗜酸细胞 / 嫌色细胞瘤（hybrid oncocytic/chromophobe renal tumor，HOCT）；也有部分为透明细胞癌。从目前研究发现，BHD 综合征相关肾癌与 VHL 肾癌、遗传性乳头状肾癌类似，肿瘤转移的风险较低，属于遗传性肾癌低危类型。其治疗上适用 3cm 原则，即肿瘤最大直径达到 3cm 阈值之前，通过主动监测进行管理；当肿瘤最大径超过 3cm 时，建议采取保留肾单位的手术。本人在临床上曾遇到这样 1 例患者。男性 48 岁，体检发现双肾多发占位，左肾肿瘤最大直径 4.5cm，PET-MRI 提示双肾占位，恶性肿瘤可能，腹膜后淋巴结转移可能？在外院行减瘤性左肾切除术，术后建议索坦靶向治疗。术后 1 个月该患者来我门诊，查阅术后病理显示杂合性嗜酸细胞 / 嫌色细胞瘤，同时仔细阅读肺部 CT 平扫，发现数个小的肺囊肿，本人高度怀疑 BHD 综合征，后行基因检测确诊。考虑到 BHD 综合征相关肾癌转移发生率低，本人建议密切随访，暂缓靶向药物治疗。半年后，该患者复查提示腹膜后淋巴结明显缩小，同时无新发转移病灶。除 VHL 肾癌外，部分国内泌尿外科同行对其他遗传性肾癌综合征（BHD）了解相对较少，容易出现诊治不当的问题。因此本文系统阐述了目前 BHD 综合征临床及基础研究的成果，对于普及 BHD 相关知识、提高该病在国内的发现率及诊治水平具有较高的临床实用价值。

（张　进）

述评专家信息

张进

上海交通大学医学院附属仁济医院

上海市黄浦区山东中路 145 号

邮编：200240

E-mail：med-zhangjin@vip.sina.com

第十二章

伴 3 号染色体易位的家族性肾透明细胞癌

伴 3 号染色体易位的家族性肾透明细胞癌（familial clear cell renal cell carcinoma with chromosome 3 translocation）是一类因 3 号染色体不同区域发生易位而引起的遗传性肿瘤综合征。发生易位的区域可以位于 3 号染色体短臂，也可位于染色体长臂，目前文献报道的家系以短臂断点发生易位为主。遗传性肾癌约占所有肾细胞癌的 4%，而伴 3 号染色体易位的家族性肾透明细胞癌仅占遗传性肾癌中很小的一部分，该病发病罕见，目前以文献中的家系报道为主。

1979 年，Cohen 在对一个家族性肾透明细胞癌家系的研究中首次报道该综合征，该家系 10 人患肾透明细胞癌，其染色体均存在 t(3;8)(p14;q24) 易位，呈常染色体显性遗传的特点。家系中 6 人为双侧肾透明细胞癌，其中 2 人伴发甲状腺乳头状癌，该家系发病年龄介于 37 ~ 59 岁之间。1989 年，Kovacs 报道一个德国家系连续 3 代均携带 t(3;6)(p13;q25)，其中一人在 50 岁之后发现双侧多发肾透明细胞癌。1998 年，Koolen 报道了一个荷兰家系，3 代中 5 例患者携带 t(2;3)(q35;q21)，其中 3 例患有多发肿瘤，除肾透明细胞癌之外还有甲状腺癌、膀胱癌、胰腺癌和胃癌等。值得一提的是，在该家系中有一例患者于 30 岁行影像学检查发现双肾多发囊肿及实性结节。1999 年，Zajaczec 等报道了一个波兰家系，连续 3 代中 7 例患者携带 t(2;3)(q33;q21)，均表现为双侧多发肾透明细胞癌。2001 年，Kanayama 等报道了一个日本家系，连续 4 代 4 例患者携带 t(1;3)(q32;q13)，发病年龄介于 56 ~ 79 岁之间，有 2 名家系成员分别因胃癌和胰腺癌去世。2003 年，Melendez 等报道了一个西班牙家系，连续 2 代 3 例患者携带 t(3;8)(p13;q24)，其中 2 例为双侧肾透明细胞癌，1 例为右肾透明细胞癌，发病年龄介于 44 ~ 65 岁之间。2005 年，Laura 报道了一个家系，连续 4 代 9 例患者带有 t(3;8)(p14;q23)，8 例为双侧发病，发病年龄介于 25 ~ 82 岁之间。2010 年，Makay 报道了一个犹太人家系，连续 2 代 3 例患者带有 t(2;3)(q37.3;q13.2)，发病年龄均小于 50 岁。

第一节 | 发病机制

从对家族性肾透明细胞癌家系的研究中可发现，患者的 3 号胚系染色体易位并非固定于某一部位，可发生在 3 号染色体的长臂或短臂，但所涉及的基因尚不明了。目前广泛认可的发病机制为"三阶段学说"（图 12-1），具体包括：第一阶段，胚系 3 号染色体易位，此为肾癌发生的初始事件；第二阶段，易位后的 3 号部分染色体在肿瘤中发生缺失；第三阶段，位于另一 3 号染色体上的等位基因发生突变（例如肾细胞癌相关抑癌基因、VHL 基因等），从而导致癌变。除肾透明细胞癌之外，该病家系易患甲状腺癌、膀胱癌、胰腺癌

和胃癌等，可能与 3 号染色体上其他邻近抑癌基因发生突变有关。这也解释了本病与
VHL 综合征相比外显率低的现象。目前研究表明，该病的发生可能与 *FHIT* 及 *TRC8*、
DIRC1/2/3、*NORE1* 及 *LSAMP* 等基因有关（表 12-1）。

FHIT 及 *TRC8*：*FHIT* 位于 3 号染色体最脆弱的易位断点 *FRA3B* 处，目前认为 *FHIT*
是一个抑癌基因。*TRC8* 位于 8 号染色体断点处，易位后 *FHIT* 基因与 *TRC8* 基因形成融合
基因，使得 *FHIT* 基因失去其固醇敏感多肽区，但仍保留其蛋白编码区，受此影响 FHIT
蛋白表达减少，肿瘤抑制效应减弱，容易诱发肿瘤发生。动物实验证明外源性 FHIT 蛋白
表达升高的裸鼠 *FHIT* 基因相关肿瘤发生风险减小。*TRC8* 是一个体节极性基因（segment-
polarity genes），其在胚胎发展中起重要作用，参与了 Wingless-Wnt 和 TGF-β 通路。

DIRC2/3：*DIRC2* 基因位于 3q21 染色体上，主要在肾近曲小管细胞表达，负责编码
一种十二次跨膜的转运蛋白，这种蛋白的作用是维持细胞膜内外渗透浓度的稳定。2 号染
色体上的 *DIRC3* 基因与 *DIRC2* 基因是由同一段 DNA 的互补链转录而来，在融合基因转
录过程中 *DIRC3* 基因第二外显子与 HSPBAP1（热休克蛋白相关蛋白 1）第二外显子部分
重叠，形成 *DIRC3-HSPBAP1* 融合基因，影响染色质重组装过程，进而引起肿瘤形成，尤
其是早期肿瘤形成。

NORE1 及 *LSAMP*：3 号染色体上的 *LSAMP* 基因负责编码一种细胞黏附分子，这种黏
附分子已经被证明有抑制卵巢上皮肿瘤发生发展的作用。1 号染色体上的 *NORE1* 基因负
责编码 RASSF1 蛋白，在肾肿瘤患者中发现这种蛋白因过度激活而失去活性。在某些
t(1;3) 易位过程中，*LSAMP* 基因与 *NORE1* 基因受到破坏，导致 RASSF1、LSAMP 和
NORE1 蛋白过度甲基化而失活，促进了肾细胞癌的发生与发展。

表 12-1　伴 3 号染色体易位的家族性肾透明细胞癌的家系特点

染色体转位	遗传代数 / 代	RCC 数量 / 个	平均年龄 / 年	涉及基因
t(1;3)(q32;q13)	4	4	66.7	*NORE1* and *LSAMP*
t(2;3)(q33;q21)	3	7	—	*DIRC1*
t(2;3)(q35;q21)	3	5	47	*DIRC2* and *DIRC3*
t(2;3)(q37;q13)	2	3	55	—
t(3;4)(p13;p16)	3	1	52	—
t(3;6)(p13;q25)	3	1	50	—
t(3;6)(q12;q15)	4	4	57.5	—
t(3;8)(p13;q24)	2	3	55	—

续表

染色体转位	遗传代数 / 代	RCC 数量 / 个	平均年龄 / 年	涉及基因
t(3;8)(p14;q23)	4	9	50	—
t(3;8)(p14;q24)	4	10	44	*FHIT and TRC8*

一：未提及。

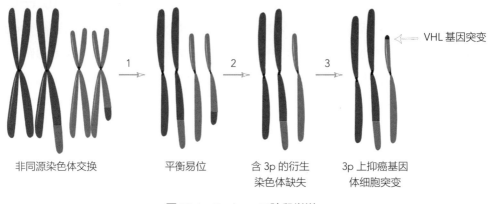

| 非同源染色体交换 | 平衡易位 | 含 3p 的衍生
染色体缺失 | 3p 上抑癌基因
体细胞突变 |

图 12-1　Bodmer 三阶段学说

第二节 ｜ 临床表现、影像与病理特征

一、临床表现

散发性肾癌好发年龄为 50～70 岁，平均发病年龄约为 56 岁，男女比例约为 2 : 1，大多数患者为体检时行影像学检查发现，以单侧肿瘤为主，双侧肿瘤者少见。伴 3 号染色体易位的家族性肾透明细胞癌与散发性肾癌相比，发病年龄更早。目前报道的家系中，发病年龄最小者为 25 岁，最大者为 82 岁，家系中常有多个患者。该病多表现为高外显率的常染色体遗传，肿瘤常为双侧多发，组织学检查可以发现典型的 3 号染色体易位表现。同时该病患者有明显的甲状腺乳头状癌、膀胱癌、胃癌和胰腺癌发病倾向。遗传性肾癌相关基因的携带者因各基因外显率不同，其发展成为肾细胞癌的风险也不相同。对于 VHL 综合征，携带 *VHL* 基因的家系成员罹患肾细胞癌的风险大约为 25%～60%，其中绝大多数患者罹患肾透明细胞癌。对于伴 3 号染色体易位的家族性肾透明细胞癌，3 号染色体发生易位的家系成员罹患肾透明细胞癌的风险超过 70%。

二、影像学特征

影像学检查对早期发现和诊断伴 3 号染色体易位的家族性肾透明细胞癌至关重要。彩色多普勒超声、CT、MRI、PET-CT 对于该病诊断价值较高。超声对于肾癌诊断的敏感性较高，本病超声检查多表现为不均质的中低回声实性肿块，常为双侧多发，伴或不伴有囊性肿块。CT 检查是伴 3 号染色体易位的家族性肾透明细胞癌最有效可靠的影像学检查方法。该病增强 CT 检查表现为双侧多发不均匀强化的肿块，具有典型的"快进快出"表现，即肿瘤强化明显（多 >100HU），与肾皮质强化相当，同时肿瘤强化持续时间短，强化减退迅速。这可能与肿瘤内异常血管化，大量新生血管形成，易发生瘤内出血、坏死有关。此外，本病患者 CT 检查发现多发囊性变的可能性较其他类型肾细胞癌高。该病 MRI 表现为与正常肾实质相比，T_1 加权像不均质等信号，T_2 加权像等信号或高信号。此外，相比其他类型的肾癌，本病影像学发现钙化的可能性较小，更易累及肾脏集合系统如肾盂等。

三、病理特征

大体表现为位于肾皮质的界限清楚的肿块，常为双侧多发，多伴有肿瘤囊性变，肿块侵犯肾盂一般见于晚期。肿瘤切面呈实性、金黄色，周围有纤维性假包膜与周围组织分隔。常见瘤内出血、坏死和囊性变，钙化少见。镜下表现肿瘤细胞较大，细胞质内可见大量浅染透明的胞质，细胞界限清晰，可能与胞质内糖原沉积有关，有时可见脂类物质沉积。肿瘤细胞多呈实性闭锁排列，细胞核位于细胞中央，细胞核的大小、染色质形态及有无核仁因人而异，是肿瘤细胞学分级的依据。结构上，大多数肿瘤细胞呈腺样分化，形成大的实性细胞巢，中间有间质分隔，间质内有丰富的窦状血管。免疫组织化学上，上皮性标志物（如角蛋白、EMA、CEA）多呈阳性，此外 CK8、CK18 通常显示为阳性。

第三节 | 诊疗及预后

一、诊断

该病需要与散发性肾透明细胞癌相鉴别，伴 3 号染色体易位的家族性肾透明细胞癌呈家族遗传性发病，通常有多个直系亲属发病，发病年龄较散发性肾透明细胞癌更早（平均发病年龄 30 ~ 40 岁），同时影像学检查可能发现双侧病变。因此，对于疑似伴 3 号染色体易位的家族性肾透明细胞癌或者遗传性肾癌的患者，需要详细地收集病史（尤其是家族史），阳性家族史对于该病的诊断至关重要。此外，完善相关体格检查及影像学检查十分必要，由于疾病常有多系统受累表现，需完善全面的全身检查，包括 X 线片、超声、CT 及 MRI 等检查，必要时完善正电子发射断层扫描（PET-CT）等检查。对于高度疑诊的患者，需要完善遗传学及分子生物学相关检查，以进一步明确诊断。

二、治疗

伴 3 号染色体易位的家族性肾透明细胞癌具有双侧多发、早发的特点，异时性肿瘤的发生较常见，患者可能需要反复多次的手术治疗。因此，对于确诊该病的患者，治疗目标主要在于尽可能预防患者生存周期内发生肿瘤转移播散，维持患者肾功能，减少患者外科手术次数。对于局限性肾癌，外科手术是首选的治疗方法（根治性肾切除术或保留肾单位的手术），其他治疗（射频消融、HIFU 刀等）也可根据患者情况予以考虑。由于本病相关的肿瘤常为双侧多发，手术时应尽可能保留患者肾单位，减少对患者肾功能的损伤，延缓患者出现肾衰竭的发生，提高患者的生活质量。对于体积较小的肿瘤，行保留肾单位手术治疗能获得与根治性肾切除相似的肿瘤学控制效果，同时降低患者发生肾脏相关不良结局的风险（如肾脏替代治疗、心血管并发症、慢性肾脏病等）。手术时机的选择方面，通常认为 3cm 以上的肿瘤可考虑行手术治疗，根据肿瘤的位置及生长特性，可推荐行保留肾单位的手术，对于难以行保留肾单位手术的患者，可考虑行根治性肾切除术。对于体积较小的肿瘤（<3cm），发生转移的风险相对较低，可以通过连续的影像学检查积极监测，暂不处理肿瘤，若肿瘤发生变化再及时予以处理。为尽量减少患者术后并发症的发生，术前需完善高质量的泌尿系 CT 扫描，同时推荐完善全身其他部位（胸部、腹部、盆腔）的影像学评估。对于双侧同时发病的患者，如何选择手术方式：如同期双侧手术治疗，先行较小侧手术后再行较大侧手术，或先行较大侧手术后再行较小侧手术，需要根据患者肾脏功能及全身状况综合考虑。手术入路方面，推荐经腹膜后入路，以避免腹腔粘连及肾周血肿和尿漏的风险，并对于二次手术有一定帮助。对于局部淋巴结转移患者，首选根治性肾切除术，建议切除增大的和影像学阳性的淋巴结，其目的是明确分期，尚不确定淋巴结清扫对患者长期预后是否有益。术后病理提示脉管癌栓的患者，属于高复发和预后不良的因素，需要更严格的随访，对于这类患者术后的辅助治疗，仍存在争议。

三、预后及随访

伴 3 号染色体易位的家族性肾透明细胞癌的预后仍依赖于疾病的病理分期、Fuhrman 分级、生物学行为及治疗措施。单个因素对于肾癌的预后预测并不准确，结合多个预测因子建立预后模型能更准确地预测肾癌的预后。目前尚无针对遗传性肾癌的预后预测模型。对于早期切除的无转移患者，有相对较好的预后。伴 3 号染色体易位的家族性肾透明细胞癌具有高外显率常染色体遗传的特点，因此疾病的早期诊断及遗传咨询十分重要。目前对于有家族史或疑似该病的患者，推荐以下监测方法：每年进行一次肾脏彩色多普勒超声检查、血常规、血生化（肌酐）及尿脱落细胞学检查，同时对于其他可能存在的病灶（甲状腺、膀胱、胃、胰腺等）也要注意监测。

第四节 ｜ 总结和展望

虽然伴 3 号染色体易位的家族性肾透明细胞癌易位点位于染色体的各个位置，但是它们都可能与 3 号染色体邻近的促进肿瘤发生通路相关。目前对于该遗传性肿瘤综合征的研究热点为 *FHIT* 与 *HSPBAP1* 基因，它们可能会发挥压力传感器的作用，是该病发生的始动因素。当 *FHIT* 与 *HSPBAP1* 发生基因融合后，与两者相互作用的蛋白 Ap3A 和 Hsp27 表达发生改变，进而可能通过 *LSAMP-NORE1* 增加体细胞 3 号染色体突变的概率，最后 *DIRC3-HSPBAP1* 和 *TRC8-FHIT* 融合基因导致肿瘤的发生。在该疾病发生过程中，涉及多种染色体易位相关基因。为了进一步明确该病发生的具体分子机制，完善该病的基因谱系图，仍然需要进行更多的研究。

（彭　翔）

编者

彭翔
南昌大学第二附属医院
江西省南昌市民德路 1 号
邮编：330006
E-mail：peng163xiang@163.com

专家述评

伴 3 号染色体易位的家族性肾透明细胞癌是一类发病率很低的遗传性肾癌，目前研究以家系研究个案报道为主。这类遗传性肾癌致病都有一个共同特点，就是 3 号染色体的长臂 q 或短臂 p 上某些区和带发生了易位进而引发了肿瘤产生。有趣的是，几项研究均表明在短臂 p 的 1 区 3 带或 4 带产生断点，可能提示我们未来可以对这些区带的断点进行研究从而找出致病原因。

和其他类型遗传性肾癌（VHL 综合征、BHD 综合征、HLRCC 等）类似，伴 3 号染色体易位的家族性肾透明细胞癌发病年龄较早，且双侧肾脏同时发病。肾脏增强 CT 或 MRI 多数表现为肾透明细胞癌的影像学表现。CT 增强扫描后的典型表现为强化明显，动静脉期的落差大。MRI 表现为 T_1WI 等信号或偏低信号，T_2WI 不均匀高信号。由于病理类型也是肾透明细胞癌，因此和散发性的肾透明细胞癌形态学一模一样，难以区分；因此只有做分子检测才能鉴别出来。基因组测序发现 3 号染色体缺失或易位，或者 FISH 检测发现位点断裂表现可确诊该病。

该病是一种全身性遗传疾病，目前尚无有效的根治手段。治疗总体原则是最大限度的保留肾脏功能，延长患者生存时间。对于肿瘤直径 < 3cm 的无症状的患者可以选择定期到门诊随访，检测肾肿瘤生长变化和肾功能等临床指标。该病呈现双侧同时且多发性特点，手术往往不能完整切除所有病灶，若干年后肿瘤容易复发会再次增大。同时手术也有相应并发症，包括出血、感染、残留肾脏萎缩、肾功能丢失等等。手术遵循的原则是：除因大量出血需进行抢救性手术外，应尽量避免肾切除术等导致肾功能不全或尿毒症的手术。

该病研究报道较少，因此我们对其认识不够深刻全面。我们日常临床工作如果遇到：年轻患者（< 50 岁），双侧肾脏占位，并且合并其他脏器肿瘤或既往有恶性肿瘤手术史的，则需要考虑这种类型肾癌的可能性，可通过行基因组测序或 FISH 检测明确。

（郑军华）

述评专家信息

郑军华
上海交通大学附属第一人民医院
上海市虹口区武进路 86 号
邮编：200080
E-mail：zhengjh0471@sina.com

第十三章

BAP1 相关性肾细胞癌

恶性间皮瘤、葡萄膜黑色素瘤、皮肤黑色素瘤等恶性肿瘤均相对少见，它们同时在一个个体上出现就更加罕见，但在实际工作中确实会遇到这样的病例，最早在 20 世纪 70 年代被报道并开始受到关注。随后，恶性间皮瘤的家族性聚集，特别是在无石棉接触历史的家庭中出现，促使人们对这些家族的患病个体进行基因学研究，进而发现了 BRCA1-associate protein 1（*BAP1*）基因的胚系突变与这些疾病的发生和发展存在相关性。随着病例的累积和研究的深入，人们逐渐揭开一种新的癌症综合征——BAP1 癌症综合征（BAP1 cancer syndrome）的面纱，并在 BAP1 癌症综合征的患病家族中发现肾细胞癌也是该综合征的表现之一，即家族遗传性 BAP1 相关性肾细胞癌（hereditary BAP1-associate renal cell carcinoma）。BAP1 相关性肾细胞癌可以是 BAP1 癌症综合征的临床表现之一，同时在散发性肾细胞癌中也占有一定的比例，按照美国 The Cancer Genome Atlas（TCGA）数据库的报道，在散发性透明细胞肾细胞癌中，*BAP1* 基因突变比例约为 15%。

随着二代测序（next-generation sequencing）等新的基因组技术的发展，在肾细胞癌的研究中，发现了更多和肾细胞癌相关的基因或表观基因学改变。*von Hippel-Lindau*（*VHL*）基因的失活性突变是透明细胞性肾细胞癌（clear cell renal cell carcinoma，ccRCC）中最常见的基因突变类型。*VHL* 基因位于 3 号染色体短臂 2 区 5 带（3p25），是一种典型的二次打击（一个等位基因通过点突变或插入突变失活，另一个等位基因通过删除突变造成杂合子丢失）抑癌基因，在 52% 的散发性 ccRCC 患者中可以检测到 *VHL* 基因的失活性突变。另外比较常见的突变基因包括 *Polybromo1*（*PBRM1*）（40% ~ 50%）和 *BAP1*（10% ~ 15%），它们均位于 3 号染色体短臂 50Mb 的范围内，该区域是 ccRCC 最常见的染色体突变区域，它们所编码蛋白均涉及染色质重塑 - 组蛋白甲基化通路的调控。其他少见的可能与 ccRCC 发生和发展密切相关的基因还包括 *SETD2*、*KDM5C*、*KDM6A* 等，但它们所占的比例不足 5%。散发性 BAP1 相关性肾细胞癌通常是 *BAP1* 基因的体细胞突变造成，而在 BAP1 癌症综合征中，发病的原因则是 *BAP1* 基因发生了胚系突变，其中肾细胞癌，即家族遗传性 BAP1 相关性肾细胞癌的发生率约为 3% ~ 10%。本章将对家族遗传性 BAP1 相关性肾细胞癌进行重点介绍。

第一节 | *BAP1* 基因特点、编码蛋白功能及其与肾细胞癌的相关性

BAP1 基因和 *VHL* 基因位置相近，位于 3 号染色体短臂 2 区 1 带（3p21），也属于二次打击抑癌基因，可以单独突变，也可和 *VHL*、*PBRM1*、*STED2* 等一同突变。近年来

BAP1 基因才逐渐受到关注，是继 *VHL*、*PBRM1* 基因之后，ccRCC 最常见的突变基因。*BAP1* 基因由 17 个外显子组成，其编码蛋白——BAP1 蛋白，是一种包含 729 个氨基酸的核蛋白，大小约为 80kDa，属于泛素羧基端水解酶家族成员，该家族还包括 UCH-L1、UCH-L3 和 UCH-L5，它们的共同特点是蛋白结构中有一个保守的催化区域，包含由组氨酸、半胱氨酸和天冬氨酸组成的催化三联体，可以将泛素或泛素螯合物从更大的分子上裂解分离，从而起到去泛素化的作用。包括 BAP1 蛋白在内的 UCH 家族成员可以通过这样的分子机制来参与多种细胞基础功能的调节，如染色质重塑、细胞周期调节、细胞分化、DNA 修复和转录等。BAP1 蛋白在 1998 年最初发现时被认为是通过和Ⅰ型乳腺癌易感蛋白（breast cancer type 1 susceptibility protein，BRCA1）的环指蛋白区域结合，进而使 BRCA1 去泛素化，间接发挥自身的肿瘤抑制功能。但进一步的研究显示，BAP1 蛋白的抑癌活性不仅仅是依赖 BRCA1，BAP1 蛋白本身是一个功能独立的蛋白，它的去泛素化功能是其发挥抑癌作用的基础。即使细胞中 BRCA1 缺失，BAP1 蛋白的过表达也可以抑制细胞的增殖和肿瘤的生长。BAP1 蛋白的抑癌活性在肺癌细胞中得到证实，BAP1 在细胞核中的定位和活化可以抑制肺癌细胞系的增殖，进一步的分子机制研究显示它的这一功能是通过改变 G1-S 检查点调控来完成的。

　　BAP1 蛋白的功能非常复杂，其抑制细胞增殖和肿瘤生长的具体分子机制并不清楚。如图 13-1，目前认为，BAP1 蛋白主要是和多种转录因子或共调节因子形成蛋白复合物来调节相关基因或蛋白的功能，如宿主细胞因子 -1（host cell factor-1，HCF-1）。研究显示，BAP1 可以通过 HCF-1 结合域与 HCF-1 结合。HCF-1 是一种含有 2 035 个氨基酸组成的核脚手架蛋白，是一种染色质相关蛋白，它可以通过募集染色质重塑复合物到转录因子来调节一系列基因的表达，如 HCF-1 可以募集 H3K4 组蛋白甲基转移酶到 E2F 转录因子来启动促进细胞周期 S 期开始和进展的基因转录。BAP1 通过与 HCF-1 结合来调节 HCF-1 的泛素化状态，从而影响 HCF-1 的功能，间接参与细胞周期的调控。BAP1 可以使 HCF-1 去泛素化，抑制 HCF-1 的功能，从而抑制 E2F 转录因子的活性，来控制细胞周期 S 期的启动和进展，如果 BAP1 由于基因突变失去其泛素化调节功能，那就会使细胞周期 S 期的启动和进展失去控制，从而促进肿瘤的发生和发展。除了 HCF-1，还有多种其他蛋白可能通过与 BAP1 发生作用，调节不同的通路环节，包括 YY1、OGT、ASXL 和 FOXK1/2 等。总之，不论和何种蛋白相互作用，BAP1 蛋白的去泛素化酶活性是其发挥肿瘤抑制功能所必需的，但到目前为止，BAP1 蛋白的结构体系和化学计量还没有完全确定。

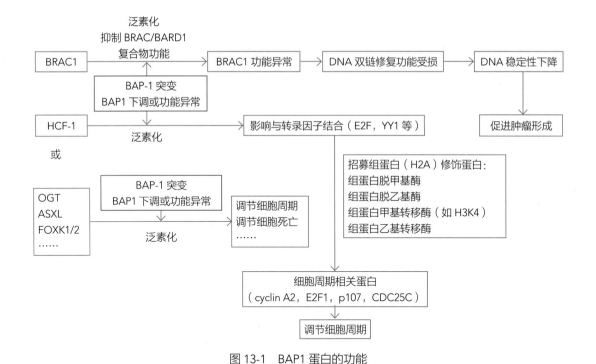

图 13-1　BAP1 蛋白的功能

BAP1 蛋白属于泛素羧基端水解酶家族成员，可以将泛素或泛素螯合物从更大的分子上裂解分离，从而起到去泛素化的作用。BAP-1 基因失活性突变，导致 BAP-1 表达降低或去泛素化功能异常，一方面可使 BRAC1 过度泛素化或抑制 BRAC1/BARD1 复合物功能，导致 DNA 双链修复功能受损、DNA 稳定性下降，容易形成肿瘤；另一方面抑制 BAP-1 与 HCF-1 结合，HCF-1 过度泛素化，影响其与转录因子如 E2F 等的结合，组蛋白修饰异常，细胞周期相关蛋白转录发生变化，从而促进细胞周期的进展，容易形成肿瘤。另外，BAP-1 与 OGT、ASXL、FOXK1/2 等其他靶分子的作用发生变化，影响细胞周期、细胞死亡的调节，具体机制尚不明确。

　　如前所述，多种类型肿瘤与 *BAP1* 基因的体细胞或胚系失活性突变相关，后者可造成 BAP1 癌症综合征，导致肾细胞癌，即家族遗传性 BAP1 相关性肾细胞癌。在 BAP1 癌症综合征中，*BAP1* 基因突变类型和表型之间并没有明显的相关性，*BAP1* 基因突变造成这些肿瘤的具体分子机制并不清楚。在散发性 BAP1 相关性肾细胞癌中，可以发现 *BAP1* 基因的催化区域经常出现错义突变，这些错义突变可以消除它的去泛素化酶活性，但 *BAP1* 基因的这种突变如何进一步导致肾细胞癌的发生和发展，目前研究较少。Peng 等研究显示，微球蛋白 1（microspherule protein 1，MCRS1）作为中心体蛋白的组成部分，在纺锤体聚集过程中发挥关键作用，是 BAP1 的作用底物之一，BAP1 通过对 MCRS1 去泛素化，间接起到稳定染色体的作用。在肾细胞癌中，BAP1 的丢失和 MCRS1 的下调均与不良的临床病理特点相关，提示我们 BAP1 蛋白可能通过这一途径的异常造成肾细胞癌的发生和发展。Ge 等利用 TCGA 数据库中接受了肾部分切除或肾根治性切除并且有 *BAP1* 基因突变状态和 miRNA 表达情况的患者资料，对比了 *BAP1* 基因突变型与 *BAP1* 基因野生型肾细胞癌患者的 miRNA 的表达情况，发现两组间有 33 个 miRNA 存在差异，在 *BAP1* 基因突变型肾细胞癌中有 15 个 miRNA 表达上调，18 个 miRNA 表达下调，进一步分析显示，这 33 个 miRNA 中有 11 个 miRNA 与 *BAP1* 基因野生型患者的总生存期显著相关。miRNA 是细胞内一种小的单链非编码 RNA，通过与 mRNA 作用来调节一系列病生理过程，那么 *BAP1* 基因的失活可能通过对 miRNA 的影响来参与肾细胞癌的进程。以上研究可以从一些侧面反映 *BAP1* 基因或蛋白功能的多样性，可能通过很多方面影响肾细胞癌的发生和发展，但由于 BAP1 相关性肾细胞癌病例数量少和既往对其认识的缺乏，还需要更深入地研究。

第二节 ｜ BAP1 癌症综合征

2010 年，Harbour 等首先在转移性葡萄膜黑色素瘤的全外显子测序中发现 *BAP1* 基因的失活性体细胞突变。随后，人们陆续发现同一家族成员中具有 *BAP1* 基因胚系突变的个体容易先后或同时患上多种恶性肿瘤，包括恶性间皮瘤、葡萄膜黑色素瘤、表皮黑色素瘤和肾细胞癌等，其他诸如乳腺癌、脑膜瘤、肺癌、神经内分泌癌、基底细胞癌、卵巢癌、胰腺癌等亦有相关报道，但相对少见。另外，在老鼠中，*BAP1* 基因胚系突变所造成的基因失活几乎是致命的，而体细胞的失活性突变则容易导致骨髓异常增生综合征，这在人类中并未见到。携带有 *BAP1* 基因胚系突变的个体倾向患有多种类型肿瘤，因此被称为 BAP1 癌症综合征（BAP1 cancer syndrome）。

2012 年，Carbone 等针对具有 *BAP1* 基因胚系突变家族特点的文章进行了荟萃分析，*BAP1* 基因胚系突变个体中恶性间皮瘤的发病率为 21%，葡萄膜黑色素瘤的发病率为 17.7%，表皮黑色素瘤的发病率为 12.9%，肺癌的发病率为 4.8%，肾细胞癌的发病率为 3.3%，而在 *BAP1* 基因未发生突变的家族成员中，均未出现以上这些疾病。最新的关于家族遗传性 BAP1 癌症综合征的综述显示，目前总共报道了 57 个家庭、174 名携带有 *BAP1* 基因胚系突变的个体，其中男性患者 67 名（39%），女性患者 95 名（55%），另外有 12 名患者无性别信息，发病率前四位的恶性肿瘤分别是葡萄膜黑色素瘤（31%）、恶性间皮瘤（22%）、皮肤黑色素瘤（13%）和肾细胞癌（10%），诊断的中位年龄是 50 岁（16～85 岁）。这四种恶性肿瘤的分布并不均匀，同一个体可表现有一种或多种疾病。由于葡萄膜黑色素瘤、恶性间皮瘤和皮肤黑色素瘤发病率较高，BAP1 癌症综合征主要以它们为基础展开临床和基础研究。经过研究证实，在这些患者中均具有体细胞的 *BAP1* 基因杂合体丢失和表达缺失。通过对 *BAP1* 基因的胚系突变进行分析，突变类型包括截断突变（63%）、错义突变（22%）和剪接突变（15%），每种突变类型都与 BAP1 癌症综合征中常见的四种恶性肿瘤中的一种或多种相关，并且每种恶性肿瘤都有以上三种突变类型的表现。因此，*BAP1* 基因的突变类型与 BAP1 癌症综合征的表型没有明显的联系。因患者临床表现不一（第三节将做详细介绍），目前还没有 BAP1 癌症综合征的临床诊断标准。对于可疑 BAP1 癌症综合征的患者，确诊的"金标准"仍是基因检测，需要对病灶组织和血液标本分别进行检测，确定 *BAP1* 基因的胚系突变是 BAP1 癌症综合征诊断的"金标准"。

第三节 │ BAP1 相关性肾细胞癌

一、临床表现

BAP1 相关性肾细胞癌根据 *BAP1* 基因的突变类型——胚系突变和体细胞突变，分为家族遗传性和散发性 BAP1 相关性肾细胞癌。无论是家族遗传性或散发性 BAP1 相关性肾细胞癌，肾脏局部病灶较小时都无明显局灶临床表现。腹痛、腹部包块、血尿等症状均是在局部晚期疾病中多见，转移部位的症状和转移的部位及严重程度相关，同时患者也可能会出现副瘤综合征所带来的全身表现。2013 年，Farley 等对 83 个具有家族聚集性肾细胞癌发病特点的个体进行分析，发现了 *BAP1* 基因的突变驱使了肾细胞癌的发生，是第一个描述家族遗传性 BAP1 相关肾细胞癌的文章。与散发性 BAP1 相关性肾细胞癌相比，在家族遗传性 BAP1 相关性肾细胞癌中，肾细胞癌倾向于早发、双侧、多发，其病理分级通常较高。

在家族遗传性 BAP1 相关性肾细胞癌中，肾细胞癌可以是唯一的临床表现，也可和其他相关疾病同时或先后出现。Carbone 等对具有 *BAP1* 基因胚系突变的 7 个不相关家族进行荟萃分析显示，具有 *BAP1* 基因突变的家族成员中，肾细胞癌的发生率仅为 3.3%，更多见的是一些表皮或上皮性病变。BAP1 突变非典型性黑色素皮内肿瘤（melanocytic BAP1-mutated atypical intradermal tumor，MBAIT）发生率为 66.7%，恶性间皮瘤的发生率为 21%，葡萄膜黑色素瘤的发生率为 17.7%，皮肤黑色素瘤的发生率为 12.9%，另外肺癌的发生率为 4.8%。这些疾病在非 *BAP1* 基因胚系突变的家族成员中均未发现，因此它们是 BAP1 癌症综合征的重要临床表现。对于可疑为家族遗传性 BAP1 相关性肾细胞癌的患者，需要仔细询问病史，并对眼睛、皮肤、胸部等部位进行检查。

如前所述，BAP1 癌症综合征中 MBAIT 非常常见，但早期没有统一的认识，在之前的研究中也没有被关注和评估，甚至曾用很多名称进行表示，其发病率可能被低估。然而，在 43 名具有 *BAP1* 基因胚系突变的个体中进行仔细的全身检查，其中 31 名（72%）个体患有 MBAIT。在这 31 名个体中有 11 名（35%）是多发的，病灶数量在 2～50 个不等，诊断的中位年龄是 42 岁。MBAIT 是一种良性皮肤病变，可发生于头颈、躯干和四肢等多处皮肤。在外观上类似于皮肤痣，和混合痣或皮内痣相关，生长缓慢，其组织学特点是由巨大的上皮样和梭形细胞构成，细胞具有非典型增生特点，包括多形核、细胞核深染等，但无核分裂象，Ki-67 染色通常为阴性。

Rai 等对 57 个家庭的 174 名携带有 *BAP1* 基因胚系突变的个体进行了回顾，总结了 BAP1 癌症综合征患者最常见的临床表现，包括葡萄膜黑色素瘤、恶性间皮瘤和表皮黑色素瘤等。*BAP1* 基因的体细胞突变和胚系突变均可以造成葡萄膜黑色素瘤，葡萄膜黑色素瘤在人群中的发病率仅为 5.1 个 /100 万，但 31% 的 *BAP1* 基因胚系突变患者患有葡萄膜黑色素瘤，发病年龄最早的为 16 岁，中位发病年龄为 51 岁（16～72 岁），比人群的普遍发病年龄要早（62 岁）。具有 *BAP1* 基因胚系突变的患者中，22% 确诊患有恶性间皮瘤，发病中位年龄早于人群的普遍发病年龄。*BAP1* 基因胚系突变所导致的恶性间皮瘤中，67% 的个体表现为胸膜恶性间皮瘤，31% 的个体表现为腹膜恶性间皮瘤，另外 1% 的个体表现为胸膜和腹膜恶性间皮瘤。目前在携带有 *BAP1* 基因胚系突变的个体中，报道的腹膜恶性间皮瘤均发生于女性个体，这与人群中腹膜恶性间皮瘤主要发生于男性是相反的。*BAP1* 基因胚系突变所导致的表皮黑色素瘤平均发病年龄亦早于散发性患者，其中 22% 的个体患有多处原发性表皮黑色素瘤，报道最多的是单个个体同时患有 7 处表皮黑色素瘤。

二、影像和病理特点

散发性 BAP1 相关性肾细胞癌与其他散发性肾细胞癌相比较没有特异的影像学特点，由于其病理类型主要为 ccRCC，其影像特点符合 ccRCC 的表现。超声作为一种非侵袭性和价格低的检查手段，仍然是肾脏肿物的首选检查方式，散发性 BAP1 相关性肾细胞癌在超声上大部分表现为类圆形、边界清晰的等回声或低回声包块。腹部 CT 可以为进一步的诊断和治疗方案的选择提供更加详细的信息，是肾脏肿瘤诊断和分期最常用的检查手段。散发性 BAP1 相关肾细胞癌在腹部 CT 上表现为等低密度实性或囊实性肿物，可伴有出血坏死改变，增强 CT 动脉期可见肿物不均匀强化，延迟期肿物强化程度明显降低，部分也可表现为乏血供、质地均匀。MRI 并不推荐作为常规的检查手段。而对于家族遗传性 BAP1 相关性肾细胞癌，在疾病发现时可有双侧、多发肾脏肿物，但需要与其他遗传性肾细胞癌相鉴别。影像不能作为诊断的最终依据，还需要结合家族史、临床症状和基因检测等。对于具有双侧、多中心、反复复发特点的肾脏肿瘤，还可以考虑进行细针穿刺活检。

细针穿刺活检不仅可以帮助明确病理类型，还可以在分子水平上明确肾细胞癌的分类，为个体化治疗提供依据，包括治疗方案的选择和预后的判断，特别是不适合手术的患者。

目前还没有关于 BAP1 相关性肾细胞癌的病理组织特点共识，但从 Popova、Farley 等所报道的家族性 BAP1 相关性肾细胞癌的病例中可以看到，病理类型均为 ccRCC，另外在散发性 ccRCC 中有 10% ~ 15% 具有 BAP1 基因突变。对来自 Mayo 临床中心的 408 例散发性肾细胞癌患者标本进行分析，通过免疫组化的方法判断 BAP1 的表达情况，BAP1 染色阴性说明存在 BAP1 基因的双等位基因失活，研究者发现 ccRCC 患者中 BAP1 的染色阴性率约为 10%（18/187），而在乳头状肾细胞癌、嫌色肾细胞癌和肾脏嗜酸细胞瘤中 BAP1 的染色均为阳性，这与之前报道的 BAP1 基因在散发性 ccRCC 中的失活性突变率相当。以上研究均提示 BAP1 基因突变主要在 ccRCC 中表现，是 ccRCC 的重要分子机制之一。因此，目前可以认为 BAP1 相关性肾细胞癌的病理类型以 ccRCC 为主。

三、治疗

在 Rai 等回顾性分析的 174 名具有 BAP1 胚系突变的个体中，130 名（75%）个体具有葡萄膜黑色素瘤、恶性间皮瘤、表皮黑色素瘤、肾细胞癌和 / 或 MBAIT，90% 家族的一级亲属或二级亲属患有至少两种肿瘤，5 个家族只报道了一种肿瘤，并且 BAP1 基因胚系突变为显性遗传。因此，推荐对于患有两种或两种以上这些肿瘤类型的个体和 / 或其一级或二级亲属进行基因咨询和 BAP1 基因突变的检测。由于人群中表皮黑色素瘤的发病率相对较高，对于只有表皮黑色素瘤临床表现并且又可疑患有家族遗传性黑色素瘤的个体及其一级或二级亲属，可以同时进行 BAP1 基因和 CDKNIIA 基因的突变检测。

目前还没有建立有关 BAP1 癌症综合征的循证医学治疗指南，对于 BAP1 癌症综合征患者及其一级或二级亲属的癌症风险不容忽视，做到早期诊断和治疗才有可能改善预后。因此，推荐对眼睛、皮肤等部位进行定期规律的检查。

对于家族遗传性 BAP1 相关肾细胞癌，其治疗同样没有循证医学指南。在 VHL 综合征等其他遗传性肾细胞癌中，遵循着"3cm"原则，即肿瘤不超过 3cm 可以观察等待，如果肿瘤超过 3cm 的可考虑手术切除。由于其具有双侧、多发的临床特点，保留肾单位手术是其相对适应证，可以采用开放、腹腔镜、机器人等方式进行手术治疗。另外，射频消融、微波消融、冷冻消融等治疗方式在高龄、无法耐受大手术、肿瘤较多、预期寿命短等情况下可进行选择性的应用。在 BAP1 相关性肾细胞癌的一些临床研究中，BAP1 基因的失活性突变是预后较差的预测因子，与患者的疾病无复发率、疾病特异性死亡率和总生存率的负相关性均有报道。因此，BAP1 基因突变可能导致其所造成的肾细胞癌的局部复发率和转移率较高。那么，无论是散发性或家族遗传性 BAP1 相关性肾细胞癌中，保留肾单位手术是否同样适用就需要进一步探讨。目前在散发性或家族遗传性 BAP1 相关性肾细胞癌中，还没有对比肾部分切除术与肾根治性切除术对患者预后影响的报道。

当疾病发生转移时，因为透明细胞肾细胞癌较为多见，仍然推荐在切除原发病灶的基础上，再联合 NCCN 指南中推荐的靶向药物进行治疗。众所周知，VHL/HIF-1/VEGF 途径和 PI3K/Akt/mTOR 途径是肾细胞癌发病、疾病进展和转移的重要机制，也是目前肾细胞癌靶向药物研发和治疗的重要分子基础，主要包括酪氨酸激酶抑制剂（tyrosine kinase inhibitor，TKI）和哺乳动物西罗莫司靶蛋白（mammalian target of rapamycin，mTOR）抑制剂等。前者代表性药物如舒尼替尼、索菲拉尼等，后者代表性药物有替西罗莫司、依维莫司等。在肾细胞癌的发生和发展过程中，还可能会伴有很多其他的基因或表观遗传学方面的改变。目前，针对 *BAP1* 基因的突变，还没有针对性的药物。*BAP1* 基因位于 3 号染色体短臂，和 *VHL* 基因相近，与 *PBRM1*、*SETD2* 等基因一起是 ccRCC 患者中常见的突变基因，可能都是参与 ccRCC 发生和发展的重要分子通路。BAP1 可能与组蛋白修饰和染色质重塑的关系密切，与这些过程相关的药物可能会给 BAP1 相关性肾细胞癌患者带来新的希望。另外，传统上认为肾细胞癌是对放疗和化疗极度不敏感的肿瘤，而 BAP1 作为一种去泛素化酶，通过修饰组蛋白和染色质重建，与 DNA 损伤的反应性有关，那么 *BAP1* 突变是否会影响放疗和化疗的疗效，可能需要进一步的研究，特别是 BAP1 相关的晚期肾细胞癌患者。有研究显示，ccRCC 的某些细胞系在 BAP1 缺失的情况下对电离辐射的敏感性增加，并且对 PARP 抑制剂奥拉帕尼的敏感性也增加。因此，除了舒尼替尼、索拉非尼、阿昔替尼、依维莫司等药物，也可以尝试奥拉帕尼的治疗，但目前还没有循证医学证据支持奥拉帕尼作为一线药物或作为其他靶向药物治疗失败后的治疗选择。

四、预后和随访

散发性肾细胞癌的预后与肿瘤的组织类型、TNM 分期、Fuhrman 分级、血管淋巴管浸润、肿瘤坏死、肉瘤样分化成分等存在相关性，这些是目前临床实践中使用较多的预测因子。然而，不同分子机制所造成的肾细胞癌，其生物学行为可能并不相同，但目前还没有确定的能够预测肾细胞癌预后的分子标记物。在散发性肾细胞癌中，*VHL* 基因作为 ccRCC 患者中最常见的突变基因，其突变与否并没有显著影响该类患者的预后。而 *PBRM1* 和 *BAP1* 是 ccRCC 患者另外两种最常见的突变基因，研究显示 *PBRM1* 和 *BAP1* 的表达情况与 ccRCC 患者的预后存在相关性。两者表达均为阴性的患者，其无疾病复发生存率和疾病特异性生存率均较低，其次为 BAP1 表达阴性的患者，再次为 PBRM1 表达阴性的患者，三组间差异具有统计学差异。在单独研究 BAP1 表达情况与患者预后的研究中，同样显示 BAP1 的表达缺失影响患者的预后。Minardi 等对 1983—1985 年施行肾根治性切除手术治疗的 154 名 ccRCC 患者进行回顾性分析，经过平均 196.18 个月的随访，发现除传统的影响肾细胞癌预后的病理因素以外，BAP1 的表达缺失也是不良预后的独立预测因子。Kapur 等对 145 例 ccRCC 患者进行回顾性研究发现，具有 *BAP1* 基因突变的患者比野生型的总生存期短，提示 *BAP1* 突变可能是该类肾细胞癌患者预后较差的分子基础。Miura 等的研究显示，第一转移灶中 BAP1 的表达也和患者的预后相关。BAP1 阳性组的中位总生存期为 97 个月，BAP1 阴性组的中位总生存期为 51 个月（*P*=0.0077）。在一项纳入 26 个研究、包含 8 043 名患者、囊括 10 种不同恶性肿瘤的关于 BAP1 表达与患者生存关系的荟萃分析中显示，BAP1 阳性表达预示 ccRCC 患者的总生存期更好。Rai 等对 BAP1 癌症综合征患者的总结分析中发现，*BAP1* 基因的胚系突变与葡萄膜黑色素瘤、表皮黑色素瘤和肾细胞癌的肿瘤侵袭性呈正相关，而与恶性间皮瘤的肿瘤侵袭性呈负相关。因此，从以上研究中可以看到，*BAP1* 体细胞或胚系失活性突变与散发性和家族遗传性 BAP1 相关性肾细胞癌患者的预后明显相关。无论是散发性或家族遗传性 BAP1 相关性肾细胞癌，患者的无复发生存率、疾病特异性生存率和总生存期均受到显著影响，BAP1 相关性肾细胞癌容易复发和转移。对于散发性或家族遗传性 BAP1 相关性肾细胞癌患者应该按照高危肾细胞癌进行随访。与散发性 BAP1 相关性肾细胞癌不同，家族遗传性 BAP1 相关性肾细胞癌患者在随访过程中，除了关注局部复发和远处转移的情况外，还需要注意皮肤、眼睛等部位的定期检查。

第四节 | 总结和展望

BAP1 基因位于 3p21，属于二次打击抑癌基因，其编码蛋白 BAP1 蛋白是一种去泛素化酶，涉及染色质修饰和细胞周期调控等生理过程。BAP1 相关性肾细胞癌在散发性 ccRCC 中大约占 10% ~ 15%，而在 BAP1 癌症综合征中肾细胞癌的发生率约为 3% ~ 10%。与其他肾细胞癌相比，散发性 BAP1 相关性肾细胞癌没有特异性的临床表现。而在 BAP1 癌症综合征中所发生的肾细胞癌，即家族遗传性 BAP1 相关性肾细胞癌通常表现为早发（<40 岁）、双侧、多发肾细胞癌，并可能同时或先后合并多种疾病表现，如 MBAIT、表皮黑色素瘤、恶性间皮瘤、葡萄膜黑色素瘤等，需要与其他遗传性肾细胞癌相鉴别，其诊断的"金标准"仍为 *BAP1* 的基因检测。同样的，散发性 BAP1 相关性肾细胞癌与其他类型的肾细胞癌相比没有特异性的影像学表现，由于其病理类型多为 ccRCC，影像特点符合 ccRCC 的表现，而家族遗传性 BAP1 相关性肾细胞癌还倾向于双侧多发。BAP1 相关性肾细胞癌的病理类型主要是 ccRCC，其病理分级通常较高，患者的无疾病复发生存率、疾病

特异性死亡率和总生存率方面均较差。治疗方面，目前仍存在很多疑问，无论是散发性或家族遗传性 BAP1 相关性肾细胞癌，在局限无转移的情况下，可选择肾部分切除术或肾根治性切除术，目前还没有高级别的证据支持哪种手术方式更好。对于转移性疾病，可以使用目前指南推荐的靶向药物进行治疗，还可以尝试使用奥拉帕尼进行治疗，但并没有循证医学证据支持。与 VHL/HIF-1/VEGF 途径和 PI3K/Akt/mTOR 途径等通路类似，BAP1 可能在肾细胞癌的发生和发展过程中有其关键调节通路，涉及细胞周期、染色质重组等过程的调节，有望成为新的治疗靶点。但目前还没有针对 *BAP1* 基因或分子水平的药物用于该类肾细胞癌的治疗。

虽然 BAP1 相关性肾细胞癌所占比例较低，但解析 BAP1 的分子功能及其和肾细胞癌的相关性有助于我们对肾细胞癌分子遗传学进一步了解，明确家族遗传性和散发性 ccRCC 另外一种可能的发病机制及其对疾病发生发展的影响。另外，不同的突变对 BAP1 功能的影响以及不同基因型与表型之间的关系目前还不清楚，这些可能对肾细胞癌在分子水平上的分型进一步细化，为个体化精确治疗和长期预后的预测提供新的线索。

（赵　强　张　宁）

编者

赵强
北京大学肿瘤医院
北京市海淀区阜成路 52 号
邮编：100142
E-mail：pkuch_zhaoq@126.com

张宁
北京大学肿瘤医院
北京市海淀区阜成路 52 号
邮编：100142
E-mail：niru7429@126.com

专家述评

　　BAP1 基因编码的蛋白与去泛素化相关，也是其发挥抑癌作用的基础。约 15% 的散发性肾透明细胞癌患者中可出现 *BAP1* 基因突变，是继 *VHL*、*PBRM1* 基因之后最常见的突变基因。这种散发性肾癌中出现的 *BAP1* 基因突变多为体细胞突变，而 *BAP1* 基因的胚系突变往往与恶性间皮瘤、黑色素瘤、脑膜瘤、肾透明细胞癌等多种肿瘤相关，被称为 BAP1 癌症综合征或 BAP1 肿瘤易感综合征，其中的肾透明细胞癌则为家族遗传性 BAP1 相关性肾细胞癌。

　　BAP1 基因突变的类型与其表型没有发现明显关联，意味着 *BAP1* 的胚系突变基因型无法预测其会出现哪种类型的肿瘤。作为一种常染色体显性遗传病，家族遗传性 BAP1 相关性肾细胞癌的临床表现和其他类型遗传性肾癌存在诸多相似之处，比如双肾的多灶性肿瘤等特点，诊断和鉴别诊断的"金标准"还是依赖 *BAP1* 的基因检测。由于病例数的限制，目前缺少高级别的证据证明哪种手术方式或者哪些药物治疗更具有优势。

　　本节系统性地阐述了 BAP1 相关肾细胞癌的基因特点、分子基础、临床表现等内容，对加深这一罕见疾病的认识提供了丰富的参考资料，同时指出了目前国内外研究的缺陷和不足，既为广大泌尿外科临床医生精准诊断和治疗肾癌提供了极大的帮助，又为肾癌的基础研究指引了方向。随着分子遗传学的飞速发展，人们对 *BAP1* 基因及其蛋白功能的了解有望不断深入，期待不远的将来 BAP1 相关肾细胞癌的个体化诊治和预后预测方面能取得令人鼓舞的进展。

（王少刚）

述评专家信息

王少刚

华中科技大学同济医学院附属同济医院

武汉市解放大道 1095 号

邮编：430030

E-mail：sgwangtjm@163.com

第十四章

Cowden 综合征

Cowden 综合征（Cowden syndrome，CS）又称多发性错构瘤综合征，是一种少见的主要源自外胚层、中胚层、内胚层的常染色体显性遗传病，与多发性硬化和赘生性疾病有关。错构瘤这一术语在 1904 年由 Albrecht 首次使用，意思是在发育中出现错误而形成的肿瘤。Thomson 等多数学者认为错构瘤是非肿瘤性局限性肿瘤样增生，并不是一种真性肿瘤，而是器官内一种或几种正常组织的错误组合与排列形成的异构现象。这种器官组织在结构、数量或成熟程度上的错乱改变将随着人体的发育而缓慢生长，极少发生恶变。1963年，Lloyd 和 Dennis 等首先报道了一种全身多脏器化生性和错构瘤性的疾病，并以确诊的患者家族之姓——Cowden 命名。1972 年，Weary 等以 "多发性错构瘤综合征" 为名报道了 5 例 Cowden 综合征患者，这两种命名一直沿用至今。1997 年，首次发现 Cowden 综合征的致病基因为 *PTEN* 基因，位于染色体 10q23.31。

本病表现为胃肠道多发性息肉伴有面部小丘疹、肢端角化病和口腔黏膜乳突样病变，也常累及皮肤黏膜、甲状腺、乳腺、肾脏、脑等器官，其合并恶性肿瘤的发生率高达40%，主要为乳腺癌、甲状腺癌等。发病年龄为 13 ~ 65 岁，以 25 岁前多见，男女之比为1 : 1.5，并且以白种人多见。荷兰的一项流行病学调查显示，Cowden 综合征发病率约为1/100 万，经基因诊断修正后为 1/20 万。部分学者认为这低估了 Cowden 综合征的发病率，因为有些患者仅有皮肤黏膜的微小病变而被漏诊。

第一节 | 病因及发病机制

一、病因

约有 1/3 的 Cowden 综合征患者存在家族聚集倾向，按常染色体显性方式遗传。在 20世纪 90 年代中期，通过对 12 个 Cowden 综合征家族的遗传连锁分析，发现了一个可能的致病基因位点位于染色体 10q23.31。随后，Liaw 等证实该区域内的致病基因为 *PTEN* 基因，它是一种抑癌基因，对器官发育过程中不同类型细胞之间的联系发挥重要作用。已有研究发现在脑癌、乳腺癌和前列腺癌中可发生体细胞 *PTEN* 突变。通过对 5 个 Cowden 综合征家族中 *PTEN* 基因测序发现其中 4 个家族存在该基因突变，从而证实 *PTEN* 是第一个已知的 Cowden 综合征致病基因，其突变频率约为 80%，其中大约 60% 发生在 5 号、7 号和 8 号外显子。1981 年，Ruschak 等首先注意到一例反复发生脓肿及蜂窝织炎的 Cowden 综合征患者，经研究发现其免疫系统出现异常，表现为 T 淋巴细胞数量减少，对迟发性过敏反应皮试无反应，该患者在出现细胞免疫异常 8 个月后发生白血病。1985 年，Komori 等报道了 Cowden 综合征患者外周血淋巴细胞的分类，CD3[+]、CD4[+] 和具有辅助功能的淋巴细胞比正常人显著降低，组织相容性抗原 HLA-A2、B5 在三例中有两例一致，也提示本病的免疫异常具有遗传背景。1989 年，Violaine 等也报道了 Cowden 综合征患者的 T 淋巴细胞功能低下及减少，且用免疫组织化学的方法研究了牙龈、子宫的活检组织，发现其组织免疫力也较低，推测这可能与患者的肿瘤易感性有关。近年，Starink 等发现 Cowden 综合征患者不仅 T 细胞数量减少，而且 NK 细胞的活性均显著减弱。T 细胞具有免疫监督作用，NK 细胞对肿瘤细胞具有天然的细胞溶解活性，对抗癌具有重要作用。因此，T 细胞数量减少，NK 细胞的活性减弱可能也与该病的发生有关。已有研究发现一些恶性肿瘤发生率较高的遗传性疾病如 Chediak-Higashi 综合征、共济失调 - 毛细血管扩张综合征、家族性黑色素瘤等也有类似的免疫缺陷，这种缺陷可能与 Cowden 综合征的肿瘤高发率有重要关系。此外，上皮生长因子（epidermal growth factor，EGF）具有促进皮肤、消化道黏膜、乳腺、甲状腺等上皮细胞增生的作用，所以 Carlson 等推测 EGF 局部浓聚或受体细胞的感受性亢进亦与本病有关。

二、发病机制

目前国内外对于 Cowden 综合征的发病机制尚无定论，有学者们发现多种因素在其发病过程中互相影响和调控。随着 Cowden 综合征的疾病进展，乳腺癌、子宫内膜癌和甲状腺癌的发病风险增加，泌尿生殖系肿瘤如肾癌、前列腺癌也被认为与 Cowden 综合征有关。Mester 等报道了第一组 Cowden 综合征相关性肾癌病例，他们患肾癌的风险是正常人群的 30 倍以上。关于 PTEN 胚系突变的两项队列研究也曾报道，RCC 发病率分别为 4.1% 和 16.7%，其肾癌具有不同的组织学类型以及临床特点，对治疗的反应也各不相同。PTEN 基因常在 Cowden 综合征患者的生殖细胞中发生突变，它编码抑制 PI3K 信号通路的等离子体膜脂磷酸酶，其缺失会激活 AKT，进一步影响 TSC1/2 通路，最终导致 mTOR 通路的激活。明确这些通路可能对晚期 CS-RCC 和 / 或 PTEN 缺陷的散发性 RCC 的治疗起重要作用。此外，Cowden 综合征患者中可以发现 VHL、MET、FLCN、FH、SDHB/C/D、TFE3、TFEB、MITF、TSC1 和 TSC2 等基因突变。

肿瘤抑制基因 PTEN（也被称为 MMAC1）在多种晚期癌症中发生突变，编码具有脂质和蛋白质磷酸酶活性的双特异性磷酸酶，具有 403 个氨基酸。它可以诱导细胞周期发生 G1 期阻滞，调节神经胶质瘤细胞、乳腺细胞和前列腺细胞的凋亡。另外，该基因也具有染色体重塑的功能，而染色质重塑在 DNA 复制、损伤修复和基因转录中发挥着重要作用，从而影响肿瘤的生长。

第二节 | 临床表现

本病的临床表现涉及全身多个脏器，大体可以分为消化道病变和消化道外病变两个部分：

1. 消化道病变 本病消化道病变的发生率很高，欧美报道为 35%～70%，日本报道为 94%。1987 年，Chen 等报道各器官的发生率分别为胃 36%、小肠 31%、结肠 60%；Suzuki 等报道的发生率分别为食管 67%、胃 89%、小肠 67%、结肠 100%。最近的文献表明，胃肠道受累的比例大约是 70%～85%。

（1）结直肠息肉：主要分布于直肠、乙状结肠、降结肠，升结肠和横结肠亦可发生，但发生率较低，小肠、胃和食管息肉则更为少见。息肉呈大小不等的半球状，密集分布，呈群生貌，是本病的特征性表现。此外，也可见到多个大肠孤立性息肉，病理学为炎性息肉，且常与幼年性息肉、脂肪瘤样息肉、直肠平滑肌瘤、结节样淋巴样增生及肠腺癌等共存。群生样多发息肉为淋巴细胞浸润、结肠腺体肥大、腺管间和腺黏膜肌板间组织细胞浸润等导致的过度增生性改变所致；孤立性息肉表现为管状腺瘤、腺瘤内癌、神经纤维瘤等。

（2）食管：食管息肉多为白色扁平小隆起，富于糖原的上皮层变厚，类似于糖原棘皮症（glycogeni cakantosis），是 Cowden 综合征的特征性表现之一，病理组织学的异型性及炎性改变较少见。

（3）胃：胃内有直径为 1～30mm、呈丘疹样大小不等的息肉，表面为正常黏膜色，多发生于幽门至胃底，息肉间黏膜凹凸不平，病理组织学为错构瘤性息肉、炎性息肉、淋巴样息肉等。几乎所有病例均可见炎性细胞浸润、腺窝上皮增生和延伸到黏膜表层的黏膜肌，呈增生性改变。

（4）小肠：在全小肠内可见多发性息肉，以十二指肠最多，病理组织学尚未有明确报道。

2. 消化道外病变 全身多系统可出现性质各异、程度不等的病变，因此症状和体征更为多样化和复杂。

（1）泌尿系统：泌尿系统异常已经成为 Cowden 综合征的诊断标准之一。有研究报道，Cowden 综合征患者肾癌的发生风险从 40 岁开始增加 34%，其常见病理类型包括肾透明细胞癌、肾嫌色细胞癌和肾乳头状细胞癌等，乳头状或嫌色细胞癌多于透明细胞癌。患者的临床表现差异较大，可无任何症状，大部分患者是在出现症状时才被诊断。该类肾癌较少发生转移，一般采用传统手术进行治疗。此外，肾错构瘤一般不会影响正常组织和细胞，如果出现增大或者压迫的症状，可能会影响肾功能。

（2）皮肤黏膜：病变发生率极高，发病年龄从 4 ~ 75 岁不等，好发于面、颈部，如口周、鼻孔、耳轮、前额部，表现为多发性扁平隆起性小丘疹，病理学为毛线虫瘤、棘细胞症、乳头状瘤，其中面部丘疹最为常见，可见于 86% 的患者。口腔黏膜、牙龈多见细小的圆石样丘疹、疣状小丘疹，有时可见舌体肥厚增大、龟裂、阴囊舌等，病理学为上皮增生、乳头状瘤、纤维瘤。四肢末端除见丘疹外，尚可见点状半透明的凹形角化性和小圆石样病变。其他皮肤病变有白斑、黄色肿瘤、咖啡牛乳色斑，亦有少数合并恶性黑色素瘤、扁平上皮癌、基底细胞癌和肉瘤等。

（3）甲状腺：甲状腺疾病的发病率仅次于皮肤黏膜病变，可见于约 70% 的患者，以甲状腺肿及腺瘤多见，其次为多结节性甲状腺肿、甲状腺功能减退、甲状腺炎及甲状舌骨囊肿等。甲状腺也是并发恶性肿瘤较多的器官之一，预计发生甲状腺恶性肿瘤的风险是 7% ~ 10%，无明显性别差异，偶尔见青少年患者发生甲状腺癌。另外，在甲状腺腺瘤中发生乳头状癌的 Cowden 综合征患者已有报道。Harach 等报道了微腺瘤、多中心滤泡性腺瘤、滤泡状癌等。

（4）眼部：Starink 等发现 13% 的患者眼部出现异常，包括近视、苍白乳头、眼组织残缺、斜视、血管性条纹、白内障、青光眼、皮下动静脉畸形、视网膜母细胞瘤、视神经炎性肥厚等。

（5）乳房：女性患者约 80% 合并乳房病变，以纤维性及囊肿性为主。超过三分之二的女性患者发生纤维腺瘤和纤维囊性变，约一半以上的乳房纤维囊性病患者伴有乳腺癌。此外，还可有乳头和乳晕畸形、导管增生、导管内乳头状瘤、结节性息肉病、腺病和小叶萎缩等病变。约 30% 的患者合并乳腺癌，往往呈双侧性，发病年龄较低。

（6）骨骼：30% 的患者会出现骨骼异常，如小头畸形、胸椎后突畸形、脊柱侧凸、漏斗胸、指趾异常（多指症、并指症、短指症和蜘蛛样指趾等）、肩胛骨发育不全、骨囊肿、病理性骨折、上颌骨和下颌骨发育不全以及软腭形成不全等。

（7）神经系统：约有五分之一的 Cowden 综合征患者出现神经系统异常，其中包括脑积水（大约有 80% 的患者存在）、智力低下、运动协调障碍、意向震颤、脑电波异常、脑膜瘤、大脑假瘤、颅内压增高、小脑肥大以及硬脑膜动静脉畸形等。小脑发育不良性神经节细胞瘤被认为是 Cowden 综合征的一种特征性病变，小脑会出现错构瘤性生长。此外，皮下神经瘤、神经节瘤、神经纤维瘤、口腔神经瘤、舌颗粒性肌母细胞瘤和重症肌无力等也有报道。

（8）生殖系统：在 Cowden 综合征患者中大约 55% 的女性患者出现生殖系统异常，异常表现包括良性卵巢囊肿、畸胎瘤、子宫纤维瘤、子宫内膜多发息肉、子宫平滑肌瘤、子宫内膜腺癌和子宫颈癌等。男性生殖系统的异常包括鞘膜积液和精索静脉曲张等。

（9）呼吸系统：Laroche 等研究发现 Cowden 综合征患者会出现多发、复发的肺和支气管内间叶瘤。Solli 等在 Cowden 综合征患者中发现一例双侧肺动脉脂肪瘤，肺部其他的病变包括肺囊肿、动静脉畸形和低度恶性肺腺癌等。

（10）其他：如血管瘤、房间隔缺损、二尖瓣脱垂、二尖瓣关闭不全、主动脉瓣关闭不全、耳聋、咽鼓管髓膜瘤、急性骨髓性白血病、糖尿病、甲状旁腺瘤、肾上腺囊肿、自身免疫性溶血、T 淋巴细胞系免疫功能不全等，颌下腺和腮腺癌也曾在 Cowden 综合征中有过报道。

综上所述，该综合征在临床上表现多样，所以在诊疗过程中需要结合基因学结果，对患者进行全面检查。

第三节 | 相关检查及诊断标准

一、检查

1. **常规检查**　全血分析、尿液分析、甲状腺功能测试、甲状腺扫描等。

2. **影像学检查**　钡剂灌肠造影可发现结肠内有多发性息肉，黏膜线显示为粗糙的波浪形，平面上黏膜的轮廓为一系列杂乱无章的残迹，或者在黏膜基底部形成特征性的黏膜带。纤维结肠镜或乙状结肠镜检查可发现结直肠内多发性息肉存在。其他影像学检查包括乳腺摄影、胸部 X 线摄影等。

3. **病理学检查**　大肠息肉可证实为错构瘤病变，除此之外，消化道病变在病理学上还可见炎性及化生性改变，但不是本病的特征性改变。由于胃肠道息肉恶变的可能性很低，在无症状的情况下通常不会被发现，必须通过全面的体检发现异常，并做进一步的细针穿刺活检、手术活检或磁共振成像才能确诊。

4. **基因检测**　Cowden 综合征诊断的"金标准"，通过血液、其他体液或细胞对 DNA 进行检测，了解是否存在 *PTEN* 基因的突变。

二、诊断

Cowden 综合征的主要诊断标准为甲状腺癌（非髓样癌，以滤泡性甲状腺癌多见）、巨头畸形、小脑发育不良性神经节细胞瘤（Lhermitte-Daclos disease，LDD）、子宫内膜癌、乳腺癌；次要标准为其他甲状腺疾病（腺瘤或结节性甲状腺肿）、精神发育迟缓、消化道错构瘤、脂肪瘤、乳腺纤维囊性疾病、纤维瘤、泌尿系肿瘤（如肾细胞癌、子宫纤维瘤）或畸形（表 14-1）。临床上根据该病的特征，结合钡剂灌肠造影和内镜检查，发现结直肠内的多发性息肉，再经病理活检证实为错构瘤病变即可确诊，也可通过基因检测对 Cowden 综合征进行早期诊断，从而达到主动预防疾病的目的。

Cowden 综合征具有诊断意义的特征表现为头颈部病变，通常在三十岁左右出现，例如口腔黏膜改变，可以发生在 99% 的 Cowden 综合征患者中。口腔中乳头瘤病变可能涉及嘴唇、口腔黏膜、舌头和咽喉等，这些病变部位表现为特征性的鹅卵石样改变。皮肤疣状丘疹是 Cowden 综合征患者常见的皮疹，主要发生在面部中央。其他典型的皮肤病变部位包括耳朵、前臂和手掌等，这类病变的位置和临床表现具有重要的诊断意义。

表 14-1　Cowden 综合征的临床诊断标准

病理标准	临床表现
特征性病变	1. 面部毛囊瘤
	2. 面部、肢端角化症
	3. 乳头瘤状丘疹
	4. 黏膜病变
主要标准	1. 乳腺癌
	2. 甲状腺癌(非髓样癌),滤泡性甲状腺癌多见
	3. 巨头畸形(巨脑畸形)
	4. 小脑发育不良性神经节细胞瘤(Lhermitte-Daclos disease,LDD)
	5. 子宫内膜癌
次要标准	1. 其他甲状腺疾病(腺瘤或结节性甲状腺肿)
	2. 精神发育迟缓(IQ<75)
	3. 消化道错构瘤
	4. 脂肪瘤
	5. 乳腺纤维囊性疾病
	6. 纤维瘤
	7. 泌尿系肿瘤(如肾细胞癌、子宫纤维瘤)或畸形
个体的临床诊断标准	1. 如果满足以下条件,则仅为病理性皮肤黏膜病变
	a. ≥ 6 个面部丘疹,其中 ≥ 3 个活检确诊为毛囊瘤,或
	b. 皮肤面部丘疹和口腔黏膜乳头瘤病,或

病理标准	临床表现
个体的临床诊断标准	c. 口腔黏膜乳头瘤病和肢端角化症,或
	d. 掌跖角化病,≥6个
	2. ≥2项主要标准,其中之一必须包括巨头畸形或LDD
	3. 1项主要标准和3项次要标准
	4. 4项次要标准

第四节 | 治疗及监测建议

一、治疗

Cowden 综合征目前仍无有效的治疗方法,多采用对症疗法,如病损影响功能、发生溃疡或疼痛可采用局部切除来改善。

(一)肾细胞癌的治疗

对于 Cowden 综合征相关肾癌的治疗尚无有效的方法,多采用传统手术或系统治疗。80% 的 Cowden 综合征患者存在 *PTEN* 胚系突变,突变的杂合性缺失在 CS-RCC 中很常见,无 *PTEN* 胚系突变的 Cowden 综合征患者常存在 *PIK3CA* 和 *AKT1* 的胚系突变(图14-1)。*PTEN* 可以负向调节 PI3K/AKT/mTOR 信号转导通路,导致 mTOR 途径激活,是癌症发生的关键所在。抑制 PI3K/AKT/mTOR 通路对 CS-RCC 具有一定的临床治疗意义。因此,在药物治疗方面,应用 mTOR 通路抑制剂可能会对晚期 CS-RCC 的治疗起重要作用。但目前仍然没有批准应用 PI3K/mTOR 抑制剂,如西罗莫司、BGT226 和 BEZ235 等,相关临床试验仍在进行。值得注意的是,临床前模型已经表明 PTEN 缺陷肿瘤依赖于 PI3K 的 p110β 同种型,对 p110β 的抑制能够阻止由 PTEN 缺失驱动的肿瘤形成。选择性 PI3Kβ 抑制剂在 Cowden 综合征患者中可能具有更好的活性和耐受性。已有临床试验正在研究 PI3Kβ 选择性抑制剂在 PTEN 缺陷晚期肿瘤患者中的作用。

(二)皮肤病变的治疗

对 Cowden 综合征患者的皮肤病变尚无特效疗法,治疗效果也不满意,刮除或冷冻治疗后通常会复发。当皮损多发时,唯一有效的疗法是全部切除。皮肤磨削术可能有效,但因皮损会复发或发生新皮损,所以可能需要反复磨削。此外,还可以选择 5-氟尿嘧啶、mTOR 抑制剂、异维甲酸或激光等治疗方法。另外,手术后可能发生皮肤黏膜的损伤,在口腔中一般是良性病变,但若发生角化不全,可能是癌前病变的表现。

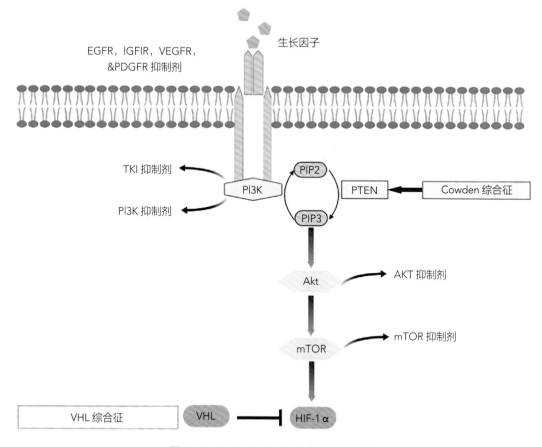

图 14-1　PI3K/AKT/mTOR 信号转导通路

（三）甲状腺病变的治疗

甲状腺病变通常是良性的滤泡状肿瘤，处于青春期的患者可暂时不需要处理，平时可摄食一些含碘高的食物；病情较严重患者可以应用药物治疗或者补充碘剂疗法；当患者病情十分严重时，可以行甲状腺全切除术。甲状腺癌病灶 ≥ 1cm 的患者应行同侧或双侧颈部淋巴结清扫。当患者颈部出现可触及的结节时，可能有颈部中央区淋巴结受累，应该行根治性清扫术。所有患有家族性非甲状腺髓样癌和癌肿病灶 ≥ 1cm 的患者都应该在手术后进行放射性碘治疗。有明显甲状腺癌家族史的患者，不管细针穿刺的结果如何，都应该行甲状腺全切除术。

（四）口腔病变的治疗

口腔病变的治疗包括博来霉素化疗、干扰素、铱 192 放射治疗或 CO_2 激光切割。Takenoshita 等报道通过手术治疗牙龈病变，经过两年的随访，未见复发。然而，也有学者研究发现牙龈病变经过手术治疗后会出现复发。

（五）面部丘疹的治疗

对于面部丘疹的治疗，可选择外用氟尿嘧啶、口服维甲酸、电外科手术、冷冻手术、皮肤磨损和激光磨损，但远期效果不佳。

（六）肺间叶瘤的治疗

对于肺间叶瘤可进行外科手术治疗，可防止大多数患者的复发。对于极少数的年轻患者或既往复发者，在正常肺狭窄边缘行楔形切除可能会有更好的效果。

（七）结肠息肉的治疗

可在纤维结肠镜或乙状结肠镜直视下，行息肉摘除或套扎术，个别患者必须行结肠部分切除乃至全结肠切除术。

（八）其他

对于诊断为乳腺癌、卵巢癌患者的治疗将取决于疾病的发展阶段、患者的年龄以及其他相关的合并症。

二、监测建议

对 Cowden 综合征患者需要进行多学科管理。此外，遗传咨询也非常有意义，特别是对有家族史的患者。Cowden 综合征与 *PTEN* 基因有关，家族成员常规基因检测对 Cowden 综合征的早期诊断具有重要意义。在一个家族中若已经发现存在 *PTEN* 基因的有害突变，则家族中的其他成员可以用临床表型特征代替基因检测来诊断 Cowden 综合征。当明确诊断为家族性 *PTEN* 基因突变的患者，应纳入 Cowden 综合征多学科管理。属于 *PTEN* 基因突变家族的个体应常规进行乳腺检查，如果家族性 *PTEN* 基因突变情况不详或者 *PTEN* 基因突变检测为阴性，则需要向患者提供个体化建议，如建议其做常见致病基因变异检测等。

目前的医疗管理建议主要注重一级和二级预防，从 18 岁开始，每年进行一次详细的体格检查，尤其注意是否有皮肤病变和甲状腺异常。无论男性还是女性，每年的体检均应包括尿常规和肾脏超声，处于危险中的个体应该每年进行皮肤检查。

疾病的宣教也至关重要，患者应该将潜在的风险告知其亲属，并建议他们做相关的基因检测。以乳腺相关疾病为例，对于预防性乳房切除术的选择与否进行个体化讨论，讨论的内容应包括手术的安全性、癌症风险的大小以及患者对于乳房重建的意愿。从 25 岁开始，男性和女性均应该进行乳腺检查。此外，女性应该接受乳腺自检的训练，并且从 18 岁开始，每月定期自检。女性从 30 ~ 35 岁开始，每年应该行乳腺 X 线检查，或者比家族中已知的最早乳腺癌患者确诊年龄早 5 ~ 10 年开始。35 ~ 40 岁的绝经前妇女应接受子宫内膜抽吸活检，或者比家族中最早的乳腺癌患者确诊年龄早 5 年开始。绝经后妇女每年需要做子宫内膜超声检查，具体的监测建议可以参照 NCCN 指南。

第五节 │ 总结和展望

　　与患有其他遗传性癌症综合征的患者一样，患有 Cowden 综合征的个体存在多器官病变。由于表型异常和疾病相关的器官系统功能受限，患者的生活质量和寿命会下降，所以在年轻时有相关症状要格外关注。尽管靶向疗法已经在治疗方面取得了显著进步，但是仍需要更清楚地阐明与该癌症综合征有关的分子途径，可以发现其他新的潜在的治疗靶点，从而为这些个体提供最佳的监测和治疗。

（李　磊）

编者

李磊

北京大学第一医院

北京市西城区西什库大街 8 号

邮编：100034

E-mail：1335709003@qq.com

专家述评

　　该章全面且精准地阐述了 Cowden 综合征，从病因、发病机制、临床表现、检查、诊断到治疗，所引用的文献资料翔实、科学，具有很高的学术价值。国际 Cowden 协会在发表的文献和各自的临床经验基础上制定了可操作性的诊断标准，已被美国 NCCN 指南所采纳。Cowden 综合征是一种常染色体显性遗传疾病，属先天性疾患。Cowden 综合征的易感基因 *PTEN* 位于染色体 10q23.3。本征有不同且广泛的临床表现形式，合并恶性肿瘤的发生率高达 40%，主要为乳腺癌、甲状腺癌等。肾癌等泌尿生殖系统肿瘤也与 Cowden 综合征有关，肾癌被认为是次要的诊断标准之一。有 *PTEN* 胚系突变患者发生肾细胞癌的风险高达 34%，组织学类型为透明细胞癌、乳头状细胞癌或嫌色细胞癌。与 *VHL*、*TSC*、*MET* 原癌基因激活突变引起的家族性肿瘤综合征等遗传性肾癌不同，Cowden 综合征主要累及器官不是肾脏。相信学习了这一章节后，对于临床上这种特殊类型的肾癌就可以及时作出准确的诊断，尽早进行全身治疗或监测。

（郭剑明）

述评专家信息

郭剑明

复旦大学附属中山医院泌尿外科

上海市徐汇区枫林路 180 号

邮编：200032

E-mail：jmguo@fudan.edu.cn

第十五章

多乳综合征和肾癌

多发性乳房又叫多乳头（supernumerary nipples，SNN），也可称为多乳头症（polythelia）、多乳房（polymastia）、副乳腺（accesssory breast）、异位乳腺组织（aberrant mammary tissue）。由于多乳症的出现往往并发一些其他系统的畸形和癌症，尤其是泌尿生殖系统，因此也有一部分学者称多乳症为多乳综合征（supernumerary nipples syndrome）。

多乳症这一术语源自古希腊，寓意是许多乳房。在中国的历史中，公元前1150年，周王朝出现了两例多乳症，并将其和神圣力量与天赋相联系在一起。在西方的文献中，这一疾病可以追溯到罗马时期，Lynceus描述了一名四个乳房的女性，不仅身材美妙，还有充足的奶水哺乳。在西方的神话中，多发的乳房被视作是美丽和生育能力强大的象征。进入现代以后，多乳症不仅逐渐被认为是美观上的缺陷，而且研究者们发现了多乳症和肾脏畸形、癌症之间的联系。

近年来，由于多乳症可能和肾脏畸形、肾癌相关，该病引起了部分学者的研究兴趣。1979年，Méhes等率先报道了多乳症和其他畸形的联系，在患有多乳综合征的20名新生儿中，8例新生儿出现了泌尿系统异位或畸形，包括肾脏和肾集合系统的畸形，占比达到了40%。1981年，Méhes等扩大调查范围，将这一数据修正到23%～27%。而泌尿道异位和畸形与多乳症的联系并没有被其他的研究完全证实，仍然在争论之中。此外，多乳症还可能与实体器官恶性肿瘤有关，尤其是泌尿生殖系统肿瘤，如肾细胞癌、睾丸癌、前列腺癌和膀胱癌等。1981年，Goedert等报道了两例病例，一例为46岁男性，同时患有右侧肾癌、左侧多发性乳房和左侧精原细胞瘤，另一例为50岁男性患者，同时患有右侧多发性乳头、右侧肾癌以及右侧睾丸囊肿。此发现促使Goedert等进行了肾细胞癌的病例对照研究，发现32例患有肾癌的患者中，6位患有多乳综合征，该结果表明多乳症患者具有肾癌先天易感性，证明多乳症和肾癌之间存在相关性。此后，多乳症和肾癌之间的研究逐渐展开。

第一节 | 多乳综合征的特点

多乳综合征是一种十分常见的先天性畸形，除外胸部两个正常发育的乳头，在身体的其他部位可能出现异位的乳头、乳晕、乳腺组织或者其他混合形式。多发的乳头常常沿着从腋窝到腹股沟区域的胚胎乳线生长，也有报道可出现在其他地方，比如外阴、颈部、背部和大腿。这些异位的乳头可以出现在单侧，也可双侧同时出现。

一、胚胎学

在胚胎发育的第四周和第五周之间，两条纵向相互平行的上皮组织增厚成乳线、出现在胚胎腹面，始基或者乳线从腋下开始沿着腹下区外侧缘往下，至大腿表面的中上部结束。在正常的发育过程中，乳线经过断裂形成外胚层聚集物，经过进一步发育，多余的外胚层聚集物渐渐被抑制，留下来的形成未来的乳房，其数目及位置由哺乳动物系统的发育所决定。在人类中，外胚层聚集物常常存留在第四肋间的两侧，然后发育成成对的胸部乳房。在未来乳房的区域，上皮组织的分支向深层生长，在妊娠的第五个月发生腺管分化，在妊娠晚期一开始，从深层真皮芽伸展渗透到皮下组织。乳腺脊（mammary ridge）的胚胎发育过程受到抑制而出现残留，导致了多乳房或者多乳头症的出现，乳腺脊上被取代的细胞成分残留则可能导致乳腺范围之外的异位乳腺组织。

Geoffroy-Saint-Hilaire 和 Darwin 分别在 1836 年和 1871 年认为，人类起源于多乳房的动物，根据这一理论，多乳房可被视为返祖现象，即由于一些不为人知的原因、遥远祖先的某些特征意外出现。

二、流行病学

疾病的发病率为 0.2% ~ 5.6% 不等，主要取决于性别、族群、地理区域和遗传因素。

1. 性别　多乳症的发病率在男性和女性中相似，一些研究支持男性略占主导，男性与女性之比大约为 1.7：1。

2. 族群　相比其他种族（白种人），多乳症在黑种人中更加常见。

3. 地理区域　地域不同，多乳症的发病率不同；匈牙利人的发病率为 0.22%，非裔美国的新生儿发病率为 1.63%，以色列新生儿为 2.5%，以色列阿拉伯人为 4.7%，德国儿童为 5.6%。

4. 遗传因素　大多数多乳症的病例是散发的。然而，已经发现该病在一些家族中出现遗传特性，符合表现型各异的常染色体显性遗传，另外一些报道则认为该疾病是伴 X 染色体显性遗传。致病基因可能阻止胚胎乳腺脊的退化。在一些同卵双生双胞胎中也观察到多乳症。

第二节｜多乳综合征的临床诊治

一、临床表现

迄今为止，仍然用 1915 年 Kajava 的多乳症分类，主要包括以下八种，完全的多发乳房十分少见：

（1）完全的乳房：乳头、乳晕和乳腺组织（多乳房）。

（2）乳头和乳腺组织、不含有乳晕。

（3）乳晕和乳腺组织、不含有乳头。

（4）仅有异位乳腺组织。

（5）乳头、乳晕和假乳房（脂肪组织代替腺体组织）。

（6）仅仅有乳头（最常见的多乳症）。

（7）仅有乳晕（多乳晕症）。

（8）仅有一些毛发斑（多毛乳头症）。

虽然这一分类很清楚，但由于疾病的形态模式往往是各种各样混杂出现的，所以错误使用名称是十分常见的。

多乳头症是最常见的多发乳房形式，最常出现在乳房和脐部之间的位置，尽管它们也可以沿着乳线出现在其他地方。在75%的患者中，乳头的大小不超过正常乳头的30%（直径上不超过0.2～0.3cm），在其他25%的患者中，乳头是正常乳头大小的50%。很少出现多出的乳头与正常乳头大小相同的情况。多发的乳头数目单个比多个更加常见，多乳头数目为单个的占60%～65%，2个为30%～35%，3个为3.5%～4%，4个为1.5%～2%，也有报道患有10个和11个多乳头的患者。大约有5%的多乳症患者乳头不出现在乳线上，不典型的位置有颈部、面部、双臂、大腿、臀部、肩部和肩胛骨后面，也有非常少的报道中乳头沿着脊柱出现（图15-1）。

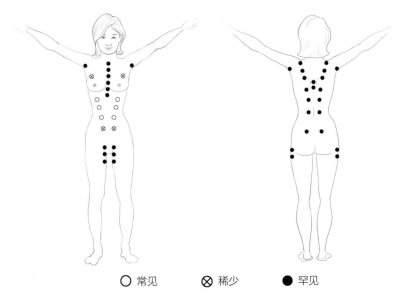

○ 常见　　⊗ 稀少　　● 罕见

图15-1　多乳症发生部位

二、诊断及鉴别诊断

为了更好地诊断多乳症，可以使用湿润的纱布垫沿着乳线从两侧的腋下区域缓慢划至大腿的上部，这种方法对婴儿期或者后婴儿期皮肤干燥或者脱皮时的诊断很有帮助。当显示出的病变是凹陷型时，可以用两手指将两侧皮肤折叠起来，通过观察是否可以显示出皮肤褶皱来进行鉴别。

多乳症往往可以通过临床诊断明确，即便偶尔出现一个乳头或者乳晕、也可以经过组织活检确诊。然而在婴儿时期，多出的乳头可能以小范围着色区、珍珠色标志或者凹点的形式出现，经常被误认为是胎记、色素痣、神经纤维瘤、乳头状瘤或者疣状物。如果伴有异位乳腺组织，可能与脂肪瘤相似，还有极少数类似于淋巴结病、淋巴瘤和汗腺炎。这一肿物会随着激素改变（如青春期发育时、月经期、妊娠和哺乳期）出现范围增大和凸起。在哺乳期也可能出现疼痛和漏乳。从组织学上，所有在正常乳头上的结构都可出现在多发的乳头中，包括色素沉着过度、上皮组织增厚、毛囊皮脂结构、平滑肌，极少数病例中也出现了乳腺。

第三节 | 多乳综合征和肾癌的相关性

一、与泌尿生殖系统疾病的相关性

1979 年，Méhes 等最先报道了多乳症和其他畸形的联系，后续又报道多乳症与高血压病、先天性心脏病、脊柱畸形、消化道溃疡、神经官能症、癫痫症、耳畸形、性腺发育不全、睾丸癌、幽门狭窄和关节挛缩等疾病有关。

其中，多乳症又与泌尿生殖系统肿瘤和畸形联系最为密切，肿瘤中肾癌排在第一位，其次分别是睾丸癌、膀胱癌和前列腺癌（表 15-1）。最常见的相关性先天性肾脏疾病是梗阻和重复肾，具体包括：肾积水、肾盂输尿管连接处梗阻、重复输尿管、单侧肾发育不全、多囊肾发育不全、肾脏发育不全、膀胱输尿管反流、孤立肾囊肿、多囊肾疾病、输尿管下垂、输尿管囊肿、多发肾脏、膀胱颈梗阻、输尿管扩张、膜性增生性肾小球肾炎和Wilms 肿瘤等。然而，这些疾病在多乳症患者中是否有更高的发病率需要进一步探究。

表 15-1　多乳症患者伴发泌尿系统肿瘤病例特征

肿瘤类型	患者数目
肾癌[a]	20
透明细胞癌	2
Wilms 瘤	1
睾丸癌[a]	4
混合细胞癌	3
精原细胞瘤	3
胚胎瘤	2
畸胎瘤	2
绒毛膜癌	1
膀胱癌[a]	11
前列腺腺癌	9
前列腺横纹肌肉瘤	1

注：a 为文中未详细描述组织学类型的癌。

二、与肾癌的相关性

多乳症并发肾癌的平均诊断年龄是 42 岁，与无多乳症的患者相比，发病年龄平均提前了 12 年。这种伴有多乳症的患者肾癌发病年龄更低，与其他遗传性肾癌综合征患者早期发病的情况一致。临床症状以经典的散发性肾癌表现为主，其中血尿多见，且常伴发肾囊肿。既往报道中，患者多起病隐匿，往往在检查其他疾病时发现，也可出现转移性症状，如转移性肺癌引起的呼吸困难或转移性肝癌引起的黄疸表现。在目前报道病例中，并未发现肾癌的发病位置与多乳综合征患者多乳头的出现位置具有相关性，肾癌既可以发生在同侧，也可以发生在对侧。由于目前的研究主要以病例报道为主，其肾癌组织学特征均未详细说明。多乳症患者并发肾癌的原因尚不确定，具体可能和以下几点相关：

1. 肾脏畸形发生肾癌　临床研究发现肾脏畸形和肾癌之间具有相关性。例如，一部分多囊肾患者可能发展为癌症，这可能与肾功能下降后，出现晚期的肾功能不全有关。此时虽然肾发生萎缩，但由于肾囊肿的发生，肾脏体积反而开始增大，在这个过程中，囊壁的细胞由于大量增生和异常发育，可以形成多发性腺瘤，同时也易合并肾癌。

2. 肾脏畸形、多乳症和肾癌具有共同的胚胎起源　多乳症是一种常见的未成年人形态畸形，肿瘤的出现可能意味着在胚胎期就具有了肿瘤发生的某些基础，肾脏的先天畸形也可能与此相关。Urbani 和 Betti 等注意到肾脏畸形、多乳症和肾癌在患者的同侧出现，Mehes 等观察到多乳症的家族表现，都进一步支持了此种恶性肿瘤的胚胎起源。可能是因为泌尿生殖系统大约在妊娠的第三个月开始出现，此时乳腺脊正好应该在退化阶段，而同一阶段退化的不完全导致乳腺组织异位并影响胚胎期肾组织的发生发展，进而导致多乳症与肾畸形或肾癌同时发生。

3. 遗传因素 一些多乳症患者存在肾癌高发现象，提示遗传因素可能在发病中起着重要作用。1981 年 Goedert 等观察到两位肾癌患者同时伴有多乳症，他们遂对 32 例多乳症患者进行了回顾，发现其中 6 例存在肾癌，其在多乳症患者中的发病率远高于普通人群。研究还发现，这些多乳症患者家族，在肾癌高发的同时，中枢神经系统肿瘤也存在高发倾向，提示多乳综合征伴肾癌可能与遗传因素有关。然而，由于目前关于多乳症的分子遗传学研究有限，尚未发现与其相关的特异性突变基因。

4. 细胞遗传学 通过染色体显带技术对受影响个体进行的细胞遗传学研究略有成效，易患肾癌家族在 3 号和 8 号染色体之间显示出染色体易位。8 号染色体三体征和部分 3 号染色体短臂三体征中也有多乳症的报道。而肾癌的癌变基因多位于 3 号染色体，推测 3 号染色体的易位可能与多乳症相关。

5. 遗传性皮肤病恶变倾向 1996 年，通过对两个多乳症聚集家族的研究，多乳症被认为可能具有遗传性皮肤病的恶变倾向，进一步证明了携带这种性状的个体具有恶性肿瘤的先天易感性。

第四节 | 监测及治疗

目前还没有建立有关多乳综合征伴肾癌的循证医学治疗指南，但多乳综合征患者及其亲属的癌症风险不容忽视。多乳症应该被列为新生儿的常规筛查，需要对他们进行精细的随访和评估。由于多乳症可能伴发其他系统畸形和癌变，尤其是泌尿系统畸形和肿瘤，因此全面的检查应该包括肾脏和膀胱的触诊、血压的测量、尿液的显微分析和肾脏超声检查。另外，由于在多乳症老年患者中发现存在非先天的肾脏疾病，如肾炎、肾细胞癌和多囊肾等，对于多乳综合征患者，还应对患者本人及其父母进行定期泌尿系统症状和尿常规的检查。患者如果对美观不满意或发生症状，应该进行外科切除，也有报道采用液氮冷冻治疗。为了避免留下难看的伤疤，推荐使用肿胀吸脂术。

对于多乳综合征伴肾癌，其治疗同样没有基于循证医学的指南。根据目前的病例报道和有限研究，多乳综合征患者发生的肾癌暂无特殊治疗方式，可按照散发性肾癌进行处理。已有的病例报道中，多乳综合征伴肾癌往往采取手术方式进行治疗。

第五节 | 总结和展望

越来越多的研究表明多乳症不仅是一种外观上的问题，更有可能与一些畸形、恶性肿瘤相关，尤其是肾脏畸形和泌尿生殖系统恶性肿瘤。肾癌排在第一位，其次分别是睾丸癌、膀胱癌和前列腺癌。通过揭示多乳综合征和肾癌之间的关系，有利于肾癌的早期诊断和早期发现。目前，关于多乳症和肾脏畸形之间关系的报道已经有很多，但大多停留在两种现象之间的联系方面。多乳症和肾癌之间联系的研究还相当有限，需要在临床中提高对此疾病的认识，特别注意患者的体格检查和相关临床症状特点，从而明确诊断，预防疾病的发生。另外，多乳综合征伴肾癌的病例报道较少，其致病基因及其作用机制目前也尚未发现，需要研究进一步扩大规模积累病例进行研究总结，来明确多乳综合征伴肾癌发生的分子机制及其表型特征，填补该领域的研究空白。

（张克楠）

编者

张克楠

北京大学第一医院

北京市西城区西什库大街 8 号

邮编：100034

E-mail：zhangkenan66@163.com

专家述评

多乳综合征是一种先天性畸形，除外胸部两个正常发育的乳头，在身体的其他部位可能出现额外的乳头、乳晕、乳腺组织或者其他混合形式。1979 年 Méhes 等首先报道了多乳综合征和泌尿系统畸形的联系，1981 年 Goedert 等又报道了多乳综合征和肾癌之间的联系。此后，陆陆续续有相关的病例报道。多乳综合征患者发生肾癌的年龄比散发性肾癌平均提前 12 年，起病隐匿，且发现时往往出现转移性症状。除此之外，多乳综合征伴肾癌患者常常伴发肾囊肿，疾病早期在临床诊治过程中很容易出现漏诊或误诊为其他遗传性肾癌疾病。提前了解多乳综合征伴肾癌的发病特征，有利于该病的鉴别诊断和早期诊治。对于患有多乳综合征的患者，泌尿外科医生需要考虑到泌尿系统部位畸形或伴发肾癌的可能性，注重体格检查和相关病史、家族史的采集，对患者进行定期随访，改善多乳综合征伴发肾癌患者的预后。

本章内容对多乳综合征及相关肾癌做了详细地介绍，描述了目前的研究现状及可能存在的病因，并对其临床特征和治疗进行总结。有利于提高临床工作者对此病的认识，拓展对遗传性肾癌的了解，更好地为患者提供诊治服务。然而多乳综合征伴肾癌在国内较少受到研究者和临床医生的关注，目前尚无此类临床病例报道。在致病基因和发病机制上，国内外也还没有作出详尽地研究，需要研究者进一步扩大研究规模，收集更多病例进行总结分析，来明确多乳综合征伴肾癌的遗传学特征和两者之间确切的表型关系。

（王行环）

述评专家信息

王行环

武汉大学中南医院

湖北省武汉市武昌区东湖路 169 号

邮编：430071

E-mail：wangxinghuan@whu.edu.cn

第十六章

林奇综合征相关肾盂癌

Lynch 综合征（又称林奇综合征）曾被称为遗传性非息肉病性结直肠癌（hereditary nonpolyposis colorectal cancer，HNPCC），是一种常染色体显性遗传病，与其相关的结直肠癌约占新发结直肠恶性肿瘤的 3%。

1895 年，密歇根大学的病理学家 Warthin 发现他的裁缝终日郁郁寡欢。究其原因，竟是她的很多亲人都死于癌症，尤其是结直肠癌、胃癌和子宫癌。Warthin 对她的家族史和癌症史进行了跟踪和记录，于 1913 年绘制发表了她的家系图谱（G 家族），首次完整描述了 Lynch 综合征家系及其相关肿瘤。1962 年，当时还是住院医师的 Henry Lynch 遇到了一个与 Warthin 的裁缝一样症状的患者。这个患者正从酒精所导致的震颤、谵妄中恢复，他向 Lynch 倾诉"我酗酒不是没有原因的，因为和我家族中的其他成员一样，我迟早会患结肠癌，并死于这个癌症"。在 1966 年，Henry Lynch 和同事报道了两大家系（N 家族和 M 家族）中结直肠癌、胃癌和子宫内膜癌的家族聚集性，并把它称为癌症家族性综合征。随后，成百上千的带有这些癌症的家系被发现。为了把这种综合征与另一种常见的遗传性结直肠癌综合征—家族性腺瘤性息肉病（familial adenomatous polyposis，FAP）区分，遗传性非息肉病性结直肠癌的术语被正式使用。1984 年，Boland 和 Troncale 提出以 "Lynch 综合征"来命名这种疾病。1993 年，Bert Vogelstein 教授通过连锁分析首次发现了 Lynch 综合征相关遗传位点，同时发现了微卫星不稳定（microsatellite instability，MSI）现象，明确了 Lynch 综合征的致病过程。随着基因检测的普及和深入，越来越多的 Lynch 综合征临床研究发现 MSI 现象，并证实该现象是由错配修复（mismatch repair，MMR）基因突变导致功能失活引起。因此，该综合征定义为：由错配修复基因突变或 *EPCAM* 基因（即 *TACSTD1* 基因，非 *MMR* 基因）缺失引起的 *MSH2* 基因表达缺失，导致对结直肠癌及某些其他癌症（包括子宫内膜、胃、小肠、胰腺、大脑、卵巢、肝胆管系统、泌尿系统、皮脂腺和棘皮瘤等）的遗传易感性增加。据统计，*MMR* 基因突变携带者一生中患结直肠癌的风险为 25%～70%，女性携带者患子宫内膜癌的风险为 35%～70%，其他恶性肿瘤如胃癌、胰腺癌及泌尿系统等的发生风险均显著高于普通人群。上尿路尿路上皮癌（upper tract urothelial carcinoma，UTUC）是 Lynch 综合征第三常见的恶性肿瘤，Lynch 综合征患者罹患 UTUC 的总体风险是 2.9%，高危患者（即 *MSH2* 突变家系中的男性携带者）的发病风险可高达 28%。法国一项回顾性研究发现，21.3% 的 UTUC 患者可能属于 Lynch 综合征。由于大多数 Lynch 综合征患者会出现一个或多个腺瘤性息肉，HNPCC 中的非息肉病这一术语会产生误导。因此，现在普遍采用 Lynch 综合征这一术语。

根据临床表现的不同，Lynch 综合征可分为 Lynch 综合征 I 型和 Lynch 综合征 II 型。Lynch 综合征 I 型又称遗传性部位特异性结直肠癌，此类患者只发生结直肠癌；Lynch 综合征 II 型又称癌症家族综合征，此类患者除患结直肠癌外，还可发生肠外肿瘤，如胃、子宫内膜、胰腺和胆道等部位的腺癌，以及泌尿系统移行细胞癌和血液系统恶性肿瘤，偶见皮肤癌和喉癌。

第一节 | 错配修复基因功能

目前，国际上报道的 Lynch 综合征的致病基因主要有 *MLH1* 基因、*MSH2* 基因、*MSH6* 基因、*PMS2* 基因及 *EPCAM/TACSTD1*（非 *MMR* 基因）。其中 *MLH1* 基因和 *MSH2* 基因胚系突变占所有 Lynch 综合征基因突变的 90%。我国报道的致病基因主要为 *MLH1* 基因、*MSH2* 基因和 *MSH6* 基因，13%~55% 符合 Lynch 综合征筛检标准的家系，可在现有条件下检测到这 3 种基因胚系突变。截至 2015 年，我国共有 12 个关于 Lynch 综合征基因突变的研究报道，包含 244 个家系，检出 *MMR* 基因胚系突变 141 个，其中 *MLH1* 基因胚系突变 75 个（53.2%），*MSH2* 基因胚系突变 60 个（42.6%）和 *MSH6* 基因胚系突变 6 个（4.2%）。国内大多数研究单位只检测 *MLH1* 基因和 *MSH2* 基因胚系突变，我国目前尚无 *PMS2* 基因和 *EPCAM* 基因胚系突变的报道。

MMR 蛋白通路可以修复 DNA 复制时形成的单碱基对错配和小的插入或缺失环（IDLs）。MSH2 蛋白和 MSH6 蛋白能形成异二聚体，可以识别 DNA 复制中出现的错误，而 MSH2 蛋白 -MSH3 蛋白异二聚体可以识别大的插入或缺失环。MSH2 蛋白 -MSH6 蛋白异二聚体和 MLH1 蛋白 -PMS2 蛋白异二聚体一起调控下游的修复步骤。DNA 合成因子 - 增殖细胞核抗原（PCNA），也会在靠近错配的部位聚集，激发 PMS2 蛋白的核酸内切酶活性，使得子代 DNA 链中出现单链缺口，这些缺口通过核酸外切酶 1（EXO1）依赖的切除或其他聚合酶诱导的单链替代合成途径等机制，来帮助移除一部分包含错误序列的错配子链。

第二节 | 林奇综合征的突变表型和致病过程

微卫星是广泛分布于整个基因组中的短串联重复序列 DNA（1~5 个核苷酸的长度）。在正常情况下可以存在，但其功能尚未明确。它们代表着个体内和个体间的多样性，这种多样性可以作为寻找遗传不稳定性的标记。遗传不稳定性是指细胞突变率显著增加（远超正常体细胞的突变率），它与癌症的发生发展密切相关。遗传不稳定性包括染色体不稳定性或核苷酸水平的微卫星不稳定性，微卫星不稳定性会造成 DNA 核苷酸的不稳定性，会导致单个碱基的点突变或碱基的插入 / 缺失。由于它常见于 DNA 的微卫星区域，因此称之为 MSI。如果一个肿瘤出现编码重要分子 DNA 的微卫星不稳定，会导致体细胞移码突变的集聚，导致关键细胞信号通路异常，促使肿瘤细胞生长。MSI 现象由 *MMR* 基因突变导致功能失活引起。致病基因 *MMR* 胚系突变导致微卫星不稳定和相应的 MMR 蛋白缺失，从而影响 DNA 错配修复功能，增加细胞癌变风险。

Hemminki 等研究发现，突变 *MMR* 基因的野生型等位基因缺失是 Lynch 综合征相关肿瘤的特征，这与 Knudson 的癌症二次打击学说一致。体细胞中的两个等位基因功能缺失导致了 MMR 蛋白功能缺失，形成了突变表型。突变表型这一名词是 1974 年由 Loeb 等提出，他们认为 DNA 复制或修复缺陷会增加肿瘤细胞的突变频率，增加一些重要的致癌基因或抑癌基因突变概率。MMR 蛋白的缺失会导致 DNA 聚合酶的错误积累。在下一轮 DNA 复制时，错误插入的碱基或多余的重复序列会得到复制，继而永久地固定到基因组中（图 16-1）。这种现象解释了 MSI 的存在和 MMR 蛋白缺失的细胞中突变概率成百倍地增加的原因。

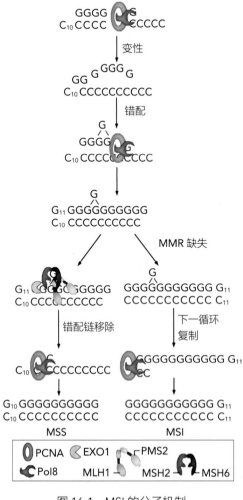

图 16-1　MSI 的分子机制

在串联重复序列的复制过程中，也许会出现DNA链变性，导致DNA链退火不配对。例如，在复制过程中导致一个或多个核苷酸的增加（或减少），多余的核苷酸会被MMR蛋白异二聚体（包括MSH2蛋白-MSH6蛋白异二聚体和MLH1蛋白-PMS2蛋白异二聚体）识别，促进错误DNA子链中这部分的剪切。但如果MMR蛋白功能缺失，多余的核苷酸会继续存在。在下一轮DNA复制过程中，错误链变成模板链，这条错误链的成功复制会导致多余核苷酸的永久固定和新等位基因的产生。

微卫星序列易受突变表型的影响，研究者在癌症基因的编码区应寻找串联重复序列中的突变。Lynch综合征相关肿瘤中抑癌基因的编码单核苷酸重复序列存在移码突变，这些基因包括*APC*基因（结肠腺瘤性息肉病基因）、*BAX*基因（编码BCL2相关的X蛋白）和许多其他的基因。最近，癌症基因组图谱（TCGA）在结肠癌研究中发现了更多MMR蛋白缺失的癌症细胞突变表型证据。研究显示，MMR蛋白缺失的肿瘤包含成百上千的体细胞点突变（其中包括移码突变和核苷酸替换）。这种MMR蛋白缺失细胞的突变加速聚集现象也许可以解释Lynch综合征相关肿瘤的快速进展（图16-2、图16-3）。

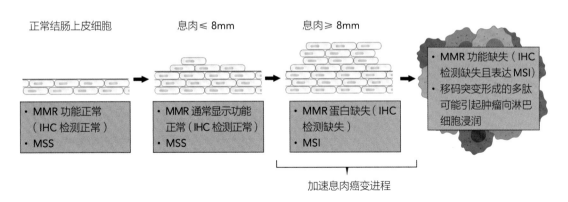

图 16-2 细胞表型的变化

当表型表现为结肠细胞正常或息肉≤8mm时，通过IHC检测显示MMR蛋白正常表达，MSI检测结果为MSS；当息肉≥8mm时，此时IHC可检测到MMR蛋白表达缺失，同时出现微卫星不稳定；细胞癌变，形成结直肠癌。

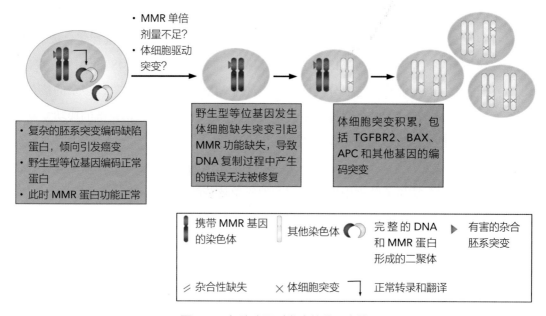

图 16-3　细胞内同时发生的分子事件

当 *MMR* 基因杂合突变携带者 MMR 功能正常且表现为 MSS 时，结肠上皮细胞表现正常；当出现 MMR 蛋白单倍剂量不足或者由于等位基因发生体细胞突变蛋白表达缺陷时，MMR 蛋白无法发挥错配修复功能，此时表现息肉 ≥ 8mm，IHC 检测蛋白表达缺失，并出现 MSI；当细胞内积累大量复制错误及体细胞突变，细胞表型出现大量腺瘤增生，并逐渐进展最终癌变。

第三节 | 林奇综合征相关肾盂癌

一、临床表现

Lynch 综合征的临床表现多变，结直肠癌是 Lynch 综合征最常见的肿瘤。Lynch 综合征患者一生中患结直肠癌的风险取决于性别和基因突变类型。*MMR* 基因突变主要包括 *MLH1* 基因、*MSH2* 基因、*MSH6* 基因及 *PMS2* 基因，前二者较多见。*MLH1* 基因和 *MSH2* 基因突变携带者一生中患结直肠癌的风险是 30% ~ 74%；*MSH6* 基因突变者的风险是 10% ~ 22%；*PMS2* 基因突变者的风险是 15% ~ 20%（表 16-1）。Lynch 综合征患者发病年龄早，其结直肠癌的平均诊断年龄是 44 ~ 61 岁，而散发性结直肠癌患者的平均诊断年龄是 69 岁。Lynch 综合征的结直肠癌主要（60% ~ 80%）发生在右半结肠（靠近结肠肝曲），而散发性结直肠癌中右半结肠癌仅占 30%。Lynch 综合征的结直肠癌容易出现多发病灶，这些病灶可以同时出现，也可能先后出现。Lynch 综合征患者结直肠癌通常分化较差，可以表现为印戒细胞，细胞外黏液丰富，肿瘤浸润到淋巴细胞。有趣的是，与散发性结直肠癌相比，Lynch 综合征的结直肠癌患者生存率更高。

表 16-1　不同基因突变的 Lynch 综合征患者 70 岁时出现结直肠癌的累积发病风险

基因突变类型	风险 /%	平均诊断年龄 / 岁
散发性肿瘤	5.5	69
MLH1/MSH2 基因突变	男性:27 ~ 74 女性:22 ~ 53	27 ~ 46
MSH6 基因突变	总体:18 男性:22 女性:10	54 ~ 63
PMS2 基因突变	男性:20 女性:15	47 ~ 66

　　除了结直肠癌，Lynch 综合征患者患一系列肠外恶性肿瘤的风险也显著增加（表 16-2）。风险最高的是子宫内膜癌，*MLH1* 基因和 *MSH2* 基因突变的女性发病率可高达 54%，而 *PMS2* 基因突变者发病率为 15%，*MSH6* 基因突变者发病率可高达 71%。与其他 *MMR* 基因突变的患者相比，*MSH6* 基因突变的 Lynch 综合征患者结直肠癌和子宫内膜癌通常晚期发病。此外，Lynch 综合征家系中尿路上皮癌、卵巢癌、胃癌、肝胆管和小肠的腺癌、脑胶质瘤以及皮脂腺瘤的发病风险均明显增加。自 2007 年以来，许多研究报道了 *MLH1* 基因突变、*MSH2* 基因突变和 *MSH6* 基因突变携带者出现结直肠癌和子宫内膜癌以外的其他肿瘤的发病风险。但仍没有 *PMS2* 基因突变携带者的相关数据。这些结果如表 16-3 所示。上述新研究也报道了这些携带者患胰腺、膀胱、乳腺和可能包括前列腺在内的肿瘤风险增加。值得注意的是，*MSH6* 基因突变携带者患胃癌和子宫内膜癌的风险特别高。而对于整体的肿瘤谱来说，*MSH2* 基因突变携带者的发病风险最高，尤其是患尿路上皮癌的风险。在 Lynch 综合征相关 UTUC 中，*MSH2* 基因突变是所有 *MMR* 基因突变中最常见的，77% 的输尿管癌和 74% 的肾盂癌伴有 *MSH2* 基因突变。82% 的 *MSH2* 基因突变者会出现尿路上皮癌。*MLH1* 基因突变携带者的患病风险介于 *MSH6* 基因突变携带者和 *MSH2* 基因突变携带者的患病风险之间。

　　近期，一项研究发现 *EPCAM* 基因缺失患者的患病风险也明显增加。该研究比较了 194 名 *EPCAM* 基因缺失携带者与 473 名 *MLH1* 基因突变、*MSH2* 基因突变、*MSH6* 基因突变或 *EPCAM-MSH2* 联合基因缺失携带者的患病风险。*EPCAM* 基因缺失携带者出现结直肠癌的发病风险与 *MLH1* 基因突变、*MSH2* 基因突变或 *EPCAM-MSH2* 联合基因缺失携带者的发病风险相似（75%），但明显高于 *MSH6* 基因突变携带者的发病风险。*EPCAM* 基因缺失携带者出现子宫内膜癌的发病风险（12%）明显低于 *MSH2* 基因突变、*MSH6* 基因突变或 *EPCAM-MSH2* 联合基因缺失携带者的患病风险。*EPCAM* 基因缺失携带者出现子宫内膜癌的发病风险也低于 *MLH1* 基因突变携带者的发病风险，但结果无显著性差异。

Lynch 综合征相关的 UTUC 并无特异性的临床表现，与散发性 UTUC 患者相似，通常表现为肉眼或镜下血尿。据报道，Lynch 综合征患者总体罹患 UTUC 的风险是 2.9%，但高危患者发病风险可高达 28%。与散发性 UTUC 患者相比，Lynch 综合征的 UTUC 患者通常诊断年龄更早，女性比例更高。在瑞典的一项研究中，39 例符合 Lynch 综合征诊断标准、伴有 UTUC 病史的患者，其中 33 例（85%）存在 *MSH2* 基因或 *MLH1* 基因突变。与 783 例散发性 UTUC 患者进行比较，这些患者 UTUC 平均诊断年龄是 62 岁，而散发性 UTUC 患者的平均诊断年龄是 70 岁，Lynch 综合征患者的 UTUC 诊断年龄更早；此外，Lynch 综合征患者的输尿管癌比例更高（51% vs 28%）；普通 UTUC 人群的男女比例是 1.52：1，而 Lynch 综合征相关 UTUC 的男女比例是 0.95：1。两类患者肿瘤分期或继发膀胱癌的风险无显著差异。虽然该研究没有双侧 UTUC 发病率的数据，但也认为对侧肾脏出现异时性 UTUC 的风险可能升高。

表 16-2　Lynch 综合征患者 70 岁时出现肠外肿瘤的累积发病风险及 Lynch 综合征平均诊断年龄

癌症	普通人群风险 /%	Lynch 综合征患者发病风险 /%	平均诊断年龄 / 岁
子宫内膜	2.7		65
MLH1/MSH2 突变		14 ~ 54	48 ~ 62
MSH6 突变		17 ~ 71	54 ~ 57
PMS2 突变		15	49
胃	< 1	0.2 ~ 13	49 ~ 55
卵巢	1.6	4 ~ 20	43 ~ 45
肝胆管	< 1	0.02 ~ 4	54 ~ 57
尿路上皮	< 1	0.2 ~ 25	52 ~ 60
小肠	< 1	0.4 ~ 12	46 ~ 49
中枢神经系统	< 1	1 ~ 4	50
胰腺	1.5	0.4 ~ 4.0	63 ~ 65
前列腺	16.2	9 ~ 30	59 ~ 60
乳腺	12.4	5 ~ 18	52

二、病理学特征

从病理角度，微卫星高度不稳定样肿瘤无独特组织学特征，Lynch 综合征相关肾盂癌均为尿路上皮癌。

三、诊断

Lynch 综合征的诊断和评估分为 3 个层次：临床诊断标准、肿瘤组织检测和基因检测。

（一）临床诊断标准

对患者的病史和三级亲属进行家族史分析是识别 Lynch 综合征的重要方法。因 DNA 测序昂贵、耗时，医疗界制定了 Lynch 综合征的筛检标准，符合筛检标准的家系高度可疑携带 Lynch 综合征致病基因。主要有 3 个临床诊断标准：Amsterdam Ⅰ、Amsterdam Ⅱ标准和改良 Bethesda 标准。

1991 年，国际 HNPCC 协作组制定了 Amsterdam 标准 I：①家系中至少有 3 例经组织病理学确诊的大肠癌患者，其中 1 例必须是另外 2 例的直系亲属；②大肠癌必须累及连续的两代人；③至少有 1 例大肠癌患者发病早于 50 岁；④除外家族性腺瘤性息肉病（FAP）。

同时具备以上 4 个条件的家系高度怀疑 Lynch 综合征，应进一步行 *MMR* 基因检测。Amsterdam 标准对于 Lynch 综合征诊治的规范化和标准化作出了巨大贡献，但在后来的临床实践中也暴露了很多问题。由于此标准要求严苛，仅适用于大家系的筛检，对于当今社会越来越小的家庭规模不太适合。此外，该标准未提及 Lynch 综合征相关性肠外恶性肿瘤，导致一些小家系和 Lynch 综合征Ⅱ型容易被漏诊。为了弥补 Amsterdam 标准的不足，研究者们又陆续提出了一些新的标准。

Amsterdam 标准Ⅱ（1999 年）：①家系中至少有 3 例经病理证实的 HNPCC 相关癌（结直肠癌、子宫内膜癌、小肠癌、肾盂和输尿管癌），其中 1 例须是另外 2 例的直系亲属；②须累及连续两代人；③至少 1 例患者发病早于 50 岁；④除外 FAP。

改良 Bethesda 标准（2004 年）：①结直肠癌患者年龄 < 50 岁；②存在同时性或异时性结直肠癌或 Lynch 综合征相关肿瘤，无论发病年龄；③ < 60 岁结直肠癌患者中检测到微卫星高度不稳定相关的病理学特征（肿瘤周围淋巴细胞浸润，克罗恩病样淋巴细胞反应，黏液或印戒细胞癌，髓样组织分化）；④结直肠癌患者有一个及以上一级亲属患有 Lynch 综合征相关肿瘤，其中一个肿瘤发病年龄早于 50 岁；⑤结直肠癌患者有两个及以上一级或二级亲属患有 Lynch 综合征相关肿瘤，无论发病年龄。

2003 年，结合中国国情和国人 Lynch 综合征的临床特点，中国抗癌协会大肠癌专业委员会提出了中国人 Lynch 综合征筛检标准：①家系中至少有两例组织病理学明确诊断的大肠癌；②其中的两例为父母与子女、或同胞兄弟姐妹的关系；③至少一例为多发性大肠癌患者（包括腺瘤）；④至少一例大肠癌发病早于 50 岁；⑤家系中至少一人患 Lynch 综合征相关性肠外恶性肿瘤（包括胃癌、子宫内膜癌、小肠癌、输尿管癌、肾盂癌、卵巢癌和肝胆系统癌）。与 Amsterdam 标准相比，中国人 Lynch 综合征筛检标准降低了家系中大肠癌例数的要求，并将胃癌和肝胆系统癌症纳入标准。袁瑛等比较了仅符合中国人 Lynch 综合征筛检标准的 18 个家系、与同时符合中国人 Lynch 综合征筛检标准和 Amsterdam 标准的 8 个家系的临床特点，发现两组具有相似的临床特征，而且中国人 Lynch 综合征筛检标准更适用于小型家系的诊断，同时体现了中国人的肿瘤谱特征。

（二）肿瘤组织检测

如果临床怀疑 Lynch 综合征，需要对肿瘤组织进行检测，包括：PCR 检测 MSI 和 IHC（免疫组化）检测肿瘤组织，检测微卫星长度（例如扩增或缩短）来评估肿瘤组织中的体细胞突变。微卫星高度不稳定是 *MMR* 基因缺陷的标志，应高度怀疑 Lynch 综合征。但是，10% ~ 15% 的散发性结直肠癌也表现出 MSI。因此，在完成 Lynch 综合征的风险评估前，应除外 MSI-H 肿瘤中的散发性患者。美国国立癌症研究所推荐检测 5 个微卫星位点（3 个双核苷酸重复：D2S123、D5S346、D17S250；两个单核苷酸重复：BAT-25 和 BAT-26）来评估 MSI 状态。MSI-H 指的是 ≥ 2 个位点的不稳定性；MSI-L 指的是 ≤ 1 个位点的不稳定性；MSS 指的是微卫星稳定。如果一个肿瘤被诊断为 MSI-L，有观点认为 5 个位点的检测太少，可能无法准确判断。因此，也许可以采用更多的检测位点（15 个）。目前已经开发出更敏感的高通量技术（准单态单核苷酸重复，Pentaplex panel），也得到了 NCI 的推荐。

免疫组化可以检测肿瘤组织中 *MMR* 基因（*MLH1* 基因、*MSH2* 基因、*MSH6* 基因和 *PMS2* 基因）的蛋白产物。如果 1 个或多个 MMR 蛋白缺失，提示这些基因应该纳入胚系突变检测的范围。然而，大约 10% 的 Lynch 综合征结直肠癌在 IHC 上表现出完整的 MMR 蛋白染色。因此，应该综合使用 PCR 检测 MSI 和临床评估来解释免疫组化结果。如果一个 Lynch 综合征患者的结直肠癌有 MSI-H 和 *MLH1* 基因的缺失，首先应除外 *BRAF V600E* 基因体细胞突变和 *MLH1* 基因启动子高甲基化。在大多数情况下，这种体细胞突变的存在可排除 Lynch 综合征的诊断。

前瞻性研究依据证实，结直肠癌和子宫内膜癌的肿瘤组织检测可以有效诊断 Lynch 综合征；而其他的肿瘤组织中（包括 UTUC）也出现了 MMR 蛋白缺失，因此，这些肿瘤也许也能用来诊断 Lynch 综合征。梅奥诊所对 67 个 UTUC 的肿瘤样本进行微卫星分析，结果发现 31.3% 的肿瘤表现出 MSI。瑞典的一项研究报道了 4% 的 MSI-H 表型和 5% 的 MMR 蛋白缺失，主要是 *MSH2* 基因和 *MSH6* 基因突变导致的。一项来自芬兰的 974 例 *MSH2* 基因突变携带者的分析显示，6% 的患者出现尿路上皮癌。这些结果应该结合临床判断进行分析，非结直肠或非子宫内膜的肿瘤组织出现阴性结果并不能完全除外 Lynch 综合征。因此，应使用结直肠癌或子宫内膜癌的肿瘤组织进行检测来诊断 Lynch 综合征。Bartley 等通过对一系列结直肠癌和子宫内膜癌肿瘤组织的研究，发现通过 PCR 检测 MSI 和免疫组化的结果不一致，强调了同时应用这 2 种方法诊断 Lynch 综合征的重要性。

（三）基因检测

MMR 基因的胚系突变检测是诊断 Lynch 综合征的"金标准"。大多数情况下，免疫组化结果可以提示应该检测哪个基因。此外，如果 MSH2 蛋白表达缺失，也应该考虑检测 *EPCAM* 基因突变和大片段缺失。因为一部分患者没有 *MSH2* 基因突变，只有 *EPCAM* 基因突变，也会出现 MSH2 蛋白表达缺失。研究发现 *EPCAM* 基因的 3'端缺失会导致相邻 *MSH2* 基因启动子高甲基化和表观遗传沉默。大约 6.3% 的 Lynch 综合征患者会出现 *EPCAM* 基因突变。尽管 *EPCAM* 基因不是 DNA *MMR* 基因，也应该把 *EPCAM* 基因突变纳入 Lynch 综合征相关遗传学改变。如果在一个可疑家系中，无法获得肿瘤组织进行组织检测或者肿瘤组织检测未能显示出 MSI 或免疫组化上的蛋白缺失，可以考虑采用广泛的 *MMR* 基因胚系突变检测。如果无法进行组织检测，医生也可以应用在线风险预测模型，例如 PREMM 模型来评估是否需要为可疑的 Lynch 综合征患者进行基因检测。

根据 2015 年美国临床肿瘤学会（American Society of Clinical Oncology，ASCO）遗传性大肠癌综合征临床实践指南，符合筛检标准的家系均应进行 MLH1 蛋白、MSH2 蛋白、MSH6 蛋白、PMS2 蛋白的免疫组织化学检测。若 MLH1 蛋白缺失，在排除了 *BRAF V600E* 基因突变和 *MLH1* 基因启动子区甲基化后，应进行 *MLH1* 基因胚系突变检测；若 MSH2 和 MSH6 或任一蛋白缺失，则直接进行相应基因的胚系突变检测。*MLH1* 基因、*MSH2* 基因、*MSH6* 基因、*PMS2* 基因和 *EPCAM* 基因中任何基因胚系突变阳性者方可诊断为 Lynch 综合征。胚系突变检测应包含 DNA 测序和大片段重排分析。致病基因携带者应按指南推荐进行密切随访、监测。

值得一提的是，Lindor 等对北美和德国 161 个家系的调查显示，约 40% 符合 Amsterdam 标准的家系检测不到 MMR 蛋白缺失或 *MMR* 基因突变，此类疾病称为家族性结直肠癌 X 综合征。根据 2013 年欧洲肿瘤内科学会（European Society for Medical Oncology，ESMO）遗传性大肠癌综合征临床实践指南，家族性结直肠癌 X 综合征家族成员应定期全结肠镜检查，开始时间比家族中最年轻患者发病年龄早 5 ~ 10 年，检查频率为每 3 ~ 5 年 1 次。

Lynch 综合征的筛查确诊路径如图 16-4。目前林奇综合征的临床诊断是基于临床表型、常规肿瘤病理学或者家系连锁分析相结合的方式。然而，越来越多的证据表明，针对所有的结直肠癌患者，进行 MSI 检测和 / 或 IHC 方法检测错配修复蛋白的表达是更加经济有效的确诊方案。同时，以分子遗传学为基础的诊断方式也是鉴别诊断 Lynch 综合征一种重要手段，尤其用于区别在临床表征上与 Lynch 综合征有极高相似性的其他癌症综合征，例如家族性腺瘤性息肉病（familial adenomatous polyposis，FAP），MUTYH 相关的息肉病（human MUTYH homolog-associated polyposis，MAP）和家族性 X 型结直肠癌。

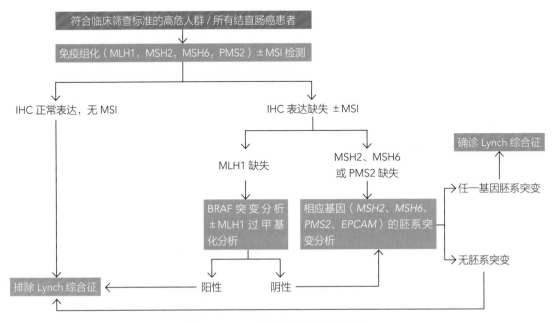

图 16-4　Lynch 综合征筛查确诊路径

四、治疗

Lynch 综合征患者同时或异时性大肠癌的发生风险较高，原发肿瘤切除 10 年后再次发生大肠癌的风险约为 16%。因此，可以考虑行结肠全切除或次全切除术，且术后每年进行 1 次包括直肠的肠镜检查。

目前，ESMO 及 ASCO 指南均不推荐对 Lynch 综合征家族成员中健康携带者行预防性全结肠切除术。但对 35 岁以上无生育要求的女性携带者，预防性子宫及卵巢切除可作为一种治疗选择，此项建议的证据级别为 IV 级，推荐级别为 C。

最新的 NCCN 结直肠癌指南中更新推荐，早期结直肠癌根治术后建议服用低剂量阿司匹林可以减少患者术后的肿瘤复发风险。Burn 等对 861 例 *MMR* 基因胚系突变携带者进行的一项随机对照试验表明，每日口服阿司匹林 600mg，连服 2 年，可降低 60% 大肠癌及 Lynch 综合征相关恶性肿瘤发病风险。但由于证据有限，且阿司匹林剂量及疗程未确定，ESMO 及 ASCO 指南对健康携带者服用阿司匹林预防恶性肿瘤没有明确推荐。

肾输尿管全长切除术是治疗高危 UTUC 的"金标准"。对于高危 / 局部进展性

UTUC，与散发性患者相比，Lynch 综合征患者术后对铂类辅助化疗反应更好，5 年总生存率分别是 32% 和 48.2%（P=0.008），5 年肿瘤特异性生存率分别是 35% 和 58%（P=0.006）。而对于低危患者，可以采用保留肾的手术。在一项回顾性研究中，Hubosky 等发现 Lynch 综合征患者出现双侧 UTUC 的潜在风险可能升高，他们也报道了采用输尿管镜下激光消融治疗 UTUC 在 Lynch 综合征患者中的有效性。尽管无法除外选择偏倚，但需要考虑 Lynch 综合征患者出现双侧病灶的潜在风险。因此，如果符合相关手术指征，鼓励采用保留肾的手术治疗 Lynch 综合征患者的 UTUC。尽管这种保留肾脏的手术可以带来不错的肿瘤控制效果，但术后需要通过膀胱镜随访，因为术后新发的膀胱癌很常见。

研究表明，MSI 是 UTUC 的独立预后因素。在中度预后的 UTUC 患者（T2-T3N0M0）中，MSI 分型很好地区分了预后较好或较差的患者，其中 MSI-H 型患者预后较好，所以建议对于所有侵袭性（特别是 T2-T3N0M0）的 UTUC 患者，明确 MSI 的分型。此外，MSI-H 状态与 UTUC 患者对免疫治疗的持久反应显著相关。

五、随访和监测

根据 2015 年 ASCO 指南，Lynch 综合征突变携带者应密切随访监测肠道及肠外恶性肿瘤：①建议突变携带者从 20～25 岁开始或比家族中最年轻大肠癌患者发病年龄早 5 年开始，每 1～2 年行全结肠镜检查，若发现有息肉应及早治疗；②建议女性突变携带者从 30～35 岁开始每年行妇科检查、盆腔 B 超及子宫内膜吸取活检；③检测幽门螺杆菌并彻底清除，我国为胃癌高发国家，建议每 1～3 年行上消化道内镜检查；④可根据家族史对突变携带者进行其他器官的监测。

对于 Lynch 综合征，欧洲泌尿外科协会（European Association of Urology，EAU）指南不建议进行尿路上皮癌的筛查，而美国泌尿外科协会指南建议突变携带者从 30～35 岁开始进行镜下血尿的筛查。最新的专家共识建议，Lynch 综合征患者每年进行尿常规检查，如果出现镜下血尿（＞3RBC/HPF），需要进一步检查。由于尿细胞学的敏感性较低（29%），不推荐单独应用。结直肠癌的随访常需要 CT 检查，可以同时进行泌尿系统 CT 成像（CTU）检查。有 UTUC 家族史的 Lynch 综合征患者（尤其是 MSH2 基因突变者）属于罹患 UTUC 的高危人群，需要更密切的筛查，至少每年进行 1 次尿试纸检查和尿细胞学检查，建议进行肾脏超声或 CTU 检查。

Lynch 综合征相关 UTUC 患者在肾输尿管全长切除术后也应密切随访。对于非浸润性癌，3 个月后进行膀胱镜检查和尿细胞学检查，随后每年检查 1 次；同时每年进行 CTU 检查。对于浸润性癌，3 个月后进行膀胱镜检查和尿细胞学检查，随后每年检查 1 次；前 2 年内每 6 个月进行 1 次 CTU 检查，2 年后改为每年 1 次。

对于确诊的 Lynch 综合征，除了对患者本人的监控随访外，还需要关注他们的亲属，通过基因检测，对亲属中的突变携带者和非突变携带者采取不同的监控随访计划。虽然 *MMR* 基因的突变是没有热点的，但是在一个 Lynch 综合征家系中，突变往往是固定的。对于 Lynch 综合征患者和携带突变的受检者（无论患病或健康），应根据所携带的突变基因按指南推荐进行密切随访、监测（表 16-3、表 16-4、表 16-5）。

表 16-3　*MLH/MSH2/EPCAM* 基因突变的风险管理措施

器官	采取措施的年龄	频率	检查项目与管理措施
结直肠	20 ～ 25 岁（若有家族史可更早）	每 1 ～ 2 年	结肠镜
子宫内膜癌	依据个人情况 生育后	每年 ——	子宫内膜取样 子宫全切术
胃	30 ～ 35 岁	每 3 ～ 5 年	胃镜和 / 或胶囊内镜
卵巢	生育后 依据个人情况	—— ——	双侧输卵管—卵巢切除术 阴道超声和 CA125 检测
小肠	30 ～ 35 岁	每 3 ～ 5 年	胃镜
输尿管 / 肾盂	25 ～ 30 岁	每年	尿检
胰腺	依据个人情况	——	内镜超声和磁共振胰胆管成像
中枢神经系统	25 ～ 30 岁	每年	常规体检

表 16-4　MSH6 基因突变的风险管理措施

器官	采取措施的年龄	频率	检查项目与管理措施
结直肠	30 ～ 35 岁	每 1 ～ 3 年	结肠镜
子宫内膜	生育后	——	子宫全切术
卵巢	生育后	——	双侧输卵管 – 卵巢切除术
胰腺	依据个人情况	——	内镜超声和磁共振胰胆管成像

表 16-5　PMS2 基因突变的风险管理措施

器官	采取措施的年龄	频率	检查项目与管理措施
结直肠	30 ～ 35 岁	每 1 ～ 3 年	结肠镜
胰腺	依据个人情况	——	内镜超声和磁共振胰胆管成像

第四节 | 总结和展望

Lynch 综合征是一种常见的遗传性疾病，其增加了罹患 UTUC 的风险。泌尿科医生需要增加对 Lynch 综合征的了解，从而准确识别 Lynch 综合征。在 Lynch 综合征人群中筛查肾盂癌的最佳手段仍未确定，需要更多的研究。考虑 Lynch 综合征患者存在双侧病灶的潜在风险。因此，如果符合相关手术指征，鼓励采用保留肾脏的手术治疗 Lynch 综合征相关肾盂癌。

（戚聂聂）

编者

戚聂聂

徐州医科大学附属医院

江苏省徐州市泉山区淮海西路 99 号

邮编：221000

E-mail：qinieys@163.com

专家述评

林奇综合征（LS）是一种涉及多系统的遗传性肿瘤性疾病。LS 相关性结直肠癌是其中发病率最高、研究最深入的瘤种，已经形成一套包括诊断、治疗、筛查和预防等在内的诊疗体系。LS 相关性其他肿瘤既往较少受到关注，作为仅次于结直肠癌、子宫内膜癌之后的第三大常见肿瘤，LS 相关性上尿路上皮癌（UTUC）近年来越来越多地受到研究者的关注。据统计，1%～5% 的 UTUC 患者可能为 LS 相关，且 LS 患者罹患 UTUC 的风险比普通人群高 14～22 倍。因此，一方面对于确诊 LS 的患者，应该注重泌尿系统肿瘤的筛查与监测。然而目前对 LS 相关泌尿系肿瘤尚无明确的诊疗方案，通过尿液细胞学检查、泌尿系超声等方法，结合临床评估是可行的筛查及监测方案。另一方面，对于临床中确诊的 UTUC 患者，泌尿外科医生也需要警惕遗传相关的可能。对于早发肿瘤、有既往肿瘤病史或家族肿瘤病史的患者需引起足够重视。作为筛查 LS 的简单有效的错配修复基因相关蛋白免疫组化染色，在今后的泌尿外科临床工作中也应该得到更大的推广。对于确定诊断 LS 的 UTUC 患者，在技术可行的情况下，应优选考虑保留肾脏的手术。

本章内容为读者详细介绍了 LS 相关肾盂癌的临床表现、病理学特征、诊断标准、治疗以及随访和监测等相关内容，通过对本章节的阅读，可以明显提高泌尿外科医生对于 LS 相关泌尿系统肿瘤的认识及诊疗水平。

（李学松）

述评专家信息

李学松

北京大学第一医院

北京市西城区西什库大街 8 号

邮编：100034

E-mail：pineneedle@sina.com

第十七章

琥珀酸脱氢酶缺陷型肾癌

肾癌是泌尿系统最常见的恶性肿瘤之一。近年来，随着肿瘤分子生物学和基因测序技术的快速发展，我们对肾癌发生发展的分子机制有了更加深入和全面的认识。肾癌的发生与抑癌基因的失活和癌基因的异常激活密切相关，相关基因的改变会引起细胞功能学的一系列的变化，从而促进肿瘤的发生发展。三羧酸循环（tricarboxylic acid cycle，TCA 循环）是发生在细胞线粒体中，与糖、脂肪和氨基酸代谢密切相关的生物学过程，而且包含三羧酸循环在内的新陈代谢重新编排是肿瘤细胞的重要特点。研究表明，三羧酸循环中的多个激酶如：琥珀酸脱氢酶（succinate dehydrogenase，SDH）、延胡索酸水合酶和异柠檬酸脱氢酶（isocitrate dehydrogenase，IDH）及其代谢产物与肿瘤的发生发展密切相关。*SDH* 基因是一种抑癌基因，其突变首先在副神经节瘤（paraganglioma，PGL）和嗜铬细胞瘤（pheochromocytoma，PCC）中被发现。随后，研究报道与 SDH 缺陷相关的肿瘤还包括：胃肠道间质瘤（gastrointestinal stromal tumor，GIST）、肾细胞癌及垂体腺瘤等。在本章中，我们着重介绍三羧酸循环中 *SDH* 基因突变与肾癌的相关性。

第一节 | *SDH* 基因及其编码蛋白质特点

琥珀酸脱氢酶又称线粒体复合物 II，黄素酶类，属于细胞色素氧化酶，位于线粒体内膜，其在三羧酸循环中催化琥珀酸盐氧化为延胡索酸盐，并参与电子传递链（图 17-1）。此酶是仅有的一个既参与三羧酸循环又参与电子传递链的催化酶，同时是三羧酸循环中唯一可在催化过程中发生底物水平磷酸化的催化酶。作为参与三羧酸循环的酶，琥珀酸脱氢酶是反映线粒体功能的重要标志之一，其活性可作为评价三羧酸循环运行程度的指标。

构成线粒体复合体 II 的 SDH 为异源四聚体，包含 A、B、C、D 共 4 个亚单位，是呼吸链中最小的复合体。亚单位 A（SDHA）和 B（SDHB）是亲水蛋白，形成酶的催化中心，而亚单位 C（SDHC）和 D（SDHD）是疏水蛋白，将复合体锚定于线粒体内膜。线粒体复合体 II 是唯一由核基因编码而成的呼吸链复合体，四个亚单位分别由四种基因编码。*SDHA* 基因定位于 5p15.33，DNA 长 38 kb，包含 16 个外显子，编码黄素蛋白，由 664 个氨基酸组成；*SDHB* 基因定位于 1p36.13，DNA 长约 40 kb，包含 8 个外显子，编码铁硫蛋白亚单位，由 252 个氨基酸组成；*SDHC* 基因定位于 1q23.3，DNA 长约 50 kb，包含 6 个外显子，编码琥珀酸 - 辅酶 Q 氧化还原酶中细胞色素 b 大亚单位，由 140 个氨基酸组成；*SDHD* 基因定位于 11q23，DNA 长 19 kb，包含 4 个外显子，编码琥珀酸 - 辅酶 Q 氧化还原酶中细胞色素 b 小亚单位，由 103 个氨基酸组成。SDH 四个亚单位的相应编码

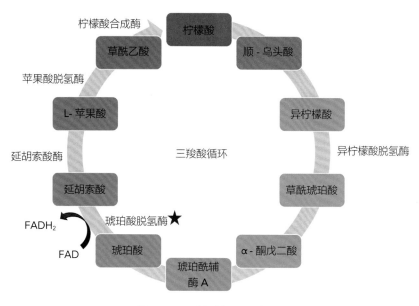

图 17-1 三羧酸循环示意图

基因均属于肿瘤抑制基因。当编码 SDH 复合物的基因发生改变时，可能会导致 SDH 复合物的异常表达或结构不稳定，引起缺氧诱导因子通路异常活化和活性氧自由基产物的堆积，从而影响其生物学功能，最终导致肿瘤的发生发展。

第二节 | *SDH* 基因突变与肾癌的相关性

SDH 缺陷型肾癌（SDH-deficient renal cell carcinoma，SDH-RCC）是一种罕见的肾脏肿瘤。2004 年由 Vanharanta 等首次报道证实，2016 版 WHO（World Health Organization）肾脏肿瘤分类指南将其列为肾癌的一种新的独立亚型。此类肾肿瘤呈高度的遗传相关性，患者往往存在 *SDH* 相关基因的胚系突变（*SDHB* 突变最常见，其次是 *SDHC* 突变，*SDHA* 和 *SDHD* 的突变相对罕见），最终会导致线粒体复合物 II 功能缺陷，从而引起肿瘤的发生。目前关于 SDH 功能缺陷与肿瘤形成的具体机制尚不清楚，但可能与两个关键因素相关：缺氧诱导因子（hypoxia-inducible factor，HIF）的异常活化和活性氧自由基（reactive oxygen species，ROS）产物的堆积。

HIF 是主要的缺氧信号感受器，是一种与肾癌发生发展密切相关的细胞转录因子。在一般情况下 HIF 并不稳定，容易发生泛素化并被蛋白酶体降解，其泛素化过程有赖于 VHL 蛋白的识别，介导泛素连接而发挥其泛素化效应。此外，HIF 的羟基化还依赖于脯氨酰羟化酶（prolyl hydroxylase，PHD）的催化。当 *SDH* 基因突变失活后，琥珀酸因无法脱氢生成延胡索酸而在线粒体内堆积，过多的琥珀酸可抑制 PHD 的催化活性，并最终抑制 HIF 的降解，过多积累的 HIF 进入核内导致下游基因过度激活，最终导致肿瘤的发生，这一过程又被称为"假缺氧机制"。例如，Pollard 等研究发现 *SDH* 基因突变的副神经节瘤与散发的无突变型相比，肿瘤组织内含大量的琥珀酸，并表达更多的缺氧诱导因子 -1α（hypoxia-inducible factor，HIF-1α）和血管内皮生长因子（vascular endothelial growth factor，VEGF），显微镜下亦可见肿瘤组织富含新生微血管。Briere 等在 SDH 缺陷的细胞系中也检测到大量积累的琥珀酸和 HIF-α 分子，并且细胞核内 HIF-α 的表达量更高。因此，HIF 的异常积累和活化可能与 SDH 缺陷型肾癌密切相关。

此外，ROS 的堆积可能也是 SDH 缺陷相关肿瘤发病的重要机制之一。研究表明 *SDH* 突变与机体的氧化应激和基因型不稳定相关，提示 *SDH* 突变可能引起过度的 ROS 生成堆积，而 ROS 积累亦可诱发基因的突变，如此形成恶性循环，诱发肿瘤生成。Smith 等通过建立 *SDHA* 和 *SDHB* 基因敲除的酵母细胞模型，观察到细胞内 ROS 含量较野生型明显升高。Ishii 等通过构建含 *SDH* 突变的人源化肿瘤动物模型，发现肿瘤的氧化应激水平和 DNA 突变频率明显升高，肿瘤生长速度明显增快。因此，*SDH* 基因的突变会造成 SDH 活性的缺陷，引起下游一系列促癌因子的积累和相互作用，从而导致或促进肿瘤的发生。

第三节 | 琥珀酸脱氢酶缺陷型肾癌的临床特征

一、临床表现

SDH 基因的突变会导致多种肿瘤的发生，如副神经节瘤（PGL）、嗜铬细胞瘤（PCC）、胃肠道间质瘤（GIST）、肾细胞癌（RCC）、Leigh 综合征、垂体腺瘤及胰腺神经内分泌肿瘤等。

PGL/PCC 分别来源于肾上腺外交感神经和肾上腺髓质。目前发现至少 30% 的 PGL/PCC 与生殖系突变有关，已知基因包括：*RET*、*VHL*、*NF1*、*SDHx*、*SDHAF2*、*MDH2* 和 *MEN1.8* 等。其中，*SDHx* 基因突变与遗传性 PGL/PCC 综合征密切相关。*SDHB*、*SDHC* 及 *SDHD* 基因突变在遗传性 PGL/PCC 中常见，而 *SDHA* 基因突变则极少见。*SDHx* 基因突变主要发生于腹腔内肾上腺外和头颈部 PGL 中，在所有 PGL/PCC 中约占 15%。故 PGL/PCC 患者应行 SDHB 蛋白免疫组化检测，对 SDHB 蛋白阴性者进一步行基因检测。

GIST 是胃肠道最常见的间叶源性肿瘤，大部分发生于成人，由 *c-kit* 基因或血小板源性生长因子受体 α（platelet-derived growth factor receptor alpha，*PDGFRA*）基因突变导致。

约 85% 的儿童病例和 15% 的成人 GIST 未发现此类型基因突变，被称作 c-kit/PDGFRA 野生型 GIST。野生型 GIST 又分为 SDH 缺陷型和非 SDH 缺陷型。SDH 缺陷型 GIST 主要包括：儿童型 GIST、Carney 三联征、Carney-Stratakis 综合征、少数散发性 GIST 及神经纤维瘤病 I 型相关的 GIST，其共同特征是 SDHB 蛋白表达均为阴性。SDH 缺陷型 GIST 具有独特的临床病理特征：儿童及年轻女性多见，绝大多数发生于胃。该类型肿瘤呈多结节状生长，肿瘤细胞主要为上皮样细胞型或混合细胞型，常见脉管浸润和淋巴结转移。此类 GIST 发生转移的间隔时间较长，应长期随访。

亚急性坏死性脑脊髓病（Leigh 综合征）属于线粒体遗传病之一，与线粒体酶系统代谢异常有关。该病临床表现复杂多样，以皮质高级认知功能障碍以及锥体系、锥体外系病变为主，神经生化检查可以发现线粒体代谢功能障碍，神经影像学检查病灶位于基底节区，呈对称性、坏死性。最常见于婴幼儿期，偶尔也有青少年和成人的报道。垂体腺瘤是一组由垂体前叶和后叶及颅咽管上皮残余细胞发生的肿瘤，约占颅内肿瘤的 10%。Gill 等发现 SDH 缺陷型垂体腺瘤发病率极低。该型垂体腺瘤的体积较其他垂体腺瘤可能更大，更易产生催乳素。

在 2016 年的 WHO 新分类中，SDH-RCC 被认为是一种特殊类型的肾癌，极其罕见。SDH-RCC 约占所有肾癌的 0.05%～0.2%，约 30% 患者表现为多灶性或双侧肾脏肿瘤；好发于年轻人，平均发病年龄 38 岁；发病有轻度的男性倾向，男女比例为 1.7∶1。在临床实践中，根据上述患者可能的临床表现，结合患者的家族史，当高度怀疑此类疾病时可以通过二代基因测序明确诊断。目前关于 SDH-RCC 的研究主要以病例报道为主，纳入的患者数较少。Gill 等归纳分析了来自北美、欧洲、亚洲和澳洲等 15 个研究中心的 27 名患者（36 个 SDH-RCC）的临床病理资料，其中 7 例患者出现双侧肾癌，4 例患者在同一肾脏出现多发肿瘤灶。此外，4 例患者伴有 SDH 缺陷型胃肠间质瘤，4 例患者伴有副神经节瘤，5 例患者的一级亲属患有肾癌，1 例患者的二级亲属患有肾癌。另外 5 例患者的一级亲属和 2 例患者的二级亲属患有嗜铬细胞瘤和副神经节瘤。患者的平均发病年龄为 37 岁（14～76 岁）。Williamson 等总结了 10 例 SDH-RCC 患者的 11 个肾癌组织的临床病理资料，其中 2 例患者出现双侧 SDH-RCC，2 例患者伴有副神经节瘤，无患者出现胃肠道间质瘤。患者的平均发病年龄为 40 岁（22～72 岁）。因此，不同患者肾癌的发病特点及伴随的发病器官并不完全相同，临床表现具有个体差异性。

二、影像和病理特点

目前，尚无研究报道总结此类肿瘤存在特征性的影像学表现（图 17-2）。少数病例报道也只是单纯描述了相关的影像学结果。例如，Iwashita 等报道的一例新发 SDH-RCC 的

CT 结果显示，右侧中极实性肿瘤伴局灶性钙化，肿瘤直径约 30mm×21mm，动脉期肿瘤的边缘明显强化，延迟期强化消失。赵明等报道的一例 SDHB 缺陷型肾癌的 CT 检查显示：左肾下极见略低密度影肿块，界限较清，增强后肿瘤不均匀强化。B 超提示左肾下极可见不均偏高回声团，边界清，内回声不均匀。在临床中，患者往往是通过体检或因为其他的临床症状行影像学检查时偶然发现肾脏占位，通过术后的病理明确诊断，或者根据患者典型的病史如肾肿瘤伴副神经节瘤 / Ⅱ型胃肠道间质瘤，同时结合患者家族史后综合考虑此类疾病，进一步行基因检测可以明确诊断。

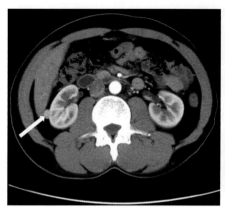

SDH 肾癌 CT 影像图（动脉期）　　　　SDH 肾癌 CT 影像图（门脉期）

图 17-2　SDH 相关肾癌 CT 表现

右肾下极外侧肿瘤（箭头指示），动脉期可见肿瘤强化。

Williamson 等研究报道此种类型的肾肿瘤大小介于 2～20cm，中位大小为 4.25cm；Gill 等报道的肾肿瘤大小介于 0.7～9cm，中位大小为 5.1cm。此类肾肿瘤的包膜一般比较完整，肿瘤切面呈黄棕色和红色相间，有时可出现出血坏死或局部囊性变。形态学上肿瘤一般界限较清楚，部分带包膜，整体上呈分叶状或推挤状生长，周边常见内陷的良性肾小管，常表现为不规则分支和乳头状结构。肿瘤细胞以实性、巢状排列为主，常见不同程度的微囊或多囊性扩张以及小管形成，偶尔可见乳头状生长结构。肿瘤细胞胞质丰富，嗜酸性。SDH-RCC 最具特征性的组织学表现为胞质内存在半透明的包涵体，内含嗜酸性或浅染的絮状物质，当此种改变显著时可造成肿瘤明显的空泡状外观（图 17-3）。肿瘤细胞核形态通常较温和，具有神经内分泌样的染色质，Fuhrman 核分级一般为 1 级或 2 级，偶尔可表现为高级别形态或肉瘤样分化。在高级别肿瘤中，SDH-RCC 特征性的胞质内包涵体可能并不明显，需要广泛的取材仔细地寻找。肿瘤间质一般比较稀少，常见不同程度的水肿或出血，背景内可见较多量的肥大细胞浸润。

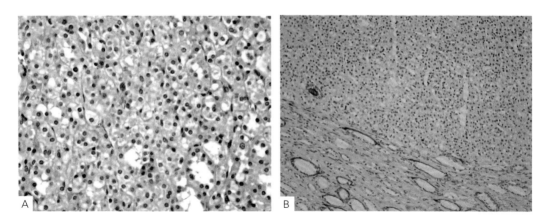

图 17-3　病理组织 HE 和免疫组化染色

A：H-E 染色；B：免疫组化呈现特征性的 SDHB 表达缺乏。

此类肾癌组织病理免疫组化呈现特征性的 SDHB 分子表达缺乏（图 17-3）。研究报道 *SDH* 基因任何亚基突变都有会导致 SDHB 表达丢失，而 *SDHA* 突变导致 SDHB 及 SDHA 表达均丢失，*SDHB*、*SDHC* 和 *SDHD* 突变仅显示 SDHB 染色丢失，而 SDHA 染色阳性。为何 *SDHB*、*SDHC* 及 *SDHD* 突变而 SDHA 蛋白仍稳定目前尚不清楚。免疫组织化学染色在判读 SDHB 表达时，需要与周围的正常组织作比较，只有周围组织对照阳性且肿瘤细胞完全阴性时才能判读为 SDHB 表达丢失。在 RCC 中，免疫组织化学染色检测到 SDHB 的表达缺失与患者体内存在 SDH 亚单位基因突变存在高度一致性。当出现罕见的 *SDHA* 基因突变型肾癌时，SDHA 和 SDHB 免疫组化均为阴性。但需要注意，部分胞质透明的肾细胞癌 SDHB 染色会减弱，而非真阴性，此时不能诊断为 SDHB 缺陷型肾癌。然而，其他免疫标记物的诊断价值有限。例如，仅 30% 的病例 CK 染色阳性，PAX8 和 Ksp-cad 染色普遍阳性，CK7 染色绝大多数为阴性，神经内分泌标记物阴性。目前尚未发现此类肿瘤存在 *VHL*、*PIK3CA*、*AKT*、*MTOR*、*MET* 及 *TP53* 等基因的突变。

三、诊断和鉴别诊断

临床中，对于 SDH 综合征或 SDH-RCC 的初步诊断首先应该结合患者具有的特征性家族史和肿瘤史，最终诊断的"金标准"尚需依靠病理组织形态学及相应免疫组化结果证实 SDH 蛋白表达的缺乏。对于具有家族聚集倾向或年轻患者，建议进一步完善基因检测，明确 *SDH* 基因突变情况。目前有研究报道了在 *SDHA*、*SDHB*、*SDHC* 和 *SDHD* 基因编码区的多种突变类型。此外，发生在非编码区的 *SDH* 基因突变，尤其是无义突变和移码突变，有可能导致 SDH 缺陷型肿瘤的恶性程度增加。Gill 等对 17 例 SDH-RCC 患者进行胚系 *SDH* 基因测序，均发现 *SDH* 胚系突变，其中 16 例为 *SDHB* 突变，1 例为 *SDHC*

突变。Williamson 等报道的 11 例 SDH-RCC 患者也均存在 *SDHB* 基因突变。Ozluk 等对 1 例 SDHA 缺陷型 RCC 进行基因分析，发现肿瘤存在 *SDHA* 基因单核苷酸剪切位点缺失。Yakirevich 等对 1 例 SDHA 缺陷型 RCC 进行基因测序，发现染色体 5p15 上 17kbp 的 *SDHA* 同型缺失。总之，*SDH* 基因各亚基突变都有可能会导致 SDH 综合征的发生。

在病理诊断中，该肿瘤应与其他类型肾肿瘤进行鉴别如：肾嫌色细胞癌、透明细胞癌、嗜酸性细胞癌/嫌色细胞癌混合型、肾嗜酸细胞腺瘤、肾嗜酸细胞腺瘤病、获得性囊性病相关的肾细胞癌、Birt-Hogg-Dubé 综合征相关肾细胞癌、遗传性平滑肌瘤病肾细胞癌综合征和 PTEN 错构瘤综合征等。以上各类型肿瘤存在不同的病理特点，有助于鉴别诊断，形态学上寻找特征性的胞质内半透明絮状包涵体再辅以 SDHB 的免疫组织化学标记，通常可将 SDH-RCC 与这些形态学类似的肿瘤区分开来。必要时，可提取肿瘤组织或患者血液 DNA 进行二代基因检测，进一步明确诊断。

四、治疗和预后

对于 SDH 缺陷型肾细胞癌的治疗方式，目前尚无大宗的病例研究总结和特定的循证医学指南参考，建议根据标准的肾癌治疗指南选择合适的治疗方式。

有研究报道，此类型肿瘤在体积较小时可能发生转移，建议发现此类肾癌立即行手术切除治疗。对于早期肾肿瘤，一般应选择保留肾单位的手术，不建议只进行主动监测。对于进展期肾肿瘤，推荐首先行 PET-CT，明确全身状态后决定下一步治疗方案。当肾肿瘤未发生转移时，根据肿瘤的大小、位置等可选择保留肾单位的手术或根治性肾切除术。对于已发生转移的晚期患者可以选择靶向酪氨酸激酶（tyrosine kinases，TKIs）或 mTOR 的分子靶向药物治疗。

此外，由于 SDH 缺陷综合征是一种多器官肿瘤综合征，一些 SDH-RCC 患者可能伴发其他多器官肿瘤，因此建议对潜在可能发病的器官（嗜铬细胞瘤/副神经节瘤、胃肠道间质瘤、垂体腺瘤）进行密切监测，必要时多学科综合会诊，给予综合的治疗，以免贻误病情。

有学者提出，在临床中如果肾肿瘤患者年龄超过 45 岁，且无肾肿瘤家族史，则可能不需要进行基因检测。但针对年轻的肾脏肿瘤患者，一般年龄小于 45 岁，无论有无肾肿瘤家族史，均应考虑行 *SDH* 基因检测进行鉴别。结合患者的临床特点和术后病理结果，指导临床治疗决策的制定。

SDH-RCC 具有一定的恶性分化潜能。生物学行为上，大多数的（75%）SDH-RCC 为低核级，缺乏凝固性坏死，肿瘤局限于器官内，表现为惰性特征，长期预后较好，转移率约 11%；少数（25%）为高核级肿瘤，常见伴凝固性坏死或肉瘤样分化，长期预后较差，转移率可达 70%。常见的转移部位包括肝脏、骨骼、脑、肺脏和淋巴结等。因此，SDH-RCC 的患者临床上需要长期随访，并随时监测患者及其家属是否存在与 SDH 突变相关的其他肿瘤（如 PGL、PCC、GIST、垂体腺瘤、RCC 等）。目前仍缺乏关于此类患者的长期预后相关研究，因此需要收集、总结和分析更多此种类型肾癌患者的临床病理及预后相关的特点。此外，我们需要进一步研究 SDH-RCC 发生发展的具体分子机制，为此类肾癌的治疗提供新的理论基础和线索。

第四节 ｜ 总结和展望

综上所述，SDH 相关基因的突变会导致多器官肿瘤综合征（PCC/PGL、GIST、RCC 和垂体腺瘤）的发生。在临床中，对于年轻肾肿瘤患者、具有相关肿瘤家族史、特殊组织病理学特征的患者应该引起高度重视，必要时进行家系连锁分析和基因检测，在分子水平明确诊断。虽然 SDH 各种基因型的突变可能引起多种肿瘤类型，但也可能存在特定的基因型 - 表型相关性，如副神经节瘤与 *SDHB* 或 *SDHD* 突变相关，GIST 与 *SDHC* 表观遗传学改变或 *SDHA* 突变相关，肾癌与 *SDHB* 突变相关和肺软骨瘤与 *SDHC* 表观遗传学改变相关。因此，临床中应该善于发现此类患者特殊的病史和临床症状，进一步明确其分子学的改变，同时通过基因筛查，有利于早期发现此类遗传相关综合征，从而预防疾病的发生。在 SDH 相关疾病的诊断、治疗和预后方面，*SDH* 突变可能是一种重要的生物标志。通过分析 *SDH* 突变的分子特征及结构与功能的关系，将有助于深入了解 *SDH* 突变导致肿瘤发生发展的分子机制，对肿瘤的诊断与治疗将会有重要的临床意义。然而，目前对于此类肿瘤综合征的特点我们尚缺乏深入认识，尚需要积累更多的临床病例，进行更大规模的研究总结。

（洪保安）

编者

洪保安

北京大学肿瘤医院

北京市海淀区阜成路 52 号

邮编：100142

E-mail：hbaurology@bjmu.edu.cn

专家述评

肾癌的发生发展由多种因素决定，表现出不同的组织学类型、临床表型及预后。研究发现，能量代谢的异常与肾癌的发生发展密切相关。在 2016 版 WHO 肾脏肿瘤分类中新纳入一种肾细胞癌亚型——琥珀酸脱氢酶缺陷型肾细胞癌（SDH-deficient renal cell carcinoma）。琥珀酸脱氢酶（SDH）即线粒体复合体 II，是由包括 SDHA、SDHB、SDHC 及 SDHD 在内的 4 种亚基组成的酶复合体，位于线粒体内膜，不仅催化琥珀酸盐氧化为延胡索酸，而且在呼吸链电子转运过程中发挥重要作用。此类型肾癌由 SDH 相关基因突变导致线粒体复合物 II 的能量代谢功能缺陷，从而引起肾癌的发生发展。SDH 缺陷型肾癌十分罕见，占所有肾细胞癌的 0.05%～0.2%，好发于年轻人，且此类肿瘤呈高度的遗传相关性，具有家族聚集倾向。由于其发病率非常低，目前缺乏相关的大规模的研究报道。

本章内容基于 SDH 缺陷型肾癌的发病分子机制、临床表现、病理特征、诊断和鉴别诊断、治疗及预后等方面进行了系统化的阐述。有助于泌尿外科医师更全面的认识和掌握此类罕见肾癌亚型的生物学特性、临床特点和目前治疗进展。

（张　骞）

述评专家信息

张骞

北京大学第一医院

北京市西城区西什库大街 8 号

邮编：100034

E-mail：zhangqian@bjmu.edu.cn

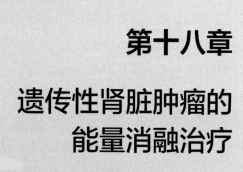

第十八章

遗传性肾脏肿瘤的
能量消融治疗

随着人们健康意识的增强及影像学检查的普遍应用，越来越多的早期肾脏肿瘤被发现。2019 版 EAU 指南推荐保留肾单位的手术是治疗 T1 期肾脏肿瘤的标准方式，特别是对于 T1a（< 4cm）期肿瘤；对于那些有严重合并症、高龄及其他原因不适合手术的患者，消融可以作为一种替代性的治疗手段。尽管目前指南对于遗传性肾脏肿瘤的消融治疗缺乏相关的推荐意见，但部分中心探索性地开展了遗传性肾癌的消融治疗，结果令人鼓舞。

第一节 | 消融治疗原理简介

消融已经成为治疗肾脏肿瘤的一种新技术。目前采用的技术包括射频消融术（radiofrequency ablation，RFA）、冷冻消融术（cryoablation，CA）、微波消融术（microwave ablation，MWA）、高能超声聚焦消融术（high-intensity focused ultrasound，HIFU）以及不可逆电穿孔（irreversible electroporation，IRE）消融术等。其中射频消融和冷冻消融相对常用。

射频消融术是利用消融电极和体表电极构成电流回路，通电时产生高频（300 ~ 500kHz）交变电场使针状电极周围组织发生离子震荡而产热，高温 50 ~ 100℃使靶组织干燥脱水，蛋白质变性，脂肪溶解，细胞发生不可逆转的凝固坏死，从而灭活肿瘤细胞。此外，高温可致肿瘤周围血管凝固而达到靶病灶缺血的效果。实验研究表明，当温度达到 50℃时，细胞在 4 ~ 6min 内死亡；当温度达到 60℃时，细胞将会立刻死亡；但是当温度高于 100℃时，将导致组织碳化并在电极周围形成焦痂，反而导致治疗效率的下降。电极周围组织温度以电极为中心，呈梯度下降，保持肿瘤组织内 60 ~ 100℃的温度范围，是射频消融灭活肿瘤的温度要求。射频消融根据射频能量的作用方式分为干性和湿性两种。湿性射频消融是在干性射频消融的基础上通过针尖内芯冷却水的灌注，降低了针尖的温度，避免了因针尖周围组织的碳化而影响射频电流的传导，从而增强射频消融效率。射频针可分为单极、集束两类：一般来说直径小于 3cm 的肿瘤选用单极射频针，大于 3cm 的肿瘤视情况选择集束针或者多根单极针。临床上治疗肾肿瘤多使用 480kHz 的射频发射器，方案常以 50 ~ 150W 功率持续 8 ~ 12min 作为一个治疗循环，每个病灶一般不少于 2 个治疗循环。

冷冻消融术是利用超低温冷冻技术使组织细胞及其内容物产生物理、化学上的变化，最后导致细胞坏死或凋亡。冷冻治疗包括冷冻与复温两个过程交替进行。冷冻初期细胞外冰晶形成，在细胞外形成高渗环境，细胞外渗透压上升引起细胞内脱水，进而引起细胞膜和细胞器的损伤；当温度进一步降低时，细胞内冰晶形成，使细胞器发生不可逆损伤，继而细胞膜受损，最终导致细胞死亡。在复温时细胞内小冰晶再结晶或者相互融合形成大冰晶直接破坏细胞。复温时细胞冰晶融化，使得细胞外间隙成为低渗环境，水分进入细胞内，引起细胞肿胀、细胞膜破坏和细胞破裂。另外，低温损伤可破坏肿瘤组织的微血管系统。临床上通常使用氩氦冷却复温设备。研究表明：为了促使肿瘤细胞发生坏死，需将组织的温度降至 -40 ~ -19.4℃，冰冻区域必须超出肿瘤边缘外 3 ~ 5mm，从而使肿瘤的边缘温度达到 -20℃。一般来说，超出肿瘤边缘 5mm 以上形成一片冷冻区域，才能彻底杀死肿瘤组织。冷冻消融针所形成的冰球形状往往是椭球型，治疗效率随着组织与探针距离的增加而逐渐降低，因此，为了覆盖整个肿瘤可能需要同时使用多根冷冻消融针。目前推荐 2 个冻融周期作为冷冻消融的标准方案，探针中心的最低温度小于 -190℃，复温解冻速度小于 20℃/min。与其他消融方式比较，冷冻消融时，可以通过超声实时检测消融范围，是其临床上最实用的特点。

微波消融术是利用微波对生物体的热效应，包括生物体细胞外液中带电离子，在微波交变电场作用下产生振动，相互碰撞而产生的"离子加热"和生物组织中水分子、蛋白质分子等极性分子，随外加电场变动的频率而转动，在转动过程中与相邻分子摩擦产生的"偶极子加热"。高温导致细胞内和细胞外蛋白变性、细胞脱水，最终发生凝固性坏死，以达到杀死肿瘤细胞的目的。近年来将微波消融技术应用于肾部分切除术中，利用微波消融造成肿瘤细胞的凝固性坏死并有效控制出血，以实现在不阻断肾蒂的情况下行肾肿瘤的完整切除。微波消融辅助下的肾部分切除术（microwave ablation assisted partial nephrectomy，MWA-PN）作为一种安全有效且操作简单的新技术，有着良好的临床应用前景。与 RFA 相比，MWA 具有以下优势：微波能产生更广泛的消融范围，它在活组织中的传播不受干燥和碳化的限制，因此瘤内温度可以始终很高，继而使消融范围增大、治疗时间缩短、肿瘤灭活彻底。微波受灌注介导的散热作用影响较少，治疗富血供肿瘤效果较好。

高能超声聚焦消融术（high-intensity focused ultrasound，HIFU）主要是利用超声波可穿过人体组织并聚焦在特定靶区的特点，通过高能量照射，使焦点区域达到瞬间高温，破坏靶区组织和细胞，导致局部病变组织或肿瘤细胞死亡，是一种非侵入性的治疗方式。超声可以在术中显示肿瘤大小及位置，实时监测肿瘤消融范围。采用术中超声定位的肾脏肿瘤消融手术，具有不开刀、体外操作、价格便宜、痛苦小、恢复快、适形治疗、实时监控、无放射性损害等优点。值得一提的是，HIFU 治疗过程中对超声聚焦经过的部位可能产生损害，但是一般也是可逆性的。最常见的副作用是界面的皮肤损伤和聚焦处疼痛，除此之外还有皮肤水疱、神经损伤、发热（治疗后坏死组织吸收引起）、脏器损伤等。预防方法主要是选用较好的超声治疗设备以及高度重视技术操作方法。

不可逆电穿孔（irreversible electroporation，IRE）也称纳米刀，主要通过探针对肿瘤细胞释放高压脉冲，使其细胞膜产生纳米级的不可逆电穿孔，最终引起细胞内外环境失衡，造成细胞凋亡，永久性地破坏肿瘤细胞。IRE 只对消融区域内细胞膜脂质双分子层进行破坏，不依靠传统温度进行消融，对周围血管等重要结构不会产生严重损害。由于是一项新技术，仍然需要继续发展与应用，目前应用于肾癌治疗较少。

第二节 | 能量消融的常用技术

通常肾脏肿瘤的消融治疗可通过经皮、腹腔镜和开放三种路径进行，但主要是经皮和腹腔镜两种方式。患者术前完善血尿常规、出凝血检验、肝肾功能、血糖、电解质、胸片、心电图、超声等常规检查；进一步行双肾 CTA 或 MRI 检查，明确肿瘤的性质，同时充分评估肿瘤的大小、位置、与肾门血管和集合系统间的解剖关系。通常经皮消融适用于肾脏上极、肾脏背外侧易于定位的肿瘤。对于复杂性肿瘤或位于腹侧、下极或与周围重要器官接近的肿瘤，多采用腹腔镜辅助术式或开放直视下进行操作，便于更精确定位、保证疗效并降低并发症风险。

一、肾脏肿瘤射频消融术

（一）腹腔镜下肾脏肿瘤射频消融术

通常采取经腹膜后途径，全麻后取健侧卧位，常规消毒铺巾。三通道位置：于腋后线 12 肋缘下置 12mm 套管，腋中线髂棘上两横指处置 10mm 套管，腋前线 12 肋缘下置 12mm 或 5mm 套管。建立气腹后，游离肿瘤及其周围 2cm 的肾脏实质，保留肿瘤表面的脂肪组织。对于腹侧肿瘤，需充分游离使其远离腹膜和邻近脏器；对于位于下极靠近输尿管的肿瘤需充分游离，增加肿瘤与输尿管之间的距离，盐水纱布隔离保护，通常不显露肾动脉。根据肿瘤的位置，选择一通道置入 14G 单极或集束射频电极。根据术前影像学检查测量的肿瘤大小，确定术中进针深度。依次打开冷循环泵和射频电流发射器，使针尖保持低温环境（16～20℃）。设定单针起始输出功率为 100W，在阻抗监控模式下，行 1～3 个射频消融周期，每个周期 8～12min。治疗时监控针尖周围温度，保证其高于 60℃。拔出电极前调节输出功率使针尖温度保持 90～100℃，持续 10s，针道消融止血。同时直视下观察肿瘤消融的范围，必要时再补充消融。消融前或结束后取标本活检送病理。若消融结束后肿瘤表面仍有少许渗血，再予电凝烧灼止血，取出保护纱布，放置负压引流管后逐层关闭切口（图 18-1）。

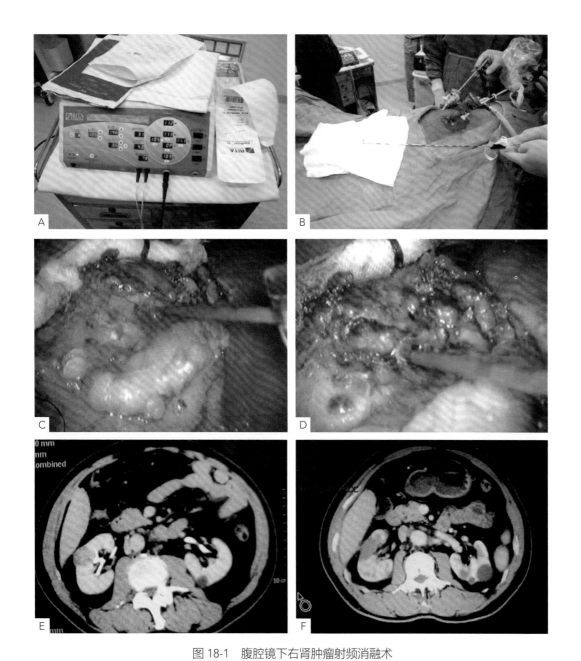

图 18-1　腹腔镜下右肾肿瘤射频消融术

A：射频发生器；B：腹腔镜手术场景；C：肿瘤消融前；D：肿瘤消融后；E：消融前 CT；

F：消融后 CT。

　　肾肿瘤射频消融治疗最大的不足是肿瘤是否完全消融缺乏直接病理证实，需依靠术后影像学随访验证。目前公认的局部残留标准是消融后肿瘤区域组织的 CT 值增强大于 10HU，同时做好与钙化灶的鉴别。因此，如何在术中实时监测消融的完全性，减少再次消融次数是迫切需要解决的技术难题。特别是大于 3cm 的肿瘤，由于需要进行多次消融才能达到完全消融的目的，术中实时监测显得尤为重要。笔者科室对开展术中超声造影评估消融完全性的可行性研究进行了初步的探索，即术中对初次消融的肿瘤进行超声造影检测（图 18-2），对肿瘤内还有血流回声信号的患者行第二次或第三次消融。超声设备采用腔内超声探头（频率 4.5～7.5MHz），六氟化硫微泡造影剂。超声造影具体方法是：将 2.4ml 的六氟化硫微泡悬液通过肘静脉快速注射，随后快速注入 5ml 生理盐水。术中腔内超声以水作为耦合剂，首次造影在消融操作前进行；第二次造影在术中观察及常规超声观察确认为消融完全后进行。笔者所在单位率先在国内外开展了术中实时超声造影在散发性肾脏肿瘤射频消融术中应用价值的随机对照研究。患者分为两组，超声造影组 38 例，对照组 40 例。结果显示术后肿瘤控制率在超声造影组为 100%（38/38），对照组为 87.5%（35/40）。初步研究结果显示，超声造影有助于提高肾脏肿瘤射频消融术的单次成功率。

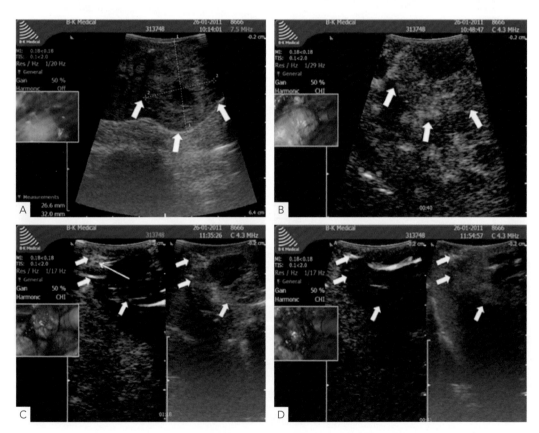

图 18-2　肾肿瘤射频消融术中实时超声造影监测

A 和 B：箭头所示为消融前超声造影显示病灶呈整体快速强化，强度高于肾皮质；C：射频消融术中第二次超声造影显示小箭头所指病灶紧贴消融区域，呈现造影剂强化区域，提示肿瘤残留，腔内二维超声则不能显示；D：再次定点消融后行第三次超声造影，原病灶处呈现造影剂充盈缺损区。

（二）经皮肾脏肿瘤射频消融术

经皮肾脏肿瘤射频消融术可在 B 超、CT 或 MRI 引导下完成。超声引导操作可实时监测从进针开始的整个治疗过程，无电离辐射，但手术易受多种因素影响，如病灶小、肠道内气体干扰、肺组织覆盖或患者肥胖等。CT 是经皮消融术最常用的引导方式，它可对肿瘤位置进行精确的定位，治疗过程中可以清楚显示治疗病灶及周边的重要结构，清晰显示加热头端的位置，术后增强扫描可以提示是否存在残留病灶，因此在临床上较为常用。CT 的主要缺点是术者与患者都会受到电离辐射伤害。MRI 具有较高的软组织分辨率，也可多方位实时成像，联合应用 T_1WI 和 T_2WI 成像，可准确地观察治疗过程，其优势是没有电离辐射，缺点是需要可兼容 MRI 的设备和手术房间，治疗成本高。以 CT 引导下的经皮肾肿瘤射频消融术为例，术前准备同前。全麻或局麻，留置导尿，患者取俯卧位或健侧卧位。初次增强 CT 扫描明确肿瘤位置，明确肿瘤与周围邻近脏器的关系，设计进针路线避免损伤周围邻近脏器，使肿瘤与重要脏器（主要是肠管）距离在 1cm 以上。18G 穿刺枪常规行肿瘤活检；活检后立即开始射频消融治疗（具体过程同前），退针时针道消融止血。再行增强 CT 扫描，明确是否消融完全。有明显残留时，再次补充消融。

二、肾脏肿瘤冷冻消融术

（一）腹腔镜下肾脏肿瘤冷冻消融术

冷冻消融通常采用氩氦冷冻系统。术前准备同前。通常采取经腹膜后途径，全麻后取健侧卧位，常规消毒铺巾。三通道位置：于腋后线 12 肋缘下置 12mm 套管，腋中线髂棘上两横指处置 10mm 套管，腋前线 12 肋缘下置 12mm 或 5mm 套管。建立气腹后，游离肿瘤及其周围 2cm 的肾脏实质，保留肿瘤表面的脂肪组织。对于腹侧肿瘤，需充分游离使其远离周围邻近脏器；对于位于下极靠近输尿管的肿瘤需充分游离，增加肿瘤与输尿管之间的距离，盐水纱布隔离保护，通常不需要显露肾动脉。超声确定肿瘤位置，18G 穿刺枪常规活检。根据肿瘤大小选用不同规格冷冻针，单针或多针。在超声探头引导下沿瘤体中心进入，深度至肿瘤边缘。经过两次冷热循环，肿瘤周围被冰球覆盖。操作过程中超声可以实时监测消融范围。冰球大小至少需超过肿瘤边界 5~10mm。消融完成后，移出冷冻探针。冷冻探针的针孔可用明胶海绵或纤维蛋白胶进行填塞止血。取出保护纱布，放置负压引流管后逐层关闭切口。

（二）经皮肾脏肿瘤冷冻消融治疗

经皮肾脏肿瘤冷冻消融术基本的过程与经皮肾肿瘤射频消融类似，前面已详述。因为冷冻消融形成的冰球在 CT 平扫下轮廓非常清楚，因此国际上以 CT 引导下的经皮冷冻消融术相对常见。术前准备同前。全麻或局麻，留置导尿，患者取俯卧位或健侧卧位。初次增强 CT 扫描明确肿瘤位置，明确肿瘤与周围邻近脏器的关系，设计进针路线避免损伤周围邻近脏器，使肿瘤与重要脏器（主要是肠管）距离在 1cm 以上。18G 穿刺枪常规行肿瘤活检；活检后，根据肿瘤大小选用不同规格冷冻针，单针或多针。在 CT 引导下沿瘤体中心进入，深度至肿瘤边缘。经过两次冷热循环，肿瘤周围被冰球覆盖。操作过程中重复行 CT 平扫监测。冰球大小至少需超过肿瘤边界 10mm。消融完成后，移出冷冻探针。再行增强 CT 扫描，明确是否消融完全。有明显残留时，再次补充消融。

三、腹腔镜下热消融辅助的肾部分切除术

腹腔镜下射频消融辅助的肾部分切除术是腹腔镜下热消融技术与腹腔镜下肾部分切除技术的结合。基本原理是利用消融的热凝固作用在肿瘤与周围正常肾组织之间建立一个"无血"平面，之后可以在不阻断肾动脉的情况下沿这一平面"零缺血"的切除肿瘤。根据国内外的报道，结合笔者所在中心的临床研究，对于 T1a 期肿瘤，我们认为该项技术在肿瘤控制效果上与传统肾部分切除术相当，但在肾功能保护上具有优势；与经皮或腹腔镜下射频消融术相比，单次手术肿瘤残留率明显降低，手术操作总体上较为安全可靠。近年来我们开展了微波消融辅助的肾部分切除术。微波消融是通过高频微波使组织中的极性分子震荡摩擦，产生局部高温导致细胞变性、凝固坏死；同射频消融相比，同样大小的肿瘤微波消融时间短，效率更高。

术前准备同前。手术一般经腹膜后途径进行，三通道位置分别是腋后线 12 肋缘下置 12mm 套管，腋中线髂棘上两横指处置 10mm 套管，腋前线 12 肋缘下置 12mm 或 5mm 套管。建立气腹，压力维持于 12 ~ 15mmHg。置入腹腔镜镜头和操作器械，观察腹膜、腰大肌和膈肌脚位置。充分暴露肿瘤及其周围 2cm 的正常肾实质，当肿瘤为内生性时，运用术中超声或超声造影结合术前影像学检查确定肿瘤的位置、大小和深度。肿瘤周围置盐水纱布，保护周围脏器。选一通道置入 14G 单电极射频针，垂直于肾脏表面插入离肿瘤边缘约 0.5cm 处的肾实质，进针深度依据肿瘤的深度而定，约在 1.5 ~ 3.0cm 之间，设定起始功率为 100W，以 5 ~ 10min 为一周期在肿瘤周围行多针消融，直至肿瘤周围的肾实质形成一凝固坏死带。沿该凝固坏死带分离肿瘤。若肿瘤深部消融不彻底则按上述方式再次消融，以确保分离平面无严重出血，不影响手术视野，消融后继续分离直至肿瘤被完整取下；若损伤集合系统，则以 4-0 可吸收线连续缝合。切下肿瘤后双极电凝控制基底渗血，并在创面均匀喷洒生物蛋白胶，取出肿瘤送石蜡病理，放置负压引流管后逐层关闭切口（图 18-3）。

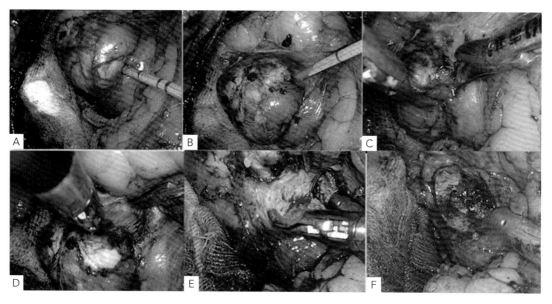

图 18-3　腹腔镜下微波消融辅助的"零缺血"肾部分切除术

A：肿瘤周围置盐水纱布隔离周围脏器，微波消融针插入离肿瘤边缘约 0.5cm 处的肾实质；B：一个周期消融后，选择另一个角度再次进针消融；C：肿瘤周围的肾实质形成一凝固带，沿该凝固带锐性剪开肾包膜；D：沿肿瘤外围无血界面钝性分离，可见肿瘤假包膜在消融后固缩而变得更加紧实；E：肿瘤外围经消融后形成凝固带，呈现无血界面；F：肿瘤剜除后电凝控制基底渗血，完善止血。

第三节 │ 能量消融术治疗遗传性肾脏肿瘤的疗效

1995 年 Uchida 等首次应用冷冻消融治疗肾脏肿瘤，1997 年 Zlotta 等首次将射频消融引入肾脏肿瘤治疗领域。经过近二十余年的发展，以射频消融和冷冻消融为代表的能量消融治疗技术已经逐渐在肾脏肿瘤微创治疗领域被接受。EAU 肾癌诊疗指南认为，从目前获得的研究数据看，消融治疗的局部复发率高于肾部分切除术。因此，EAU 推荐消融术应用于高龄或伴随多种合并症的小肾癌治疗。长期以来，对于能量消融治疗的效果一直存在争议。Klatt 等荟萃分析比较腹腔镜下冷冻消融术与腹腔镜下肾部分切除术两者治疗早期肾脏肿瘤的围手术期情况与肿瘤学效果：腹腔镜下冷冻消融术组在手术时间、失血量、住院时间、手术并发症方面优于腹腔镜下肾部分切除术组，但在肿瘤局部进展及转移率方面（9.4% 及 4.4%）要劣于腹腔镜下肾部分切除术组（0.4% 及 0.4%）。Steven 等比较了 T1a 期肾癌行射频消融和肾癌切除术后肾功能的恢复情况：86 例行射频消融，85 例行肾部分切除术，71 例行肾癌根治术；3 年后，射频消融的患者与行肾部切和根治术患者的肾功能维持在 60ml/（min·1.73m²）以上的分别占 95.2%、70.7% 和 39.9%，结果存在明显差异。Olweny 等比较 T1a 期肾癌行射频消融和肾部分切除术的远期治疗效果：患者 74 例，随访时间 5 年以上；37 例行射频消融的患者 5 年总体生存率为 97.2%，肿瘤特异性生存率为 97.2%，无复发生存率为 91.7%，与 37 例行肾部分切除术的患者无明显差异。Thompson 等比较了同期 1 057 例肾部分切除、180 例经皮射频消融和 187 例经皮冷冻消融患者的治疗效果，经皮消融治疗组 5 年无复发生存率与肾部分切除组相似；无转移生存率方面肾部分切除及冷冻消融优于射频消融；总体生存率方面肾部分切除优于消融治疗。随着经皮穿刺与消融技术的提高，两者之间差距应该会逐渐缩小。

一般认为遗传性肾癌的治疗原则是在切除肿瘤的同时尽最大可能保护患者肾功能。标准治疗方式主要包括主动监测和保留肾单位手术。通常对于肿瘤直径小于 3cm 的 VHL 综合征和遗传性乳头状肾细胞癌患者采用主动监测的策略；当肿瘤直径大于 3cm，肾部分切除术（包括剜除手术）是首选的治疗方式。对于复发的肿瘤，因为手术造成肾周结构紊乱及组织的严重粘连纤维化，再次行肾部分切除术具有非常大的挑战。同时反复的肾部分切除，术中肾脏缺血也会进一步导致患肾功能的减退。鉴于消融治疗在散发性肾癌中已有成功应用，特别是经皮 CT 或 MRI 引导下能量消融技术具有创伤小、恢复快、可以反复治疗的特点，能量消融技术在遗传性肾脏肿瘤中也逐步得到应用。2002 年 Shingleton 等率先应用经皮 MRI 引导下冷冻消融技术治疗 4 例 VHL 肾癌患者的 5 枚肿瘤（直径 2.8～5.0cm），其中 2 枚肿瘤因残留进行二次消融，随访 2～23 个月，无肿瘤复发转移。2008 年 Matin 等报道了 MD Anderson 癌症中心 VHL 肾癌的治疗模式，在 16 例 VHL 肾肿瘤患者中，2 例肿瘤较小采用积极监控；其余 14 例患者，共接受 25 次干预，60% 为开放肾部分切除术，20% 为经皮消融术；中位随访时间 41 个月，局部复发率 33%，无转移生存率 93.3%，总体生存率 87.5%。2010 年 Park 等报道采用经皮射频消融治疗 11 例 VHL 肾癌患者 48 枚肿瘤的初步研究结果，8 例（73%）患者肿瘤完全消融，3 例（27%）患者肿瘤残留复发，严重并发症发生率 6.9%，术后血肌酐平均上升 11.2%，GFR 下降 9.4%。Park 等认为经皮射频消融相对于肾部分切除手术而言具有可以反复消融且对肾功能影响小的特点，建议将经皮射频消融作为小的遗传性肾肿瘤的一线治疗方式；该学者建议 1cm 以下肿瘤可以观察；对于 1～3cm 肿瘤采用经皮消融术；对于 3cm 以上肿瘤首选肾部分切除术。2013 年 Yang 等报道了 Cleveland 医疗中心采用能量消融作为挽救性治疗的临床经验，肾部分切除术后复发的 14 例 VHL 患者 33 枚肾肿瘤接受消融治疗，平均肿瘤大小 2.6cm；所有操作均成功，无术后输血，无围术期并发症；其中 12 例孤立肾患者术后肾功能轻度下降（平均 eGFR 术前 61ml、术后 51.7ml）；随访 37.6 个月，4 例局部复发，其中 3 例行再次消融，总的肿瘤特异性生存率为 100%。笔者认为，遗传性肾癌（如 VHL 肾癌、

BHD 综合征及遗传性乳头状肾癌）具有易多发、术后复发率高的特点，反复多次肾部分切除术具有非常大的挑战，而经皮消融技术不受手术后周围粘连纤维化的影响，具有创伤小、可重复治疗、对肾功能影响小的特点，无论是作为一线治疗还是挽救性治疗都极具吸引力。另一方面，近年研究表明，对于消融术后复发的散发性肾癌，肾部分切除手术仍然是一种可行且有效的挽救性治疗手段。Jimenez 等报道采用外科手术治疗经能量消融治疗失败的 27 例散发性肾肿瘤患者，术中发现 22 例为中重度粘连纤维化，按原计划完成肾部分切除术的成功率为 93.3%，肾根治切除术成功率 100%，Clavien-Dindo Ⅲ - Ⅳ手术并发症发生率为 22.2%。作者认为尽管消融治疗对再次手术造成一定困难，但在多数情况下，挽救性外科手术，包括肾部分切除手术仍然是可行的。随着经皮能量消融技术水平的提高，该技术有望成为遗传性肾癌的一线治疗。

第四节 ｜ 能量消融治疗术后并发症

　　能量消融术的并发症分为轻微并发症及严重并发症。轻微并发症（Clavien-Dindo Ⅰ级）包括：肾周血肿，术后发热，肉眼血尿，无症状气胸，皮肤感觉异常，皮肤、腰肌、肝脏的轻度损伤等；严重并发症（Clavien-Dindo Ⅱ级以上）包括：输血、肠穿孔、十二指肠瘘、脓肿、急性肾衰透析、输尿管狭窄、尿瘘等。EAU 指南指出冷冻消融和射频消融治疗小肾癌的并发症发生率分别为 8%～20% 和 7%～29%，但多数为轻微并发症。冷冻消融最常见并发症是出血，需要输血甚至 DSA 治疗的概率约为 8%，高于射频消融的 2%。射频消融最常见的并发症是热能量传导所致的输尿管损伤狭窄、漏尿，发生率为 4.8%。

　　遗传性肾癌往往为双肾多发性肿瘤，消融治疗的次数多，操作时间长，手术风险要高于普通的散发性肾肿瘤。多数学者采用经皮射频消融治疗 VHL 肾癌。严重并发症的发生率约为 0%～8%。主要包括肠穿孔、输尿管狭窄或漏尿、严重出血需要输血等。轻微并发症的发生率为 58%～66%。其中出血最为常见，多表现为肾周血肿、血尿等，通常为自限性无须特殊处理。术后疼痛可能与热能损伤肌肉神经有关，也可表现为感觉功能紊乱，但多为短期症状，逐步自行缓解，部分病例理疗后有一定改善。热能损伤肾盂或输尿管，损伤部位瘢痕挛缩导致肾盂输尿管连接处狭窄，轻症者可通过放置输尿管支架改善症状或治愈，严重者须行肾盂输尿管成型手术。因此，对于遗传性肾癌，我们应该根据肿瘤大小、位置、肿瘤与周围重要脏器的关系选择更为安全有效的治疗方式，尽可能避免并发症的发生。如对于背侧的肿瘤，可选择经皮消融技术；对于腹侧肿瘤，如果与肠管较近，可以选择采用腹腔镜直视下消融技术，确保消融的安全；对于肾门中央型肾肿瘤，消融可能会导致肾门血管和肾盂损伤，造成血管闭塞肾萎缩、肾盂输尿管狭窄或漏尿、甚至血管损伤大出血，因而选择肾部分切除术更加安全。对于肾脏下极偏腹侧的肿瘤，消融过程中能量传导容易造成输尿管狭窄、损伤、漏尿等处理棘手的并发症。笔者单位在早期采用腹腔镜下射频消融治疗肾脏下极内侧肿瘤时曾发生1例术后输尿管上段狭窄的并发症，分析原因考虑腹腔镜下肿瘤与输尿管之间游离不充分，热能量传导损伤输尿管所致。通过改进，我们在腹腔镜下充分游离肾脏肿瘤与输尿管，以盐水纱布隔离，避免输尿管的热损伤。同时，经皮消融治疗术中采用体位改变、水分离、术前输尿管插管术中冷水灌注等方法，可提高手术的安全性，减少并发症的发生。

第五节 | 术后随访

由于遗传性肾脏肿瘤具有双肾发生、多发、术后复发率高的特点，对此类肾脏肿瘤的随访显得非常重要。目前消融治疗遗传性肾肿瘤术后尚无确定的随访方案，基本参照散发性肾癌消融术后的随访方案。消融成功的标准：消融后，肿瘤灶在增强后CT值比平扫期增加低于10HU、或MRI增强未见明显的强化信号。若肿瘤灶未完全消融，在术后的影像学检查中常表现为消融灶边缘有结节样或新月形强化灶，往往提示需要再次消融。当消融区出现强化结节影持续超过3个月以上时，表明肿瘤有残留，但需与炎性增生鉴别。Matin等对肾肿瘤消融术后多中心随访资料的分析显示，69.8%的肿瘤残留或复发出现在术后前3个月，92.1%的复发出现在术后一年之内；因此术后随访对于早期发现肿瘤的残留和复发是至关重要的。目前多数学者认为术后定期增强CT扫描或MRI扫描是检测肿瘤残留和复发的主要方法。推荐术后1个月、3个月、6个月和1年随访并复查腹部增强CT或MRI了解肿瘤有无残留和复发（图18-4）；第二年起每半年或1年随访一次CT或MRI。随时根据复查的情况及时进行治疗或调整随访方案。虽然术后穿刺病理活检是明确肿瘤残留和复发与否的"金标准"，但因其是有创检查，可操作性相对较差。与此同时，考虑到术后短期内频繁增强CT检查可能对患者肾功能造成的损害，我们也采用平扫CT和超声造影，或平扫CT和MRI结合的方法以减少辐射剂量和造影剂对肾功能的损害。

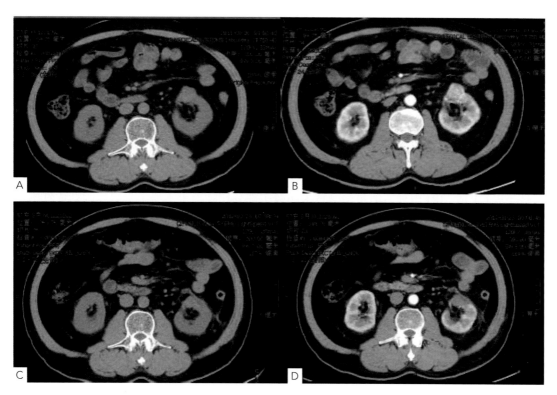

图 18-4　腹腔镜下肾肿瘤射频消融术前和术后病灶的 CT 表现

A、B：男性，56 岁，左肾前唇部位一枚直径约 3.5cm 肿瘤，术前增强 CT 动脉期病灶 CT 值由 30HU 强化至 130HU；C、D：射频消融术后 6 个月复查增强 CT，病灶缩小，平扫 CT 值为 30HU，动脉期病灶 CT 值仅为 35HU。

第六节 │ 总结和展望

不同于散发性肾癌，遗传性肾癌的治疗具有特殊性。对于 VHL 综合征、BHD 综合征、遗传性乳头状癌综合征肾癌具有发展相对较慢，侵袭性不高的生物学特征，3cm 作为此类早期局限性肾癌的干预界值。对于 HLRCC、BAP1、SDHX、MITF 相关的具有高度侵袭性肾癌，需要早期干预。

VHL 综合征是最常见的遗传性肾癌。此类肾癌通常表现为双侧、多发性肿瘤伴肾多发性囊肿；病理表现为透明细胞癌，恶性度相对较低；术后易再发。研究发现在 VHL 患者肾脏中存在数千个透明细胞癌微灶。因此，VHL 肾癌的治疗原则关键是如何做到控制肿瘤与保护肾脏功能之间的平衡，既要避免肿瘤转移，又要同时保留肾功能，获得较好的生活质量。当肿瘤最大直径小于 3cm，采用主动监测的治疗方式；当肿瘤直径等于或大于

3cm，肾部分切除术（包括剜除手术）是首选的治疗方式。然而对于复发的肿瘤，肾周组织严重粘连纤维化，再次行肾部分切除术的术后并发症甚至肾脏丢失风险远远大于初次手术。经过二十多年的发展，在肾脏肿瘤治疗领域以射频消融和冷冻消融为代表的能量消融治疗技术已经获得认可。在T1a期散发性肾肿瘤患者中，消融与部分肾切除术相比较，二者总生存率及肿瘤特异性生存率均没有差异，消融的并发症发生率及输血率均低于部分肾切除术，射频消融的局部复发率高于部分肾切除术。因此EAU指南推荐消融术应用于高龄或伴随多种合并症的小肾癌治疗。鉴于能量消融治疗在散发性肾癌中已有成功应用，特别是经皮CT或MRI引导下能量消融技术相较于部分切除手术不受手术后周围粘连纤维化的影响，具有创伤小、恢复快、可以反复治疗、对肾脏功能影响小的特点，因此该技术在遗传性肾脏肿瘤治疗中具有相当的吸引力。随着经皮能量消融设备改进及技术水平的提高，该技术有望成为遗传性肾癌的一线治疗手段。

（孔　文　张　进）

编者

孔文

上海交通大学医学院附属仁济医院

上海市浦东新区浦建路 160 号

邮编：200127

E-mail：dr_kongwen@sina.cn

张进

上海交通大学医学院附属仁济医院

上海市浦东新区浦建路 160 号

邮编：200127

E-mail：med-zhangjin@vip.sina.com

专家述评

该文详细介绍了遗传性和散发性肾癌的多种消融治疗方式、应用方法和优缺点。对其在遗传性和散发性肾癌治疗中的效果进行了回顾，可以使读者系统地了解该技术的优缺点。并且作者分享了将手术与消融联合在一起的治疗方法，可以使读者对该种治疗的应用有一个非常完整的认识。在展望部分，更结合本书的目的，对应用消融治疗遗传性肾癌作出了总结。

目前，肾癌的各大治疗指南，并没有对遗传性肾癌的治疗进行规范。但是随着研究的深入，对于 cT1 期小肾癌，治疗方法已经不仅仅局限于手术。消融、立体定向放疗、等待观察等似乎也可以使不同的人群获益。Psutka 等通过对四个研究中心、5 300 例肾癌患者、平均 5.2 年的随访，发现在消融组和等待观察组患者中，肿瘤特异性死亡率与其他原因死亡率的比值，反而低于手术治疗组，说明对不同肿瘤状态和个体状态的患者，根治性肾切除或肾部分切除并不见得肯定获益。其结果认为肾癌的特异死亡率与患者术后的 eGFR 和术前肿瘤的直径有关，而其他原因死亡率则与患者的年龄、伴随疾病和身体状态相关。遗传性肾癌具有双侧、多发、反复复发的特点，肿瘤发现时多较小，治疗的目的也是在控制肿瘤、避免转移的基础上，希望患者获得更长的无透析生存时间。这样，消融、立体定向放疗和等待观察这三种治疗就成为遗传性肾癌有效治疗的可选方式。

各种不同的消融方式治疗肾癌，其实都是将不同的能量通过直接或间接的手段，希望能够精准地作用于肿瘤这一客观存在，进而消除肿瘤细胞的生物学活性，而同时尽可能不影响肿瘤周围可能正常的组织。所以这个过程不可避免地会遇到能量衰减、正常组织损伤和肿瘤仅仅改变活性而不改变存在状态的情况。例如射频消融的热降效应，会使热量随血液流失，降低肿瘤凝固性坏死的程度，造成肿瘤残余；而无论射频还是微波，针尖做功时产生的能量会使周围正常组织受损，如肠管和肾盂等；再次，肿瘤细胞虽然变性坏死，其物质仍然存在，影像检查时仍可发现肿瘤，仅能依靠肿瘤对造影剂的摄取评估肿瘤是否失活。最后，由于我们还不能够使能量更加快速、有效、集中地作用于形状各异的较大肿瘤，所以 3cm 以上肾脏肿瘤消融治疗后复发率仍较高。Maxwell 等报道，肿瘤直径 4cm 时，消融术后局部的复发率可达 35%，而肿瘤直径 6cm 时，复发率约为 90%。所以，虽然 ASCO、NCCN 和美国泌尿外科年会（AUA）均将消融治疗作为 cT1 期肿瘤的一种可选治疗方法，但均建议对应用这种方法治疗的患者应该"精挑细选"。对大于 3cm、大于 3 处、与周围重要脏器过近、中心型和没有清晰边界的肿瘤，消融治疗后复发率较高，应用时仍需要慎重。

但是遗传性肾癌恰恰是个例外，其特点是，只要进行保留肾脏的治疗，肿瘤的复发和再发几乎是不可避免的。按照一般遗传性肾癌治疗的"3cm"原则，只要能够将肿瘤控制到足够小，其发生转移的机会就会极低。并且消融治疗时尚可配合穿刺活检，如发现为高侵袭性肿瘤（如 HLRCC 或 BAP1 相关肾癌等），在消融术后行根治性肾切除，手术仍然十分安全。对于高危部位，目前有学者应用水垫技术，例如对于中心型肾肿瘤、在消融术中通过输尿管导管向肾盂内灌注冰水；对于腹侧靠近肠管的肿瘤，可以先在肾脏腹侧、脏器周围注射冰生理盐水，最大限度地消融多发肿瘤，从而控制遗传性肾癌的生长、转移和保护肾功能。所以消融技术有望成为遗传性肾癌治疗的有效手段之一。

（张　宁）

述评专家信息

张宁

北京大学肿瘤医院

北京市海淀区阜成路 52 号

邮编：100142

E-mail：niru7429@126.com

第十九章

遗传性肾癌的靶向治疗

肾细胞癌是泌尿系统最常见的恶性肿瘤之一，占成人新发肿瘤的 2%。肾细胞癌分为散发性肾癌（sporadic renal cell carcinoma）和遗传性肾癌（hereditary renal cell carcinoma）。虽然遗传性肾癌仅占肾癌总数的 2%～4%，但是其病因、临床表现、治疗方式与散发性肾癌有很大不同。遗传性肾癌多为常染色体显性遗传，其发病年龄早，多为双侧发病。已明确的常见遗传性肾癌综合征包括：① VHL 综合征；②遗传性乳头状肾细胞癌（hereditary papillary renal cell carcinoma，HPRC）；③遗传性平滑肌瘤病和肾细胞癌（hereditary leiomyomatosis and renal cell carcinoma，HLRCC）；④ BHD（Birt-Hogg-Dubé）综合征等。近期新发现的一些遗传性肾癌综合征，例如副神经节瘤 - 嗜铬细胞瘤综合征肾癌、BAP1 相关肾癌、甲状旁腺功能亢进性颌骨肿瘤综合征相关肾癌、*MITFE318K* 突变相关肾癌和 3 号染色体异位相关肾癌等，相关报道较少。此类肾癌影像学上具有散发性肾癌的特点，并兼具上述综合征的其他表现，如 VHL 综合征可合并中枢神经系统及视网膜血管母细胞瘤、胰腺囊肿或肿瘤、肾上腺嗜铬细胞瘤、附睾乳头状囊腺瘤、肾囊肿等改变。基因检测可证实相应的染色体和基因存在异常。但是遗传性肾癌本身的影像，除双侧、多发和伴发囊肿外，与常见散发性肾癌多无明显的差异。

近年来，随着分子生物学技术的发展，肿瘤的发病机制从细胞、分子水平进一步深入探索，肿瘤靶向治疗已经进入了一个全新的时代。靶向治疗是在细胞分子水平上，针对已经明确与肿瘤发生发展有关的信号通路而设计相应的治疗药物，药物进入体内会特异地选择这些信号通路，从而直接或间接地使肿瘤细胞死亡。肿瘤靶向治疗分为两大类，即肿瘤细胞靶向治疗和肿瘤血管靶向治疗。肿瘤细胞靶向治疗是利用肿瘤细胞表面的特异性抗原或受体作为靶点，而肿瘤血管靶向治疗则是利用肿瘤区域新生毛细血管内皮细胞表面的特异性抗原或受体起作用。靶向治疗的最大优势在于这些药物可针对肿瘤的生长、代谢等重要环节，具有很高的靶向性，效果显著。自 2005 年 12 月，美国 FDA 批准索拉非尼作为治疗晚期肾癌的首个靶向药物，陆续有舒尼替尼、贝伐珠单抗、帕唑帕尼、依维莫司、卡博替尼和仑伐替尼等靶向药物用于晚期肾癌的治疗。近年来针对 PDGFR 和 VEGFR 的 Sitravatinib 以及针对 HIF-2α 的 MK6482 也显示出了良好的治疗转移性肾细胞癌的作用。在靶向治疗前时代，转移性肾癌患者一年生存率仅 5%～10%，而在靶向治疗时代，患者中位生存时间已经达到了 4 年左右。因此，靶向治疗给转移性肾癌患者带来了更长的生存时间和更高的生活质量。

第一节 | 靶向治疗药物靶点与遗传性肾癌相关基因的相关性

目前，临床应用的肾癌靶向治疗药物从作用机制上主要分为两类，其一为血管内皮生长因子受体（vascular endothelial growth factor receptor，VEGFR）抑制剂，主要通过抑制肿瘤血管的发生、发展而发挥抗肿瘤作用；酪氨酸激酶抑制剂（tyrosine kinase inhibitor，TKI）可抑制 VEGFR-2 和血小板衍生生长因子受体（platelet-derived growth factor receptor，PDGFR）从而影响肿瘤血管的形成，如索拉非尼、舒尼替尼、贝伐珠单抗和帕唑帕尼等。其二为 mTOR 抑制剂，主要通过抑制肿瘤细胞信号传导通路上的 mTORC1 而达到抑制肿瘤细胞分裂、促进凋亡，如替西罗莫司和依维莫司。目前指南或临床研究中所提到的遗传性肾癌常用靶向药物概览见表 19-1。

表 19-1　多种遗传性肾癌相应靶向药物概览

遗传性肾癌	染色体定位	基因	靶向治疗药物
VHL 综合征肾癌	3p25	*VHL*	托泊替康、AZD8055、PT2399、贝伐珠单抗、舒尼替尼、索拉非尼
遗传性乳头状肾细胞癌	7q31	*MET*	Foretinib、Tivantinib、INC280、卡博替尼
遗传性平滑肌瘤病和肾细胞癌	1q42-43	*FH*	NCT01130519、贝伐珠单抗、厄洛替尼
BHD 综合征	17p11.2	*FLCN*	替西罗莫司、舒尼替尼
结节性硬化综合征	9q34，16p13	*TSC1*，*TSC2*	替西罗莫司、依维莫司

VHL 综合征是 *VHL* 基因突变导致的常染色体显性遗传病。*VHL* 基因编码的蛋白与 Elongin B、Elongin C、Cul2、RBX1 形成复合物，使得缺氧诱导因子 HIF-1α 和 HIF-2α 被泛素化降解。缺氧诱导因子的转录产物可以调节多种参与肿瘤发生的下游基因，这些基因中最主要的是血管内皮生长因子、血小板源性生长因子、表皮生长因子受体、转化生长因子（TGF-β）和葡萄糖转运蛋白等。2019 年的诺贝尔生理学或医学奖正是授予了三位"发现了细胞如何感知和适应氧气可用性"的美、英学者。目前常用的靶向治疗药物中，舒尼替尼、索拉非尼及阿昔替尼是 VEGF 及 PDGF 受体的抑制剂，贝伐珠单抗是 VEGF 的中和抗体，替西罗莫司为 mTOR 酶的抑制剂。而无论 TKI 还是 mTOR，其共同上游通路之一均包含有 HIF 信号通路，目前针对 HIF-2α 开发出来了治疗肾癌的新型靶向药物 MK6482。

遗传性乳头状肾细胞癌（HPRC）是一种家族性肿瘤综合征。HPRC 主要表现为双侧肾脏受累或多发乳头状肾细胞癌，影像学表现为肿瘤血供较差，生长缓慢。遗传连锁分析发现 HPRC 的致病基因为 *MET* 基因，其编码一种与细胞膜结合的肝细胞生长因子受体（hepatocyte growth factor receptor，HGFR），该受体胞内结构具有酪氨酸激酶结构域。MET 的激活突变已经在遗传性乳头状肾细胞癌中得到了证实，5%~13% 的乳头状肾细胞癌有 *MET* 基因突变。克唑替尼作为一种选择性 c-MET 抑制剂，对于乳头状肾细胞癌的总体有效率为 13.5%，特别是在 c-MET 突变患者治疗中表现出较高的应答率。Foretinib 有效地抑制了 MET 和 VEGFR，对于进展期的遗传性乳头状肾细胞癌有一定的疗效，对于 *MET* 突变的患者有明显的疗效。卡博替尼是针对 MET 和 VEGFR2 的靶向药物，目前已批准用于晚期转移性肾癌的一线和二线治疗。在一项Ⅲ期临床研究中，它与舒尼替尼进行对比，患者获得了 8.2 个月的无进展生存时间，而分层分析发现，*MET* 基因突变患者的无进展生存时间是 13.8 个月，远高于无 *MET* 基因突变的患者。

遗传性平滑肌瘤病和肾细胞癌（HLRCC）表现为皮肤或子宫平滑肌瘤，并发乳头状肾细胞癌。家系研究发现 HLRCC 与延胡索酸酶基因（*FH*）突变相关。目前并没有针对该基因突变的特定药物，但是在一项Ⅱ期临床研究中发现，应用厄洛替尼联合贝伐珠单抗治疗转移性 HLRCC 的客观有效率和无进展生存时间远远优于散发性乳头状Ⅱ型肾细胞癌患者。BHD 综合征是一种常染色体显性遗传性综合征，患者表现为双肾多发肾细胞癌，同时可并发多种皮肤肿瘤及肺内病灶。BHD 综合征由卵泡素（folliculin，*FLCN*）基因突变引起，受累家系中 90% 的患者存在此突变基因。*FLCN* 基因产物可能通过 mTOR 通路参与能量代谢，调节蛋白质合成并影响细胞增殖。替西罗莫司、依维莫司和 Ridaforolimus 是靶向 mTORC1 的第一代 mTOR 抑制剂，它们并称为西罗莫司及其衍生物。目前美国 FDA 批准了两种用于肿瘤治疗的 mTOR 抑制剂，替西罗莫司获批用于治疗进展期肾细胞癌，依维莫司获批用于治疗舒尼替尼或索拉非尼治疗失败的肾细胞癌。应用 mTOR 抑制剂治疗嫌色细胞癌转移小鼠的疗效明显优于 TKI 类药物。但是在临床中，应用舒尼替尼治疗转移性嫌色细胞癌的效果却远远强于 mTOR 抑制剂。

综上所述，遗传性肾癌综合征的发生往往与特定的信号通路异常有关，人们通过对这些信号通路的研究，开发出了相应的靶向药物，在临床中获得了良好的效果。但是这些药物又不完全仅仅针对特定的通路，所以并没有获得理论上更优的效果。这可能与遗传性和散发性肾癌基因通路突变的复杂性和异质性有关。相对散发性肾癌，遗传性肾癌基因突变的背景干扰更少，对于研究开发新的靶向药物更有帮助。

第二节 | 不同遗传性肾癌的靶向治疗

一、肾透明细胞癌和肾非透明细胞癌的靶向治疗差异

肾细胞癌是最常见的肾癌类型，占所有肾肿瘤的 90%，肾透明细胞癌（clear cell RCC，ccRCC）是其中最常见的组织学类型，约占 75%。ccRCC 是一种富血管肿瘤，肿瘤抑制基因 VHL 发生失活，导致缺氧诱导因子及其下游靶基因的过度表达。由于 HIF 是 VHL-HIF-VEGF 及其下游酪氨酸激酶信号转导途径的中心环节，可通过阻断 HIF 的下游分子如 VEGF、PDGF 及 TGF-β 等控制肿瘤生长，因而相继有多种分子靶向治疗药物问世，在肾癌治疗中取得了令人瞩目的成果。贝伐珠单抗是一种重组的人源性抗 VEGF 抗体，可结合所有类型 VEGF-A 异构体并中和其功能。酪氨酸激酶抑制剂索拉非尼是一种双芳基尿素类口服多激酶抑制剂，它具有双重抗肿瘤作用，一方面能够直接抑制肿瘤生长；另一方面通过抑制肿瘤新生血管间接抑制肿瘤生长，从而起到抗肿瘤效应。在一项临床试验中，索拉非尼治疗肾细胞癌有显著的疗效，较安慰剂组显著延长了无进展生存时间，其可用于复发、或手术不可切除的 Ⅳ 期肾透明细胞癌患者的序贯治疗。舒尼替尼是一种高选择性多靶点小分子蛋白激酶抑制剂，用于治疗晚期肾细胞癌患者。临床研究结果显示，舒尼替尼能够提高治疗的反应率，延长患者无进展生存期，客观反应率达 42%，中位无疾病进展时间为 8.7 个月，是目前肾透明细胞癌和肾非透明细胞癌的一线治疗药物。帕唑帕尼是一种新型酪氨酸激酶抑制剂，可以抑制 VEGFR-1、VEGFR-2、VFGFR-3、PDGFR、FGFR 和 Kit。一项前瞻性临床试验结果显示，帕唑帕尼能够显著改善患者的无进展生存期和肿瘤治疗反应率。在 COMPARZ 研究中，帕唑帕尼表现出了不劣于舒尼替尼的疗效，是转移性肾透明细胞癌患者的一线用药选择。阿昔替尼属于第二代的 VEGFR-1、2、3 选择性抑制剂，一项 Ⅲ 期临床试验结果显示，接受阿昔替尼治疗的患者中位无进展生存期为 6.7 个月。mTOR 抑制剂替西罗莫司的 Ⅱ 期临床研究显示，患者中位无进展生存期为 5~8 个月，主要的不良反应包括痤疮、黏膜炎、高血脂、无力、腹泻和恶心等，一般停药后可恢复。依维莫司是一种新型的 mTOR 酪氨酸激酶抑制剂，一项 Ⅱ 期临床试验表明，23% 的患者接受治疗后可部分缓解，38% 的患者病情稳定。

非透明细胞肾癌（non-clear cell RCC，nccRCC）异质性强且表征不一致，目前尚无标准的治疗方法。尽管靶向治疗已经成为转移性肾细胞癌全身治疗的标准，但是 nccRCC 患者已被排除在很多关键临床试验之外。因此，缺乏支持在 nccRCC 患者中使用这些靶向药物的有力临床证据。mTOR 抑制剂依维莫司和替西罗莫司已被批准用于治疗 ccRCC 患者，mTOR 也可作为 nccRCC 潜在的治疗靶标，但仍需要增加临床前和临床证据。在临床实践

中，经过预后评估得出替西罗莫司是唯一具有高水平证据的药物选择。国际上多个指南推荐替西罗莫司适用于转移性 nccRCC 的患者，临床随机对照研究显示替西罗莫司在 nccRCC 患者中的中位总生存期（overall survival，OS）为 11.6 个月，而在 ccRCC 患者的中位 OS 为 10.7 个月。替西罗莫司对具有各种组织学变异的 nccRCC 患者的疗效仍然相似。另外一项临床试验中观察依维莫司在 nccRCC 患者中的治疗效果，其中大多数患者预后良好或中等。酪氨酸激酶抑制剂广泛用于患有转移性 ccRCC 的患者，可作为一线和后续治疗。国际上多个临床试验结果显示，酪氨酸激酶抑制剂对于 nccRCC 患者的中位 PFS 为 6.0 个月，而 ccRCC 人群为 9.4 个月，OS 分别为 12.2 个月和 18.7 个月，两组在安全性方面无明显差异。在 2015 年 ESMO 会议上，有学者提出舒尼替尼可以作为乳头状肾细胞癌患者的一线治疗。一项多中心 nccRCC 的临床研究显示，舒尼替尼治疗的中位 PFS 为 6.4 个月，中位 OS 为 25.6 个月。舒尼替尼治疗 nccRCC 患者的 Ⅱ 期研究结果显示，中位 PFS 和中位 OS 分别为 2.9 个月和 16.8 个月。综上所述，舒尼替尼对于 nccRCC 的治疗是有效的。EU-ARCCS 欧洲前瞻性研究报告显示，索拉非尼治疗的 nccRCC 患者 PFS 较短。另外，PREDICT 研究也显示，nccRCC 患者应用索拉非尼治疗的中位生存期为 4.8 个月，而 ccRCC 组为 7.7 个月。但是目前尚无随机临床试验证明酪氨酸激酶抑制剂在 nccRCC 患者治疗中具有优势。在表皮生长因子受体抑制剂厄洛替尼治疗 nccRCC 的 SWOG S0317 研究中，Ⅱ 期结果显示 nccRCC 患者使用厄洛替尼治疗的中位 OS 为 27 个月，6 个月总生存率为 87%。EGFR 抑制剂可能对 nccRCC 患者有效，但是针对 nccRCC 患者的前瞻性研究中未纳入其他酪氨酸激酶抑制剂。所以，未来需要进一步研究酪氨酸激酶抑制剂对 nccRCC 患者的疗效。

ccRCC 与 nccRCC 的始动病因不同，预后不同。由于肾透明细胞癌的发病率高，所以目前靶向药物治疗转移性肾细胞癌的研究主要集中于 ccRCC，治疗 ccRCC 转移肿瘤也主要来源于这些研究的证据。nccRCC 研究较少，大多为小规模的研究。目前治疗 nccRCC 转移瘤的一线靶向药物选择，主要来源于进行 ccRCC 研究中包含的一些治疗 nccRCC 患者的证据。除 Ⅱ 型 PRCC 采用厄洛替尼联合贝伐珠单抗、Ⅰ 型 PRCC 采用卡博替尼外，仍推荐舒尼替尼和临床研究作为 nccRCC 转移瘤患者的一线选择。

二、VHL 综合征肾癌相关靶向药物治疗

VHL 综合征是一种遗传性肿瘤综合征，受影响的个体有发生肾囊肿和肾透明细胞癌的风险。几乎所有 VHL 家族都发现了 *VHL* 基因的胚系突变（缺失或剪接缺陷）。目前批准用于临床的大多数靶向药物主要选择 HIF 途径的下游因子，包括 VEGF、VEGFR 和 PDGF 受体，见图 19-1。但是，这些靶向药物仅靶向由 HIF 调节的下游基因的一小部分，

而抑制 HIF 自身转录活性进而影响 HIF 调节的所有基因可能会是一种更有价值的治疗方法。托泊替康是一种拓扑异构酶 I 抑制剂，可抑制 HIF-1α 依赖性转录，目前正在进行 I 期临床试验。尽管由 HIF-1α 和 HIF-2α 所转录调节的基因很多相同，但是体外和体内研究表明，HIF-2α 是肾透明细胞癌的关键因子。很多研究团队目前正在筛选靶向 HIF-2α 转录调节的药物。PT2399 是一种新型的针对 HIF-2α 的抑制剂，在裸鼠皮下移植瘤模型中，它可以阻止 HIF-2α 与 ARNT/HIF-1β 的结合，从而抑制 HIF 通路的活性，影响肿瘤的生长。大多数 VHL 缺失的肿瘤表达 HIF-1α 和 HIF-2α，HIF-1α 依赖于 mTORC1 信号传导，而 HIF-2α 是 mTORC2 途径的下游分子。靶向 mTORC1 和 mTORC2 途径的新药物具有下调肾透明细胞癌中 HIF-1α 和 HIF-2α 的潜力，并且可以发挥比西罗莫司和依维莫司更强的抗肿瘤活性。研究显示：抑制 mTORC1 和 mTORC2 途径的药物 AZD8055 在体外和体内模型中具有抗肿瘤活性，下一步会进行评估该药物有效性的临床试验。此外，STF-62247 是一种抑制肿瘤生长的细胞毒性药物，它以不依赖 HIF 的方式选择性地在 VHL 缺失细胞中诱导细胞毒性反应，并且可以诱导细胞自噬，该试剂在体外和体内均可以发挥作用，提示这类药物在晚期肾癌患者中可能具有较大的治疗潜力。目前，很多化疗药物和靶向酪氨酸激酶的药物由于对非肿瘤细胞产生毒性而限制了其临床应用。然而，靶向自噬仅影响 VHL 缺失的细胞，而具有 VHL 野生型的细胞不受影响。这种针对细胞基本代谢缺陷的方法有可能为癌症患者提供毒性更小、更有效的治疗方法。

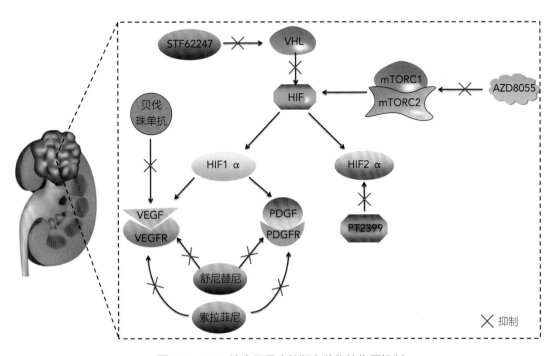

图 19-1 VHL 综合征肾癌的靶向药物的作用机制

三、其他遗传性肾癌的靶向治疗

遗传性乳头状肾细胞癌是一种家族性肿瘤综合征，主要表现为双侧肾脏受累或多发乳头状肾细胞癌。影像学表现为肿瘤血供较差，生长缓慢。通过遗传连锁分析，在具有这种遗传性肾癌综合征的家族中，原癌基因 *MET* 被鉴定为遗传性乳头状肾细胞癌的致病基因。Foretinib 是一种小分子多激酶抑制剂，具有抗 MET 和 VEGFR-2 的作用。该药物在散发性或遗传性乳头状肾细胞癌的 II 期临床试验结果显示，主要终点的总体反应率为 13.5%，中位 PFS 为 9.6 个月。Tivantinib 是一种选择性小分子 c-MET 抑制剂，II 期临床试验用以评估治疗 MITF 家族相关肿瘤患者的预后。MET 代表 MITF 相关肿瘤的潜在治疗靶标，因为该基因由 MITF 家族蛋白转录激活。MITF 相关肿瘤的特征在于转录因子的失调，这些因子包括 TFE3、TFEB、TFEC 和 MITF。具有 TFE3 易位的肾肿瘤的疾病控制率为 50%，中位 PFS 为 2 个月，中位 OS 为 15 个月。然而，由于患者数量较少，因此需要进一步研究以明确 Tivantinib 在这些患者中的治疗效果。INC280 是一种口服的、选择性的 MET 抑制剂，其表现出较强的抗肿瘤活性。目前，一些正在进行的临床试验主要是评估 INC280 在实体肿瘤中的疗效和安全性。Cabozantinib 是一种口服小分子多靶点酪氨酸激酶抑制剂，对 MET、VEGFR 和 RET 具有较高的活性。最近，在 RCC 患者中进行的 I 期临床试验结果显示，Cabozantinib 的客观反应率为 28%，中位 PFS 为 12.9 个月，中位 OS 为 15.1 个月。

遗传性平滑肌瘤病和肾细胞癌的受累家庭成员表现为皮肤或子宫平滑肌瘤，并发乳头状肾细胞癌。家系研究发现 HLRCC 与延胡索酸水合酶基因突变相关，为常染色体显性遗传病，恶性程度高，早期可能发生转移，目前无标准治疗方案。在 NCT01130519 研究中显示，贝伐珠单抗联合厄洛替尼（EGFR 受体抑制剂）治疗 41 例乳头状肾细胞癌患者，其中 20 例 HLRCC 患者的客观反应率达 60%，中位 PFS 为 24.2 个月；而 21 例散发性 RCC 患者的客观反应率为 29%，中位 PFS 为 7.4 个月。所以目前 NCCN 指南推荐将其作为 RCC 患者的二线用药方案（II A）。

BHD 综合征是一种常染色体显性遗传性综合征，患者出现双肾多发肾细胞癌，同时可并发多种皮肤肿瘤及肺内病灶。BHD 综合征由 *FLCN* 基因突变引起，该基因位于 17 号染色体短臂，受累家系中 90% 的患者存在此突变基因。FLCN 在 mTOR 信号通路中发挥着重要调控作用，因此针对 mTOR 的抑制剂被广泛应用于 BHD 综合征的靶向治疗。mTOR 抑制剂治疗 $FLCN^{-/-}$ 的小鼠模型，结果显示 mTOR 抑制剂可以延长小鼠生存时间，应用西罗莫司处理的 FLCN 敲除小鼠具有更长的中位生存时间。这种 BHD 综合征肾肿瘤体内模型的结果表明，西罗莫司类似物如替西罗莫司可能是抗 BHD 相关肾肿瘤的潜在药物。但是在 Colomba 等的研究中，通过对 91 例转移性嫌色细胞癌患者的治疗对比，发现应用舒尼替尼组患者的 OS 为 30 个月，远高于应用 mTOR 治疗组患者的 9 个月。这种动物水平和临床试验的差距很难解释，或许人类肾嫌色细胞癌的驱动基因并非是所想象的单一 FLCN 基因突变。

结节性硬化综合征为常染色体显性遗传病，2%～3% 发展为肾细胞癌，病理类型以 ccRCC 常见，主要的基因型为 TSC1（9q）和 TSC2（16p），表现为 Hamartin 和 Tuberin 蛋白失活，mTOR 表达上调。结节性硬化综合征的靶向治疗药物主要是替西罗莫司和依维莫司，客观反应率为 54%。目前临床上仍按照经验给予 VEGFR 或 mTOR 抑制剂。琥珀酸脱氢酶缺乏肾癌是家族性嗜铬细胞瘤 / 副神经节瘤综合征的部分表现，恶性程度高，病理类型为 ccRCC 和部分嗜酸细胞瘤。主要表现为 FH 失活、SDH 缺失、糖有氧酵解增强、HIF 蛋白出现累积。临床上无标准治疗方案，抗微血管形成和有氧酵解的治疗可能有效。临床试验（NCT02495103）结果显示，凡德他尼联合二甲双胍治疗，不同程度地改善了患者的生存率。多发性错构瘤综合征（Cowden syndrome，PTEN 错构瘤综合征）主要为 PTEN 抑癌基因突变（10q），发生肾癌概率是正常人群的 31 倍。病理类型包括乳头状肾细胞癌、嫌色细胞癌和透明细胞癌。动物实验已经证明应用 mTOR 抑制剂可以控制多发性错构瘤综合征的发展，可能作为 PTEN 功能缺陷类肾癌的治疗方案。

第三节 | 总结和展望

由于遗传性肾癌常表现为多系统疾病综合征，在临床诊治过程中，要注意检查其他系统有无病变，以免误诊、漏诊。随着人类基因组计划的完成和后基因组计划的全面展开，肾癌相关基因被不断发现和深入研究。从基因水平探讨肿瘤的发生发展机制，研制特异性的基因诊断方法以及靶向药物，使分子靶向药物成为治疗遗传性肾癌最强有力的手段。尽管靶向治疗已经取得了一些进展，但是目前临床实践中可用的药物仍然不是很令人满意。VEGF 和 mTOR 通路的抑制已经证明存在临床获益，但效果较有限，患者总体预后仍然很差。

目前，免疫检查点抑制剂的出现正改变着转移性肾癌的药物治疗。研究发现，免疫耐受的关键是由细胞毒性 T 淋巴细胞相关抗原 -4（CTLA-4）介导并且在活化的抗原呈递细胞（APC）上结合 B7 蛋白，B7 和 CTLA-4 的结合导致 CD8$^+$T 细胞的细胞毒活性被抑制。Ipilimumab 是一种完全人抗 CTLA-4 单克隆抗体，能够恢复正常的 T 细胞活性。单臂非随机的 I 期临床试验评估了 Ipilimumab 在 RCC 患者中的疗效，结果显示大约 10% 的客观缓解率。另一个关键途径是程序性死亡受体 -1（programmed death-1，PD-1）及其配体（PD-

1 ligand，PD-L1）介导的肿瘤细胞的免疫耐受。PD-1 是在 T 细胞、B 细胞、自然杀伤细胞和巨噬细胞上表达的受体，也可以在多种不同的癌细胞中表达。PD-1 和 PD-L1 之间的相互作用诱导免疫抑制，促进肿瘤生长。目前正在研究几种针对 PD-1 或其配体的单克隆抗体，其中 Nivolumab（抗 -PD-1）和 BMS-936559（抗 -PD-L1）的 I 期临床试验的客观反应率为 25% 和 31%。基于 Nivolumab 的临床试验主要通过恢复抗肿瘤免疫，整体上显著改善生存率，其客观反应率与依维莫司相似，安全性良好。随后的靶向药物联合免疫检查点抑制剂，例如阿昔替尼联合 Avelumab，或者是阿昔替尼联合可瑞达，显示出了较单一靶向药物更好的客观反应率和无进展生存时间。在 Checkmate214 的探究中，通过联合 Nivolumab 和 Ipilimumab 也显示出对中高危转移性肾透明细胞癌患者优于单用靶向药物的疗效。这些研究结果在改变转移性肾癌治疗指南的同时，会使我们面临更多的序贯或联合方式的选择。遗憾的是，目前仍未有单纯针对遗传性肾癌的免疫治疗或免疫联合靶向治疗的研究。

如何最大限度地提高疗效并减少毒性，是未来治疗所面临的重要挑战，此外还需要探索预测疗效的相关因子。目前，人们对肾癌相关信号转导通路及其调节机制的研究尚处于起步阶段，依据各种信号通路研发的靶向治疗药物在临床应用上仍有很多亟待解决的问题。如何实现个体化治疗，如何优化靶向药物，仍需通过前瞻性研究进一步探索。但随着人们对肿瘤发生、发展及其分子调控机制的不断深入研究，大量新的分子作用靶点与抗癌药物不断涌现。与传统治疗药物相比，新的靶向治疗药物均显示出了良好的应用前景，不仅药效明显，且毒副作用低，患者耐受性良好，可延长患者生存时间，提高生活质量。由于遗传性肾癌仅占总体肾癌发病率的 5%，针对遗传性肾癌的药物治疗研究仍然非常欠缺，有待进一步的探索。

（王科亮　徐万海）

编者

徐万海

哈尔滨医科大学附属第四医院

哈尔滨市南岗区颐园街 37 号

邮编：150001

E-mail：xuwanhai@163.com

王科亮

哈尔滨医科大学附属第四医院

哈尔滨市南岗区颐园街 37 号

邮编：150001

E-mail：25072641@qq.com

专家述评

通过前期学者们的不懈努力，令我们在基因水平对各种遗传性肾癌的发病机制有了较多的认识，并相应开发出了针对这些信号通路和调节机制的多种靶向药物。但由于遗传性肾癌种类繁多而临床发病率又极低，因此相关靶向治疗的基础与临床方面的研究数量巨大而缺少主线，不易把握。本章节的作者通过阅读大量文献，对遗传性肾癌靶向治疗的研究结果及最新进展做了极为系统详尽地介绍，厘清了临床研究的思路，可使读者获得对该领域现状的较为清晰了解。如作者所言，我们仍面临重要挑战，需要进行深入地探索。而本章节的内容无疑将成为我们打开通向未来之门的钥匙。

（何志嵩）

述评专家信息

何志嵩

北京大学第一医院

北京市西城区西什库大街 8 号

邮编：100034

邮箱：wyj7074@sohu.com

参考文献

[1] 泌尿男生殖系统肿瘤多学科团队综合诊治组织与实施规范中国专家共识 [J]. 中国癌症杂志 , 2017, 27(11): 917-920.

[2] 黄健 . 肾癌全程管理与精选病例评析 [M]. 北京 : 人民卫生出版社 , 2018.

[3] 黄翼然 . 临床肾脏肿瘤学 [M]. 上海 : 上海科学技术出版社 , 2018.

[4] HAAS N B, NATHANSON K L. Hereditary kidney cancer syndromes [J]. Advances in chronic kidney disease, 2014, 21(1): 81-90.

[5] SCHMIDT L S, WARREN M B, NICKERSON M L, et al. Birt-Hogg-Dube syndrome, a genodermatosis associated with spontaneous pneumothorax and kidney neoplasia, maps to chromosome 17p11.2 [J]. American journal of human genetics, 2001, 69(4): 876-882.

[6] EIJKEMANS M J, VAN DER WAL W, REIJNDERS L J, et al. Long-term Follow-up Assessing Renal Angiomyolipoma Treatment Patterns, Morbidity, and Mortality: An Observational Study in Tuberous Sclerosis Complex Patients in the Netherlands [J]. American journal of kidney diseases : the official journal of the National Kidney Foundation, 2015, 66(4): 638-645.

[7] LAUNBJERG K, BACHE I, GALANAKIS M, et al. von Hippel-Lindau development in children and adolescents [J]. American journal of medical genetics Part A, 2017, 173(9): 2381-2394.

[8] ADENIRAN A J, SHUCH B, HUMPHREY P A. Hereditary Renal Cell Carcinoma Syndromes: Clinical, Pathologic, and Genetic Features [J]. The American journal of surgical pathology, 2015, 39(12): e1-e18.

[9] GILL A J, HES O, PAPATHOMAS T, et al. Succinate dehydrogenase (SDH)-deficient renal carcinoma: a morphologically distinct entity: a clinicopathologic series of 36 tumors from 27 patients [J]. The American journal of surgical pathology, 2014, 38(12): 1588-1602.

[10] GILL A J, PACHTER N S, CHOU A, et al. Renal tumors associated with germline SDHB mutation show distinctive morphology [J]. The American journal of surgical pathology, 2011, 35(10): 1578-1585.

[11] GOEDERT J J, MCKEEN E A, FRAUMENI J F, Jr. Polymastia and renal adenocarcinoma [J]. Annals of internal medicine, 1981, 95(2): 182-184.

[12] LLOYD K M, 2nd, DENNIS M. Cowden's disease. A possible new symptom complex with multiple system involvement [J]. Annals of internal medicine, 1963, 58: 136-142.

[13] JONASCH E, MCCUTCHEON I E, WAGUESPACK S G, et al. Pilot trial of sunitinib therapy in patients with von Hippel-Lindau disease [J]. Annals of oncology : official journal of the European Society for Medical Oncology, 2011, 22(12): 2661-2666.

[14] DE MESTIER L, GAUJOUX S, CROS J, et al. Long-term Prognosis of Resected Pancreatic Neuroendocrine Tumors in von Hippel-Lindau Disease Is Favorable and Not Influenced by Small Tumors

Left in Place [J]. Annals of surgery, 2015, 262(2): 384-388.

[15] WEISBROD A B, LIEWEHR D J, STEINBERG S M, et al. Association of type O blood with pancreatic neuroendocrine tumors in von Hippel-Lindau syndrome [J]. Annals of surgical oncology, 2012, 19(6): 2054-2059.

[16] SKALA S L, DHANASEKARAN S M, MEHRA R. Hereditary Leiomyomatosis and Renal Cell Carcinoma Syndrome (HLRCC): A Contemporary Review and Practical Discussion of the Differential Diagnosis for HLRCC-Associated Renal Cell Carcinoma [J]. Archives of pathology & laboratory medicine, 2018, 142(10): 1202-1215.

[17] WALKER J L, KNIGHT E L. Renal cell carcinoma in pregnancy [J]. Cancer, 1986, 58(10): 2343-2347.

[18] MEHES K. Familial association of supernumerary nipple with renal cancer [J]. Cancer genetics and cytogenetics, 1996, 86(2): 129-130.

[19] MEHES K, SZULE E, TORZSOK F, et al. Supernumerary nipples and urologic malignancies [J]. Cancer genetics and cytogenetics, 1987, 24(1): 185-188.

[20] PENG J, MA J, LI W, et al. Stabilization of MCRS1 by BAP1 prevents chromosome instability in renal cell carcinoma [J]. Cancer letters, 2015, 369(1): 167-174.

[21] NAKAIGAWA N, YAO M, BABA M, et al. Inactivation of von Hippel-Lindau gene induces constitutive phosphorylation of MET protein in clear cell renal carcinoma [J]. Cancer research, 2006, 66(7): 3699-3705.

[22] CICCARESE C, BRUNELLI M, MONTIRONI R, et al. The prospect of precision therapy for renal cell carcinoma [J]. Cancer Treat Rev, 2016, 49: 37-44.

[23] SCAGLIOTTI G V, NOVELLO S, VON PAWEL J. The emerging role of MET/HGF inhibitors in oncology [J]. Cancer Treat Rev, 2013, 39(7): 793-801.

[24] RAI K, PILARSKI R, CEBULLA C M, et al. Comprehensive review of BAP1 tumor predisposition syndrome with report of two new cases [J]. Clinical genetics, 2016, 89(3): 285-294.

[25] TEIXEIRA A, EDERY P, COCHAT P. Cowden disease and multicystic dysplastic kidney: increased risk of renal cancer? [J]. Clinical kidney journal, 2012, 5(5): 453-455.

[26] CALZADA M J. von Hippel-Lindau syndrome: molecular mechanisms of the disease [J]. Clinical & translational oncology : official publication of the Federation of Spanish Oncology Societies and of the National Cancer Institute of Mexico, 2010, 12(3): 160-165.

[27] COURTHOD G, TUCCI M, DI MAIO M, et al. Papillary renal cell carcinoma: A review of the current therapeutic landscape [J]. Critical reviews in oncology/hematology, 2015, 96(1): 100-112.

[28] FUKUDA T, TSURUGA T, KURODA T, et al. Functional Link between BRCA1 and BAP1 through Histone H2A, Heterochromatin and DNA Damage Response [J]. Current cancer drug targets, 2016, 16(2): 101-109.

[29] BONNE A C, BODMER D, SCHOENMAKERS E F, et al. Chromosome 3 translocations and familial

renal cell cancer [J]. Current molecular medicine, 2004, 4(8): 849-854.

[30] ROMAN-GONZALEZ A, JIMENEZ C. Malignant pheochromocytoma-paraganglioma: pathogenesis, TNM staging, and current clinical trials [J]. Current opinion in endocrinology, diabetes, and obesity, 2017, 24(3): 174-183.

[31] BINDERUP M L, BISGAARD M L, HARBUD V, et al. Von Hippel-Lindau disease (vHL). National clinical guideline for diagnosis and surveillance in Denmark. 3rd edition [J]. Danish medical journal, 2013, 60(12): B4763.

[32] GRIMSHAW E C, COHEN P R. Supernumerary nipple and seminoma: case report and review of polythelia and genitourinary cancers [J]. Dermatol Online J, 2013, 19(1): 4.

[33] LIU Q, YUAN G, TONG D, et al. Novel genotype-phenotype correlations in five Chinese families with von Hippel-Lindau disease [J]. Endocrine connections, 2018, 7(7): 870-878.

[34] PLOUIN P F, AMAR L, DEKKERS O M, et al. European Society of Endocrinology Clinical Practice Guideline for long- term follow-up of patients operated on for a phaeochromocytoma or a paraganglioma [J]. European journal of endocrinology, 2016, 174(5): g1-g10.

[35] MAHER E R, NEUMANN H P, RICHARD S. Von Hippel-Lindau disease: a clinical and scientific review [J]. European journal of human genetics : EJHG, 2011, 19(6): 617-623.

[36] NELEN M R, KREMER H, KONINGS I B, et al. Novel PTEN mutations in patients with Cowden disease: absence of clear genotype-phenotype correlations [J]. European journal of human genetics : EJHG, 1999, 7(3): 267-273.

[37] HUMPHREY P A, MOCH H, CUBILLA A L, et al. The 2016 WHO Classification of Tumours of the Urinary System and Male Genital Organs-Part B: Prostate and Bladder Tumours [J]. European urology, 2016, 70(1): 106-119.

[38] MOCH H, CUBILLA A L, HUMPHREY P A, et al. The 2016 WHO Classification of Tumours of the Urinary System and Male Genital Organs-Part A: Renal, Penile, and Testicular Tumours [J]. European urology, 2016, 70(1): 93-105.

[39] OLWENY E O, PARK S K, TAN Y K, et al. Radiofrequency ablation versus partial nephrectomy in patients with solitary clinical T1a renal cell carcinoma: comparable oncologic outcomes at a minimum of 5 years of follow-up [J]. European urology, 2012, 61(6): 1156-1161.

[40] THOMPSON R H, ATWELL T, SCHMIT G, et al. Comparison of partial nephrectomy and percutaneous ablation for cT1 renal masses [J]. European urology, 2015, 67(2): 252-259.

[41] MENKO F H, MAHER E R, SCHMIDT L S, et al. Hereditary leiomyomatosis and renal cell cancer (HLRCC): renal cancer risk, surveillance and treatment [J]. Familial cancer, 2014, 13(4): 637-644.

[42] KIM E, ZSCHIEDRICH S. Renal Cell Carcinoma in von Hippel-Lindau Disease-From Tumor Genetics to Novel Therapeutic Strategies [J]. Frontiers in pediatrics, 2018, 6(16).

[43] LIU S J, WANG J Y, PENG S H, et al. Genotype and phenotype correlation in von Hippel-Lindau disease

based on alteration of the HIF-alpha binding site in VHL protein [J]. Genetics in medicine : official journal of the American College of Medical Genetics, 2018, 20(10): 1266-1273.

[44] GILL A J. Succinate dehydrogenase (SDH)-deficient neoplasia [J]. Histopathology, 2018, 72(1): 106-116.

[45] BODMER D, VAN DEN HURK W, VAN GRONINGEN J J, et al. Understanding familial and non-familial renal cell cancer [J]. Human molecular genetics, 2002, 11(20): 2489-2498.

[46] POLLARD P J, BRIERE J J, ALAM N A, et al. Accumulation of Krebs cycle intermediates and over-expression of HIF1alpha in tumours which result from germline FH and SDH mutations [J]. Human molecular genetics, 2005, 14(15): 2231-2239.

[47] NORDSTROM-O'BRIEN M, VAN DER LUIJT R B, VAN ROOIJEN E, et al. Genetic analysis of von Hippel-Lindau disease [J]. Human mutation, 2010, 31(5): 521-537.

[48] ONG K R, WOODWARD E R, KILLICK P, et al. Genotype-phenotype correlations in von Hippel-Lindau disease [J]. Human mutation, 2007, 28(2): 143-149.

[49] ZBAR B, KISHIDA T, CHEN F, et al. Germline mutations in the von Hippel-Lindau disease (VHL) gene in families from North America, Europe, and Japan [J]. Human mutation, 1996, 8(4): 348-357.

[50] LINDBLAD P, MELLEMGAARD A, SCHLEHOFER B, et al. International renal-cell cancer study. V. Reproductive factors, gynecologic operations and exogenous hormones [J]. International journal of cancer, 1995, 61(2): 192-198.

[51] UPPAL S, MISTRY D, COATESWORTH A P. Cowden disease: a review [J]. International journal of clinical practice, 2007, 61(4): 645-652.

[52] LEUNG A K, ROBSON W L. Polythelia [J]. International journal of dermatology, 1989, 28(7): 429-433.

[53] SCHMIDT L S, LINEHAN W M. Hereditary leiomyomatosis and renal cell carcinoma [J]. International journal of nephrology and renovascular disease, 2014, 7: 253-260.

[54] WEISBROD A B, KITANO M, THOMAS F, et al. Assessment of tumor growth in pancreatic neuroendocrine tumors in von Hippel Lindau syndrome [J]. Journal of the American College of Surgeons, 2014, 218(2): 163-169.

[55] ARIYAWUTYAKORN W, SAICHAEMCHAN S, VARELLA-GARCIA M. Understanding and Targeting MET Signaling in Solid Tumors - Are We There Yet? [J]. Journal of Cancer, 2016, 7(6): 633-649.

[56] LENDERS J W, DUH Q Y, EISENHOFER G, et al. Pheochromocytoma and paraganglioma: an endocrine society clinical practice guideline [J]. The Journal of clinical endocrinology and metabolism, 2014, 99(6): 1915-1942.

[57] YAN M, GINGRAS M C, DUNLOP E A, et al. The tumor suppressor folliculin regulates AMPK-dependent metabolic transformation [J]. The Journal of clinical investigation, 2014, 124(6): 2640-2650.

[58] HAYDEN M G, GEPHART R, KALANITHI P, et al. Von Hippel-Lindau disease in pregnancy: a brief review [J]. Journal of clinical neuroscience : official journal of the Neurosurgical Society of Australasia, 2009, 16(5): 611-613.

[59] STOFFEL E M, MANGU P B, GRUBER S B, et al. Hereditary colorectal cancer syndromes: American Society of Clinical Oncology Clinical Practice Guideline endorsement of the familial risk- colorectal cancer: European Society for Medical Oncology Clinical Practice Guidelines [J]. Journal of clinical oncology : official journal of the American Society of Clinical Oncology, 2015, 33(2): 209-217.

[60] CHARLESWORTH M, VERBEKE C S, FALK G A, et al. Pancreatic lesions in von Hippel-Lindau disease? A systematic review and meta-synthesis of the literature [J]. Journal of gastrointestinal surgery : official journal of the Society for Surgery of the Alimentary Tract, 2012, 16(7): 1422-1428.

[61] VARSHNEY N, KEBEDE A A, OWUSU-DAPAAH H, et al. A Review of von Hippel-Lindau Syndrome [J]. Journal of kidney cancer and VHL, 2017, 4(3): 20-29.

[62] MAHER E R, ISELIUS L, YATES J R, et al. Von Hippel-Lindau disease: a genetic study [J]. Journal of medical genetics, 1991, 28(7): 443-447.

[63] WILDING A, INGHAM S L, LALLOO F, et al. Life expectancy in hereditary cancer predisposing diseases: an observational study [J]. Journal of medical genetics, 2012, 49(4): 264-269.

[64] YE D Y, BAKHTIAN K D, ASTHAGIRI A R, et al. Effect of pregnancy on hemangioblastoma development and progression in von Hippel-Lindau disease [J]. Journal of neurosurgery, 2012, 117(5): 818-824.

[65] LAM H C, NIJMEH J, HENSKE E P. New developments in the genetics and pathogenesis of tumours in tuberous sclerosis complex [J]. The Journal of pathology, 2017, 241(2): 219-225.

[66] FINDEIS-HOSEY J J, MCMAHON K Q, FINDEIS S K. Von Hippel-Lindau Disease [J]. Journal of pediatric genetics, 2016, 5(2): 116-123.

[67] MESTER J, ENG C. Cowden syndrome: recognizing and managing a not-so-rare hereditary cancer syndrome [J]. Journal of surgical oncology, 2015, 111(1): 125-130.

[68] CARBONE M, FERRIS L K, BAUMANN F, et al. BAP1 cancer syndrome: malignant mesothelioma, uveal and cutaneous melanoma, and MBAITs [J]. Journal of translational medicine, 2012, 10: 179.

[69] CROCKETT D G, WAGNER D G, HOLMANG S, et al. Upper urinary tract carcinoma in Lynch syndrome cases [J]. The Journal of urology, 2011, 185(5): 1627-1630.

[70] FERGANY A F, HAFEZ K S, NOVICK A C. Long-term results of nephron sparing surgery for localized renal cell carcinoma: 10-year followup [J]. The Journal of urology, 2000, 163(2): 442-445.

[71] KLATTE T, SHARIAT S F, REMZI M. Systematic review and meta-analysis of perioperative and oncologic outcomes of laparoscopic cryoablation versus laparoscopic partial nephrectomy for the treatment of small renal tumors [J]. The Journal of urology, 2014, 191(5): 1209-1217.

[72] MATIN S F, AHRAR K, CADEDDU J A, et al. Residual and recurrent disease following renal energy ablative therapy: a multi-institutional study [J]. The Journal of urology, 2006, 176(5): 1973-1977.

[73] MORK M, HUBOSKY S G, ROUPRET M, et al. Lynch Syndrome: A Primer for Urologists and Panel Recommendations [J]. The Journal of urology, 2015, 194(1): 21-29.

[74] BUTMAN J A, LINEHAN W M, LONSER R R. Neurologic manifestations of von Hippel-Lindau disease [J]. Jama, 2008, 300(11): 1334-1342.

[75] LONSER R R, GLENN G M, WALTHER M, et al. Von Hippel-Lindau disease [J]. Lancet (London, England), 2003, 361(9374): 2059-2067.

[76] NEUMANN H P, WIESTLER O D. Clustering of features of von Hippel-Lindau syndrome: evidence for a complex genetic locus [J]. Lancet (London, England), 1991, 337(8749): 1052-1054.

[77] RICHARD S, GRAFF J, LINDAU J, et al. Von Hippel-Lindau disease [J]. Lancet (London, England), 2004, 363(9416): 1231-1234.

[78] JONASCH E, MCCUTCHEON I E, GOMBOS D S, et al. Pazopanib in patients with von Hippel-Lindau disease: a single-arm, single-centre, phase 2 trial [J]. The Lancet Oncology, 2018, 19(10): 1351-1359.

[79] HONG S B, OH H, VALERA V A, et al. Tumor suppressor FLCN inhibits tumorigenesis of a FLCN-null renal cancer cell line and regulates expression of key molecules in TGF-beta signaling [J]. Molecular cancer, 2010, 9: 160.

[80] COHEN A J, LI F P, BERG S, et al. Hereditary renal-cell carcinoma associated with a chromosomal translocation [J]. The New England journal of medicine, 1979, 301(11): 592-595.

[81] KRUEGER D A, CARE M M, HOLLAND K, et al. Everolimus for subependymal giant-cell astrocytomas in tuberous sclerosis [J]. The New England journal of medicine, 2010, 363(19): 1801-1811.

[82] MOTZER R J, TANNIR N M, MCDERMOTT D F, et al. Nivolumab plus Ipilimumab versus Sunitinib in Advanced Renal-Cell Carcinoma [J]. The New England journal of medicine, 2018, 378(14): 1277-1290.

[83] PENA-LLOPIS S, VEGA-RUBIN-DE-CELIS S, LIAO A, et al. BAP1 loss defines a new class of renal cell carcinoma [J]. Nature genetics, 2012, 44(7): 751-759.

[84] GOSSAGE L, EISEN T, MAHER E R. VHL, the story of a tumour suppressor gene [J]. Nature reviews Cancer, 2015, 15(1): 55-64.

[85] BAUSCH B, JILG C, GLASKER S, et al. Renal cancer in von Hippel-Lindau disease and related syndromes [J]. Nature reviews Nephrology, 2013, 9(9): 529-538.

[86] SCHMIDT L S, LINEHAN W M. Molecular genetics and clinical features of Birt-Hogg-Dubé syndrome [J]. Nature reviews Urology, 2015, 12(10): 558-569.

[87] NETWORK C G A. Comprehensive molecular characterization of human colon and rectal cancer [J]. Nature, 2012, 487(7407): 330-337.

[88] MAHER E R. Genetics of familial renal cancers [J]. Nephron Experimental nephrology, 2011, 118(1): e21-e26.

[89] HARTMAN T R, NICOLAS E, KLEIN-SZANTO A, et al. The role of the Birt-Hogg-Dube protein in mTOR activation and renal tumorigenesis [J]. Oncogene, 2009, 28(13): 1594-1604.

[90] MENON S, MANNING B D. Common corruption of the mTOR signaling network in human tumors [J]. Oncogene, 2008, 27 Suppl 2: S43-51.

[91] PENG S, SHEPARD M J, WANG J, et al. Genotype-phenotype correlations in Chinese von Hippel-Lindau disease patients [J]. Oncotarget, 2017, 8(24): 38456-38465.

[92] KRIVOSIC V, KAMAMI-LEVY C, JACOB J, et al. Laser Photocoagulation for Peripheral Retinal Capillary Hemangioblastoma in von Hippel-Lindau Disease [J]. Ophthalmology Retina, 2017, 1(1): 59-67.

[93] WONG W T, LIANG K J, HAMMEL K, et al. Intravitreal ranibizumab therapy for retinal capillary hemangioblastoma related to von Hippel-Lindau disease [J]. Ophthalmology, 2008, 115(11): 1957-1964.

[94] BENUSIGLIO P R, GIRAUD S, DEVEAUX S, et al. Renal cell tumour characteristics in patients with the Birt-Hogg-Dube cancer susceptibility syndrome: a retrospective, multicentre study [J]. Orphanet journal of rare diseases, 2014, 9: 163.

[95] DAVIS P E, FILIP-DHIMA R, SIDERIDIS G, et al. Presentation and Diagnosis of Tuberous Sclerosis Complex in Infants [J]. Pediatrics, 2017, 140(6): e20164040.

[96] RODRIGUEZ-ANTONA C, GARCIA-DONAS J. Constitutional genetic variants as predictors of antiangiogenic therapy outcome in renal cell carcinoma [J]. Pharmacogenomics, 2012, 13(14): 1621-1633.

[97] KURODA N, YORITA K, NAGASAKI M, et al. Review of succinate dehydrogenase-deficient renal cell carcinoma with focus on clinical and pathobiological aspects [J]. Polish journal of pathology : official journal of the Polish Society of Pathologists, 2016, 67(1): 3-7.

[98] MAHER E R, YATES J R, HARRIES R, et al. Clinical features and natural history of von Hippel-Lindau disease [J]. The Quarterly journal of medicine, 1990, 77(283): 1151-1163.

[99] LEUNG R S, BISWAS S V, DUNCAN M, et al. Imaging features of von Hippel-Lindau disease [J]. Radiographics : a review publication of the Radiological Society of North America, Inc, 2008, 28(1): 65-79.

[100] PRASAD S R. Imaging of Select Multisystem Disorders [J]. Radiologic clinics of North America, 2016, 54(3): xv.

[101] LATIF F, TORY K, GNARRA J, et al. Identification of the von Hippel-Lindau disease tumor suppressor gene [J]. Science, 1993, 260(5112): 1317-1320.

[102] ZHANG J, WU T, SIMON J, et al. VHL substrate transcription factor ZHX2 as an oncogenic driver in clear cell renal cell carcinoma [J]. Science, 2018, 361(6399): 290-295.

[103] LINEHAN W M, SRINIVASAN R, GARCIA J A. Non-clear cell renal cancer: disease-based management and opportunities for targeted therapeutic approaches [J]. Seminars in oncology, 2013, 40(4): 511-520.

[104] BLANSFIELD J A, CHOYKE L, MORITA S Y, et al. Clinical, genetic and radiographic analysis of 108 patients with von Hippel-Lindau disease (VHL) manifested by pancreatic neuroendocrine neoplasms (PNETs) [J]. Surgery, 2007, 142(6): 814-818.

[105] KITANO M, MILLO C, RAHBARI R, et al. Comparison of 6-18F-fluoro-L-DOPA, 18F-2-deoxy-D-glucose, CT, and MRI in patients with pancreatic neuroendocrine neoplasms with von Hippel-Lindau disease [J]. Surgery, 2011, 150(6): 1122-1128.

[106] NGUYEN K A, SYED J S, SHUCH B. Hereditary Kidney Cancer Syndromes and Surgical Management of the Small Renal Mass [J]. The Urologic clinics of North America, 2017, 44(2): 155-167.

[107] TSIMAFEYEU I. Management of non-clear cell renal cell carcinoma: Current approaches [J]. Urologic oncology, 2017, 35(1): 5-13.

[108] BISSLER J, CAPPELL K, CHARLES H, et al. Long-term Clinical Morbidity in Patients With Renal Angiomyolipoma Associated With Tuberous Sclerosis Complex [J]. Urology, 2016, 95: 80-87.

[109] RAMIREZ D, MAURICE M J, SEAGER C, et al. Robotic Partial Nephrectomy During Pregnancy: Case Report and Special Considerations [J]. Urology, 2016, 92: 1-5.

[110] BYLER T K, BRATSLAVSKY G. Hereditary renal cell carcinoma: genetics, clinical features, and surgical considerations [J]. World journal of urology, 2014, 32(3): 623-630.

中英文名词对照索引

这本书历时近两年，几经修改，终于可以付梓出版。由于遗传性肾癌可参考的文献并不多，写作过程中的困难可想而知。

在这里我要特别感谢郭应禄院士、詹启敏院士、黄健教授、周利群教授、王建业教授、何志嵩教授、黄教悌教授、张青教授、庄正平教授、张宁教授、徐万海教授，还有全国各个学科的同道们，更感谢所有的编委、编者们，大家不厌其烦地遭受我的"折磨"。

在交稿前最紧张的整理和修改阶段，我们遭遇了"新型冠状病毒肺炎"的巨大冲击，所有工作都被迫停摆。身处疫情重灾区的武汉同道，更是在艰苦卓绝的抗疫一线，克服重重困难，笔耕不辍，令人由衷地敬佩！

"有时是治愈，常常是帮助，总是去安慰。"对于一个以目前医学科技水平尚不能根治的疾病，作为医者有时是无奈的。从初诊那一刻起，患者及其家属的命运就和医者联系在了一起。医者应从患者今后的学习、工作、生活、生育、经济状况等诸多方面综合考虑，竭尽所能地为其制定一套整体治疗方案，让患者及家属都能知晓未来可能会面临的问题。同时，医者也应尽可能地疏导和抚慰患者，给予他们更多心理上和精神上的鼓励与支持。这个过程既需要多学科的紧密协作，更需要我们医者付出更多的精力和耐心，这不正诠释了"仁心仁术，勿忘初心"的真谛！

到最后的时候总有些不舍。人生第一本主编的书就要出版了，更像自己辛苦培育的孩子，尽管有这样或那样的不完美之处，但它毕竟是我们团队二十几年工作的总结，更是无数前辈同道们的心血结晶。令人欣喜的是，恰逢交稿之际，我们接到了世界知名学术期刊与教科书出版社"Springer-Nature"出版集团的邀请，希望将我们的成果和见解用英文专著的形式，介绍给全球的科学家和医生，将"中国经验"传播到全世界，以飨国外读者。这个邀请是对我们中国医生工作的认可和鼓励。我想，待到英文版问世之时，会有更多的世界级专家和我们一起为大家带来更多的新进展。

此刻周日下午，明媚的阳光尽情地挥洒在大地上，春天已经来了，一切又都充满了新希望，我们重新出发……